Blattknoten	Blattrosette	Wuchsformen

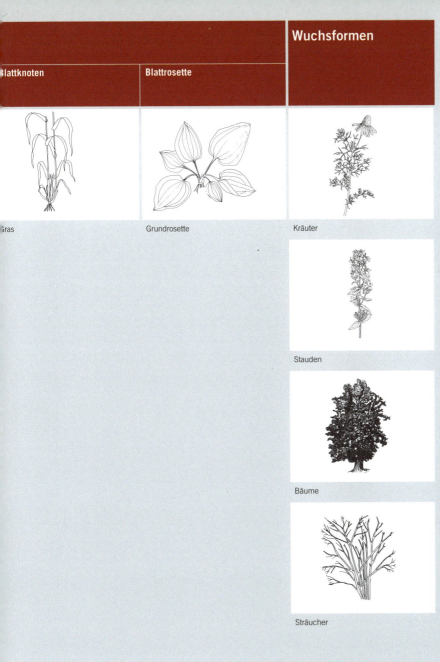

Gras | Grundrosette | Kräuter

Stauden

Bäume

Sträucher

Maja Dal Cero
Unsere Heilpflanzen

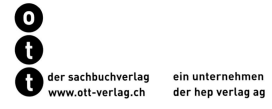

der sachbuchverlag
www.ott-verlag.ch

ein unternehmen
der hep verlag ag

Titelbild Vorderseite: Stockrose, Ringelblume (oben), Stieleiche (Mitte), Heidelbeere, Wurmfarn (unten); Rückseite: Borretsch

Maja Dal Cero
Unsere Heilpflanzen
ISBN 978-3-7225-0091-1

Umschlag, Gestaltung, Satz: pooldesign.ch

Bibliografische Information der Deutschen Bibliothek:
Die Deutsche Bibliothek verzeichnet diese Publikation in der Deutschen Nationalbibliografie; detaillierte bibliografische Angaben sind im Internet unter:
http://dnb.ddb.de abrufbar.

1. Auflage 2009
Alle Rechte vorbehalten
Copyright © 2009 hep verlag ag, Bern
Es war nicht in allen Fällen möglich, die Rechteinhaber der Texte und Abbildungen zu eruieren.
Berechtigte Ansprüche werden im Rahmen üblicher Vereinbarungen abgegolten.

hep verlag ag,
Brunngasse 36
CH-3011 Bern

www.ott-verlag.ch

Maja Dal Cero

Unsere Heilpflanzen

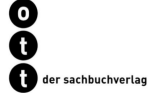

Inhaltsverzeichnis

6 **V**orwort

7 **Z**u diesem Buch

8 Einführung

8 **1** Kräuterheilkunde und Phytotherapie

12 **2** Geschichte

18 **3** Wirkstoffe

26 **4** Sammeln und Ernten

30 **5** Verarbeitung und Anwendung

34 Erläuterungen zu den Pflanzenporträts

40 Pflanzenporträts

40 **Garten**

112 **Wegrand, Schuttplätze, Mauern**

158 **Acker**

174 **Wiese und Weide**

214 **Hecke und Waldrand**

256 **Wald**

302 **Feuchtgebiete**

330 **Gebirge**

362 Anhang

362 **1** Beschwerden und passende Arzneipflanzen

366 **2** Überblick über die Pflanzenfamilien

372 **3** Botanische Fachbegriffe

376 **4** Literatur

378 **5** Register

384 **6** Bildnachweis

• Vorwort

Ein alter Titel unter neuer Autorin «Unsere Heilpflanzen» liegt vor uns. Generationen von Apothekern und Pflanzenfreunden war das unscheinbare Büchlein von Hans Flück ein treuer Begleiter bei der Beschäftigung mit Arzneipflanzen. In kurzen, prägnanten Texten fand der Interessent präzise Informationen, die irgendwie zeitlos schienen. Obwohl 1941 bei der Erstpublikation die wissenschaftlichen Kenntnisse im Vergleich zu heute bescheiden waren, gelang es Flück, aus der damaligen Literatur und Erfahrung das herauszuziehen, was in den meisten Fällen Bestand haben sollte. In den verschiedenen Auflagen wurden regelmässig die nötigen Anpassungen vorgenommen. Die Arzneipflanzenexpertin Rita Jaspersen-Schib bemühte sich noch zu Lebzeiten und später nach dem Tod von Hans Flück während Jahrzehnten in verdienstvoller Weise um das Werk ihres Doktorvaters. So konnte das Kleinod unter der mittlerweile fast ins uferlose angewachsenen Literatur zu Arzneipflanzen seinen Platz erfolgreich behaupten. Dessen Betrachtung macht deutlich, dass in einer hektischen Zeit, in der fast nur von Innovation die Rede ist, die Arzneipflanzen etwas Bewahrendes an sich haben. Deren Anwendung basiert auf einer langen Tradition. Es gibt zwar Pflanzen, die ihre Bedeutung verlieren: Meist weil sich die Wirksamkeit in der heutigen Zeit nicht bestätigt oder weil Substanzen gefunden werden, von denen man nicht genau weiss, wie toxisch sie effektiv sind. Selten gibt es Pflanzen, deren bisher unbekanntes Potenzial neu entdeckt wird oder – häufiger – solche, die eine Wiederentdeckung erleben. Die Mehrzahl von ihnen stammt aus anderen Regionen und Kontinenten: Es gibt keine Kultur, die ohne Arzneipflanzen auskommt. Und bis in die Neuzeit hinein gab es keine Alternativen.

Mit der vorliegenden Neuausgabe beginnt für «Unsere Heilpflanzen» eine neue Ära. Die Umweltwissenschafterin Maja Dal Cero, sie hat zuvor im gleichen Verlag ein bemerkenswertes Botanik-Buch herausgegeben, stand vor der schwierigen Aufgabe, den Charme des Originals zu bewahren und dessen Inhalte gleichzeitig in ein modernes, verlegerisches Konzept zu bringen. So sind die gezeichneten Pflanzenbilder im vollständig überarbeiteten Heilpflanzenbuch unter den neuen, schön gestalteten Fotografien weiterhin zu finden. Die Beschreibungen der Pflanzen, sowie die Angaben zu Wirkstoff und Wirkung wurden dort, wo nicht neue Erkenntnisse andere Formulierungen verlangten, möglichst in der Originalversion beibehalten. Die Geschichte der wissenschaftlich orientierten Pharmakognosie (=Lehre von den Arzneipflanzen) ist nicht viel mehr als hundert Jahre alt. Zuvor war die Disziplin eigentlich nicht viel anderes als eine Stofflehre. Flück war einer der Pioniere für die Wissenschaftlichkeit in der Arzneipflanzenforschung, wobei auch er die Pflanze als solche ehrte: Seine Exkursionen, in denen er seine umfassenden Kenntnisse über die Eigenheiten der Arzneipflanzen und der mit ihnen verbundenen Pflanzengesellschaften weiterzugeben versuchte, blieben den Beteiligten unvergesslich.

Zu Beginn des 21. Jahrhunderts konstatiert der Beobachter eine Art Rückbesinnung auf die Tradition. Dies aus dem Wissen heraus, dass es trotz der phantastischen Methoden, die zur Verfügung stehen, nicht gelingen wird, das Geheimnis der Arzneipflanzen vollständig aufzuklären. Darin unterscheidet sich dann auch das Werk von Dal Cero vom Flück'schen Kleinod: Der Blick zurück in die europäische Geschichte des Heilens mit Pflanzen bereichert die neue Ausgabe. Ich wünsche dem neuen Buch eine starke Zukunft und bin zuversichtlich, weil die Lebenskraft des «Flück» drin steckt und mit zusätzlicher Energie gefüllt wurde.

Prof. Dr. sc. nat. Beat Meier
Zürcher Hochschule für angewandte Wissenschaften
Wädenswil

Zu diesem Buch

«Dem Vergangenen Dank, dem Kommenden: Ja»
Dag Hammarskjöld

In den späten 1930er-Jahren stellte Hans Flück, damals Professor am damaligen pharmazeutischen Institut der ETH in Zürich, das Arzneipflanzenwissen seiner Zeit zusammen und publizierte es 1941 unter dem Titel «Unsere Heilpflanzen. Eine gemeinverständliche Beschreibung mit Angaben über Wirkstoffe, Wirkung, Anwendung, Einsammlung und Anbau». Das Buch erlebte zehn Auflagen und wurde mit jeder neuen Ausgabe (seit 1985 betreut von Rita Jaspersen-Schib) dem aktuellen Wissensstand angepasst.

Im Jahr 2007 plante der Verlag eine Neuauflage. Der Zeitpunkt für einen Generationenwechsel war gekommen – und damit für einige grundlegende Änderungen. Nach wie vor steht eine Auswahl der wichtigsten heimischen (respektive in unseren Breiten gedeihenden) Arzneipflanzen, die als Hausmittel oder in Form wirksamer Fertigarzneimittel eingesetzt werden, im Zentrum des Buches. Sowohl mild wirkende Pflanzen mit einem breiten Dosierungsspektrum – Kräuter, die vor allem als Hausmittel angewendet werden – als auch hoch wirksame Pflanzen, die wegen ihrer potenziellen Giftigkeit ausschliesslich in die Hände von Fachleuten gehören, werden in dem Buch beschrieben. Lag das Gewicht bei der 1. Auflage von «Unsere Heilpflanzen» noch darauf, «dem Publikum zu ermöglichen, sich die Arzneipflanzen selbst zu beschaffen» (Vorwort zur 1. Auflage), so geht es heute vielmehr darum, einen zuverlässigen Begleiter für die Begegnung mit Arzneipflanzen an ihren natürlichen Standorten zu schaffen. Die Pflanzenporträts sind deshalb nach ihren unterschiedlichen Lebensräumen in 8 Kapiteln angeordnet. Jede Pflanze wird botanisch beschrieben, was eine sichere Bestimmung im Feld ermöglicht. Die ursprünglichen Pflanzenzeichnungen wurden mit Fotos ergänzt. Neu sind die Porträts auch in die Geschichte eingebunden mit Hinweisen zur früheren Verwendung der Arzneipflanzen und mit historischen Zitaten zu ihrer Nutzung in der Klostermedizin und in den alten Kräuterbüchern.

Wenn jetzt nach einem Jahr intensiver Arbeit, unzähliger Gespräche und Diskussionen das Buch vor uns liegt, so ist klar: Es ist ein neues – ein eigenes Buch geworden. Es vereinigt aktuelles Arzneipflanzenwissen unserer Zeit, baut Brücken zwischen verschiedenen Blickwinkeln auf die Pflanzenwelt und ermöglicht einen vielfältigen, lebendigen Zugang zu Pflanzen und Gesundheit.

Danke
- dem ott verlag Bern für das mir geschenkte Vertrauen
- Prof. Dr. Beat Meier für die fachliche Begleitung
- meinen Pflanzenfreundinnen und -freunden für wegweisende Gespräche
- Franco, Pablo und Fiona für Eure Liebe und Unterstützung

Schaffhausen, Neujahr 2009
Maja Dal Cero

Einführung

1 Kräuterheilkunde und Phytotherapie

In Mitteleuropa – und insbesondere in den Schweizer Bergregionen – blicken wir auf eine lange Tradition der Kräuterheilkunde zurück. So existiert bis heute ein grosses und vielfältiges Wissen über Arzneipflanzen[*] und deren Anwendung – von den Hausmitteln bis zur modernen, naturwissenschaftlich geprägten Phytotherapie.

Auf der einen Seite sind bei *volksheilkundlichen Hausmitteln* wie Thymiantee, Lavendelfussbad oder Schafgarbenkompresse die Übergänge zwischen «Gewürz-» und Arzneipflanze, zwischen der Förderung des allgemeinen Wohlbefindens und gezieltem therapeutischem Nutzen oft fliessend. Es bietet sich ein vielfältiger Spielraum für Begegnungen mit Pflanzen – mit allen Sinnen.

Auf der anderen Seite setzt die *moderne Phytotherapie* wirksame Arzneipflanzen-Zubereitungen gezielt mit hohem und gut dokumentiertem therapeutischem Nutzen ein, zum Beispiel Johanniskrautpräparate bei Stimmungsschwankungen. Diese Form der Arzneipflanzenanwendung findet seit einigen Jahrzehnten in den Arztpraxen und Spitälern wieder vermehrt Beachtung. Die *Aromatherapie*, die mit den ätherischen Ölen der Pflanzen arbeitet, kann ebenfalls als Teil der Phytotherapie verstanden werden.

Auch in der klassischen *Naturheilkunde* ist die Phytotherapie eine starke Säule, neben Bewegungstherapie, Ernährungstherapie, Ordnungstherapie und physikalischen Massnahmen (etwa Wasseranwendungen oder Wärmebehandlungen). Die Pflanzen werden dabei meist differenziert und in individuellen Kombinationen angewendet, da der Naturheilkunde unter anderem ein Modell von «Qualitäten» (Energetik) der Arzneipflanzen und Krankheiten zugrunde liegt, das auf die Humoralpathologie und die Lehre von den vier Elementen zurückgeht (→ Seite 13).

Arzneipflanzen spielen schliesslich auch für weitere komplementärmedizinische Richtungen eine wichtige Rolle als Ausgangssubstanz für die Arzneimittelzubereitung nach bestimmten Herstellungsverfahren, etwa für die *Homöopathie,* die *Spagyrik* (Alchemie), die *anthroposophische Medizin* oder die Therapie mit *Blütenessenzen* (Bachblüten u.a.). Diese Therapierichtungen beruhen auf unterschiedlichen Medizinsystemen, die in der Regel auch «nicht stoffliche» Eigenschaften wie «Energie» oder «Information» berücksichtigen. Ihre Empfehlungen und Erfahrungen lassen sich mit naturwissenschaftlichen Methoden nur bedingt überprüfen. Rein stoffliche, chemisch-physikalische Modelle von Wirkmechanismen greifen bei diesen Therapieformen oft zu kurz.

Die bisher aufgezeigten Möglichkeiten zur Arzneipflanzenanwendung wurden alle in unserem Kulturkreis entwickelt und haben in einer gewissen Weise gemeinsame Wurzeln. Doch auch Medizinsysteme aus anderen Kulturkreisen, wie zum Beispiel die *traditionelle chinesische Medizin (TCM),* die indische Ayurveda oder die tibetische Medizin, haben heute in der medizinischen Versorgung ihren festen Platz. In diesen Systemen ist die Kräuterheilkunde ebenfalls zentral. Einige der von diesen Heilmethoden verwendeten Arzneipflanzen haben längst den Weg in die mitteleuropäische Phytotherapie gefunden, etwa Ginseng oder Ingwer. Dennoch werden wir im Weiteren nicht auf diese umfassenden Medizinsysteme eingehen, denn für ihr Verständnis wäre eine ausführliche Darstellung der zugrunde liegenden Modelle – Krankheitsverständnis, Diagnosestellung oder Arzneimittelwahl – notwendig.

---

[*] Es wird in diesem Buch nicht grundsätzlich zwischen Arzneipflanzen und Heilpflanzen unterschieden. In der Schriftsprache setzt sich der Begriff «Arzneipflanze» vermehrt durch, in der Umgangssprache ist jedoch der Begriff «Heilpflanze» üblich.

Volksheilkunde
- Hausmittel

Tradition individuell

Schulmedizin
- naturwissenschaftlich geprägte Phytotherapie

Wirkstoffe, Wirkmechanismen

Komplementärmedizin
- Naturheilkunde
- Homöopathie
- Spagyrik

«nicht stoffliche Qualitäten»
Energie und Information

Medizinische Versorgung

Grafik in Anlehnung an die Abbildung: The local Health Care System
in: Arthur Kleinman (1980)

Arzneipflanzenanwendungen im kulturellen Kontext

Im Zentrum von Kräuterheilkunde und Phytotherapie stehen die Pflanzen. Aus einheimischen Wildpflanzen und Gartenkräutern wird eine grosse Vielfalt an Hausmitteln und Arzneimitteln hergestellt. In diesem weiten Feld von Pflanzenanwendungen besteht zwar keine einheitliche theoretische Lehrmeinung, aber ein breiter Konsens über einige Grundfragen.

Grundsätze der modernen, naturwissenschaftlich orientierten Phytotherapie

- Es werden Verarbeitungen und Auszüge der *ganzen* Pflanzen oder deren Organe wie Blätter, Wurzeln, Blüten verwendet (Extrakte). Daher sind phytotherapeutische Präparate immer Vielstoffgemische, Kompositionen, die eine ganze Palette von Inhalts- und Wirkstoffen enthalten, während synthetisch hergestellte Präparate oft nur aus einem oder dann sehr wenigen Wirkstoffen bestehen. Diesem Grundsatz liegt die Annahme zugrunde, dass das Gemisch an Inhaltsstoffen einer Heilpflanze insgesamt eine ausgewogenere Wirkung mit geringeren Nebeneffekten hat als die isolierten Wirkstoffe. Der wissenschaftliche Nachweis, dass diese Annahme zutrifft, ist zwar schwierig zu führen. Die Tatsache, dass es trotz intensiver Bemühungen bisher nicht gelungen ist, aus wirksamen Einzelstoffen der Kamillenblüten oder des Baldrians brauchbare Medikamente zu entwickeln, spricht aber dafür.
- Das überlieferte Erfahrungswissen der Pflanzenheilkunde wird mit naturwissenschaftlichen Methoden überprüft. Dabei stehen Erfahrungen und Überlegungen zu den Inhaltsstoffen und ihren Wirkungen auf den Menschen im Vordergrund. Aufgrund der Eigenschaften der Inhaltsstoffe werden Theorien zu pharmakologischen Wirkmechanismen aufgestellt und überprüft. Diese Erkenntnisse spielen neben dem überlieferten Wissen über die Wirkungsweise von Arzneipflanzen eine bedeutende Rolle.
- Bei richtiger Anwendung sind Nebenwirkungen in der Phytotherapie selten, auch wenn sie in den Medien teilweise prominent dargestellt werden. Die Arzneimittelsicherheit der Phytotherapie ist hoch.

Um dem Anspruch der Wissenschaftlichkeit zu genügen, müssen *Qualität, Wirksamkeit* und *Unbedenklichkeit* (Überprüfen der Toxizität) einer Arzneipflanze nachgewiesen sein. Unzählige Studien befassen sich mit der Überprüfung von Erfahrungswissen. Man versucht, pflanzliche Inhalts- und Wirkstoffe zu identifizieren. Zugleich werden plausible Modelle und Thesen zu den Wirkmechanismen aufgestellt. Klinische Studien schliesslich belegen die Wirksamkeit von Arzneipflanzen und entsprechenden galenischen (d. h. pharmazeutischen) Zubereitungen.

Vgl. dazu auch das Leitbild der Schweizerischen Medizinischen Gesellschaft für Phytotherapie (SMGP) und www.smgp.ch.

Die *Pflanzenporträts* im Hauptteil dieses Buches ermöglichen einen Zugang zu den Heilpflanzen aus verschiedenen Blickwinkeln. Einheimische Arzneipflanzen werden botanisch in Text und Bild vorgestellt. Ihre Wirkstoffe und Wirkungen werden aufgezählt, und es wird eine Auswahl möglicher Anwendungen beschrieben. Zwischen volksheilkundlichen Hausmitteln und wissenschaftlich geprüfter Phytotherapie oder Naturheilkunde lässt sich oft keine scharfe Grenze ziehen. Da immer mehr traditionelle Arzneipflanzen mit modernen Methoden analysiert werden und die Erkenntnisse dokumentiert sind, wird traditionelles Wissen allmählich auf eine neue Basis gestellt und findet auch in der naturwissenschaftlich geprägten Schulmedizin breitere Zustimmung.

Einen zusätzlichen Sichtwinkel öffnet der geschichtliche Rückblick. Teilweise werden heute noch dieselben Pflanzen genutzt wie bereits vor zwei- oder dreitausend Jahren, die Schafgarbe etwa oder Malve und Leinsamen. Historische Zitate aus bedeutenden Kräuterbüchern geben Hinweise darauf, wie die Arzneipflanzen früher eingeordnet und angewendet wurden. Eine der Wurzeln der abendländischen Kräuterheilkunde liegt in den philosophischen Weltbildern und im medizinischen Denken der griechisch-römischen Antike, die auf der Lehre von den vier Elementen und den vier entsprechenden Säften beruhten. Die Grundzüge dieses Weltbildes werden im historischen Abschnitt dieser Einführung (↦ Seite 12) skizziert, damit sich überliefertes und historisches Heilpflanzenwissen besser einordnen und aus heutiger Sicht interpretieren lässt.

In der Volksheilkunde sind gewisse Ansätze dieser sehr alten Vorstellungen bis heute zu erkennen, zum Beispiel in der verbreiteten Tradition, im Frühjahr eine Blutreinigungskur durchzuführen, oder in verschiedenen Redewendungen, denen vermutlich ursprünglich die Vorstellung der Elemente und Säfte zugrunde liegt: «die Galle kommt hoch», «etwas ist über die Leber gekrochen», «man muss sich erden», «jemand schwebt in der Luft».

In der praktischen Anwendung von Arzneipflanzen als Hausmittel, in der Pflege oder als individuelle Phytotherapie können diese traditionellen Modelle bei entsprechender Erfahrung auch in der heutigen Zeit dazu beitragen, die Arzneipflanzen gezielt und differenziert einzusetzen. Pflanzen werden so nicht nur aufgrund ihrer Wirkstoffe für eine individuelle Therapie ausgewählt, sondern auch anhand von Überlegungen aus der Säftelehre, um allgemein auszuleiten (Schlacken, schlechte Säfte), zu reinigen (Blut, Galle) oder ein Element (zum Beispiel die «Erde») wieder zu stärken.

Die moderne Phytotherapie entwickelt sich weiter. In der naturwissenschaftlich orientierten Forschung werden bereits bekannte Arzneipflanzen auf unbekannte Wirkstoffe, neue Dosierungen, Indikationen und Anwendungsformen geprüft. Zugleich ist man auf der Suche nach weiteren Arzneipflanzen, die in anderen Kulturen (etwa in der chinesischen, indischen oder tibetischen Medizin) verwendet werden, die früher genutzt wurden (zum Beispiel in der Klostermedizin) oder deren Anwendung am Menschen noch völlig unbekannt ist.

Auch wenn in der modernen Phytotherapie immer wieder die Rede von Wirkstoffen ist, so stehen doch die Pflanzen in ihrem ganzen Wesen im Zentrum. *Arzneipflanzen sind mehr als die Summe ihrer Wirkstoffe.* Diese Erkenntnis führt dazu, dass auch heute noch die Begegnung mit den Arzneipflanzen in ihren natürlichen Lebensräumen die wichtigste Voraussetzung bei jeder Beschäftigung mit Arzneipflanzen sein soll. Genau dazu möchte das vorliegende Buch einladen und anleiten.

2 Geschichte

Das Leben der Menschen war schon immer eng verbunden mit der Pflanzenwelt. Früchte, Blätter und Wurzeln dienen als Nahrung für Mensch und Tier, Holz, Fasern und Stroh als Baumaterialien; Pflanzenfasern werden als Rohstoff für die Herstellung von Textilien verwendet. Prähistorische Funde von Pflanzenüberresten weisen auch auf die Verwendung von Pflanzen als Heilmittel oder zu Ritualzwecken hin.

Wohl in allen Kulturen wurden Arzneipflanzen zur Gesundheitspflege und zur Behandlung von Krankheiten angewendet – und auch angebaut. Über die Jahrtausende hat sich so ein reicher und vielfältiger Schatz an Erfahrung und Wissen über Pflanzen, ihre Heilkräfte und über besonders wirksame Zubereitungen angesammelt. Seit der Antike ist dieses Wissen in Ost und West auch immer wieder schriftlich festgehalten worden. Früheste schriftliche Zeugnisse über die arzneiliche Verwendung von Pflanzen stammen aus China, Indien und Ägypten. Ihre Entstehungsgeschichte reicht oft in eine sagenumwobene Vergangenheit dieser Kulturen zurück, die sich historisch nicht mehr genau fassen lässt.

Obwohl diese frühen Hochkulturen ihre je eigenen Medizinsysteme entwickelten, ist davon auszugehen, dass im Laufe der Geschichte neben dem Warenaustausch auch ein reger Wissensaustausch, beispielsweise entlang alter Handelswege wie der Seidenstrasse, stattfand und sich die verschiedenen Medizinsysteme gegenseitig beeinflussten und befruchteten.

Eines der ältesten medizinischen Schriftstücke aus dem Mittelmeerraum, der *Papyrus Ebers,* gibt detailliert Auskunft über die Heilkunst in Ägypten um die Mitte des 16. Jahrhunderts vor unserer Zeitrechnung. Dieses medizinische Sammelwerk umfasst über 900 Rezepte, von denen die meisten aus Arzneipflanzen bestehen. Einige Arzneipflanzen, die schon im *Papyrus Ebers* genannt werden, sind heute noch in Gebrauch, so die Meerzwiebel, der Rettich, die Zwiebel und der Knoblauch.

Eine der philosophischen Hauptwurzeln abendländischer Heilpflanzenkunde ist in der *klassischen Antike* zu suchen. Die Frage nach dem Ursprung und Grundstoff alles Seins und aller Lebenserscheinungen beschäftigte in der Zeit um 500 v. u. Z. die frühen kleinasiatischen Philosophen wie Thales von Milet, Anaximander, Pythagoras oder Empedokles, die alle versuchten, durch das Beobachten der Natur Antworten zu finden.

Im Laufe der Zeit entwickelte sich die Vorstellung, dass die Vielfalt der Materie aus unterschiedlichen Mischungen und Zusammensetzungen der vier Elemente *Wasser*, *Erde*, *Luft* und *Feuer* besteht. Aristoteles schliesslich entwarf ein eigentliches Weltbild der vier Elemente, die durch ein fünftes Element, den Äther oder das Pneuma, ergänzt werden. Das fünfte Element kann auch als Lebensprinzip bezeichnet werden, das die tote Materie erst zum Leben erweckt. Dieses Modell war in der westlichen Arzneipflanzenkunde lange Zeit die Basis für ein Menschenbild, das nicht nur den materiellen Körper, sondern auch «energetische Qualitäten» (warm und kalt, feucht und trocken) für die Gesundheit berücksichtigt.

In jener Zeit trugen verschiedene Autoren umfassende Werke über den damaligen Stand des medizinischen Wissens zusammen. Diese Klassiker aus der griechischen und römischen Antike bildeten die Grundlage der europäischen Heilkunde bis weit über das Mittelalter hinaus und haben teilweise ihre Gültigkeit bis heute bewahrt.

Als eigentlicher Urvater der abendländischen Heilkunde gilt Hippokrates von Kos (460–377 v. u. Z.). Er entwickelte die Medizin auf der Grundlage des Weltbilds der griechischen Naturphilosophen weiter. Die Lehrmeinungen im *Corpus Hippocraticum*, einer Sammlung von über sechzig Einzelschriften, bilden bis heute eine der Grundlagen ärztlichen Denkens.

Eines der ersten zusammenhängenden pflanzenheilkundlichen Werke stammt von Diokles von Karystos. In seinem um 350 v. u. Z. entstandenen Werk beschreibt er die Pflanzen des östlichen Mittelmeerraumes.

Plinius der Ältere (23–79 v. u. Z.) verfasste die vielbändige Naturkunde *Naturalis historia,* die konkrete Hinweise über damals bekannte Arzneipflanzen und ihre Anwendung enthält.

Etwa zeitgleich erschien die pflanzliche Arzneimittellehre *Materia medica*. Darin porträtiert Dioskurides von Anazarba etwa 600 Kräuter, jedes Porträt mit einer Abbildung versehen und ergänzt mit den Pflanzennamen in Griechisch, Latein und Ägyptisch. Dieses Werk war auch in späteren Zeiten eines der meistzitierten Arzneipflanzenbücher.

Der letzte dieser berühmten antiken Ärzte war Galen von Pergamon (129–200 v. u. Z.), der die *Lehre von den Qualitäten* (warm, kalt, trocken, feucht) ins Zentrum seiner Krankheitslehre stellte. In seinem Werk beschreibt er die zu seiner Zeit bekannten Heilpflanzen unter besonderer Berücksichtigung der Zubereitungsweisen. Auch seine Lehren haben teilweise bis heute ihre Gültigkeit bewahrt.

Das Weltbild der vier Elemente

Auf die vier Elemente wirken vier elementare Kräfte, die aus der Polarität von Hitze und Kälte, Feuchtigkeit und Trockenheit entstehen. Dadurch werden jedem Element zwei «Qualitäten» – warm/kalt und feucht/trocken – zugeordnet.

Nicht nur Pflanzenwelt, Tierwelt und Mineralienreich, sondern auch der Mensch soll den Gesetzmässigkeiten der vier Elemente und ihrer Kräfte unterliegen. In den hippokratischen Werken um 400 v. u. Z. findet sich eine Typologie des Menschen, die auf den vier Elementen und den vier «Körpersäften» (Blut, Galle, Schwarzgalle, Schleim) aufbaut. Die Weiterentwicklung dieser Lehre, die schliesslich von Galen in ihre endgültige Form gebracht wurde, wird als *Viersäftelehre* oder *Humoralpathologie* bezeichnet. Demnach zeigt jeder gesunde Mensch in seiner Konstitution eine besondere Neigung zu einem der vier Körpersäfte bzw. Temperamente.

Krankheit entsteht aus einer unausgeglichenen Mischung der vier Säfte. Heilpflanzen werden so eingesetzt, dass das individuelle Gleichgewicht der Körpersäfte wiederhergestellt wird. Es werden demzufolge viele Pflanzen eingesetzt, um schlechte Säfte auszuleiten oder den Körper zu reinigen. Bis ins 17. Jahrhundert spielte die Beschreibung der Qualitäten der Pflanzen eine grosse Rolle, da sie Anhaltspunkte für ihre Anwendung lieferten. Als die Arzneipflanzen zunehmend anhand von Wirkstoffen beschrieben wurden, verlor die Kenntnis der Qualitäten der Arzneipflanzen rasch an Bedeutung.

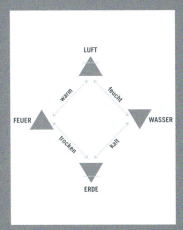

Die vier Elemente und ihre Qualitäten

Typ	Körpersaft	Element	Temperament
Sanguiniker	Blut	Luft	beweglich, flexibel, interessiert, neugierig, nervös, zerstreut, überlastet
Choleriker	Galle	Feuer	voller Energie, leidenschaftlich, unternehmungslustig, aggressiv, zeigt seinen Ärger, braucht viel Platz im Raum
Melancholiker	Schwarzgalle	Erde	robust, bodenständig, praktisch, zuverlässig, melancholisch, schwermütig, depressiv
Phlegmatiker	Schleim	Wasser	einfühlsam, geschmeidig, intuitiv, langsam, phlegmatisch, zäh

Temperamente der Viersäftelehre

Eine zweite wichtige Wurzel der europäischen Heilpflanzenkunde liegt in den mündlichen Traditionen der *keltischen und germanischen Völker* in den nördlichen Gebieten Europas. Als die Römer ab 500 v. u. Z. ihr Reich Richtung Norden ausdehnten, trafen sie jenseits der Alpen auf ein reiches Heilpflanzenwissen bei den «barbarischen» Stämmen östlich und westlich des Rheins. Das pflanzenmagische Wissen der keltischen Druiden und die lokale Volksheilkunde formten eine eigenständige, mündliche Tradition der europäischen Heilpflanzenkunde, die von verschiedenen römischen Autoren dokumentiert wurde. Nach Plinius, Celsus und Dioskurides wurden bei den Kelten Heilpflanzen sehr häufig eingesetzt: einerseits in der Volksheilkunde der Bauern und Handwerker, andererseits von den Druiden in Verbindung mit pflanzenmagischen Ritualen.

Mit der weiteren Ausbreitung des Römischen Reichs Richtung Norden und den anschliessenden Eroberungszügen von germanischen und keltischen Stämmen Richtung Süden vermischten sich die Kulturen immer mehr. Die Christianisierung in den ersten Jahrhunderten unserer Zeitrechnung brachte die mündliche Überlieferung dann aber zusehends in Bedrängnis.

Über die Heilpflanzenanwendungen bei germanischen Volksstämmen ist noch weniger historisch Gesichertes bekannt als über das Wissen der Kelten. Allgemein galt bei den Stämmen nördlich der Alpen der Wald als heiliger Ort, da der Baum die kosmische Beziehung zwischen Himmel und Erde darstellt. Seine Wurzeln reichen bis ins Erdinnere, der Wipfel berührt den Himmel. Früchte der Bäume wie Äpfel, Eicheln, Nüsse und Beeren sollen Wissen und Erkenntnis verleihen.

Überreste dieses alten Pflanzenwissens überlebten im Volksglauben, als Aberglauben oder in Sagen und Märchen.

Mit der Gründung der ersten Klöster wurde ein wichtiger neuer Impuls für die Entwicklung der Pflanzenheilkunde gesetzt. Die *Klostermedizin* erlebte ihre frühe Blütezeit vor dem 12. Jahrhundert. Denn nach dem Untergang des Römischen Reiches und den damit verbundenen gesellschaftlichen Wirren bildeten im frühen Mittelalter die Klöster neue kulturelle und geistige Zentren.

Benedikt von Nursia gilt als einer der Väter des abendländischen Mönchtums. Er gründete um 530 u. Z. das Mutterkloster des Benediktinerordens auf dem Monte Cassino in Süditalien. Mitte des 6. Jahrhunderts schuf er die Mönchsregel, die 73 Kapitel umfasste und das Leben der Mönche fortan prägte («Benediktinerregel»). Ein Aspekt der Ordensregel trug massgeblich zur Entwicklung der Klostermedizin bei: Die Pflege der Kranken wurde zur höchsten Aufgabe der Mönche erklärt, sodass in der Folge Spitäler innerhalb der geschlossenen Klosteranlagen entstanden. Eine weitere Regel verlangte, dass jeder Mönch im Jahr wenigstens ein Buch lese. So wurden die Klöster zu Zentren, in denen Lesen und Schreiben unterrichtet und Bücher vervielfältigt wurden. In den «Institutiones» des Cassiodor (eines sehr gebildeten Benediktiners) wurden insbesondere die Schriften der antiken Philosophen und Ärzte wie Hippokrates, Dioskurides oder Galen zum Studium empfohlen. So liegen denn auch das Weltbild der vier Elemente und die Qualitätenlehre des Galen der Klostermedizin zugrunde.

Unter Karl dem Grossen (768–814 u. Z.) gewannen die Klöster zunehmend an politischer und wirtschaftlicher Bedeutung. Im Rahmen dieser Entwicklung wurden die ersten Gärten angelegt, damit die Versorgung mit Nahrungsmitteln und Heilpflanzen innerhalb des Klosters sichergestellt werden konnte. Die ersten Klostergärten wurden in Italien gegründet, wo bereits die Römer eine hoch entwickelte Gartenkultur hinterlassen hatten. Mit der Ausbreitung der Klöster jenseits der Alpen gelangten viele mediterrane Heilpflanzen in den Norden, wo sie im Schutz der Klostermauern gediehen. Da im Frühmittelalter die Handelsbeziehungen mit dem Orient ebenfalls unter den politischen Wirren in Europa litten, konzentrierten sich die Mönche mehr und mehr auf die einheimischen Heilpflanzen und diejenigen aus dem Mittelmeerraum, die sich in den geschützten Klostergärten züchten liessen. So verloren einige Heilpflanzen wie der Ingwer oder Galgant, der in der Antike in hohem Ansehen gestanden hatte, an Bedeutung. Die Klostermedizin nutzte vor allem pflanzliche Heilmittel und verzichtete weitgehend auf tierische und mineralische Präparate. Im St. Galler Klosterplan, der um 820 auf der Insel Reichenau entstand und einen Idealplan einer Klosteranlage darstellte, ist auch die Anlage von Gärten festgelegt. Neben dem Kreuzgang, dem Friedhof und dem Gemüsegarten war ein Heilkräutergarten vorgesehen, der vorzugsweise direkt an der Mauer des Spitals lag. Obwohl aus dem Mittelalter kaum gartenarchäologische Befunde vorliegen, wird die Tradition

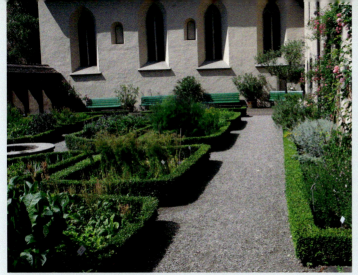
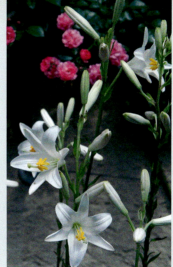

Kräutergarten Museum zu Allerheiligen, Schaffhausen

der Klostergärten aufgrund dieser Idealpläne und Beschreibungen teilweise bis heute gepflegt oder auch wieder neu belebt. Verschiedene Gärten sind heute der Öffentlichkeit zugänglich, so zum Beispiel der Klostergarten auf der Insel Reichenau, der aufgrund der Schrift Strabos (s. unten) gestalterisch interpretiert worden ist, oder der Kräutergarten in Schaffhausen, der in den Dreissigerjahren des letzten Jahrhunderts innerhalb der Mauern der zum Museum umfunktionierten Klosteranlage angelegt wurde. Kleinere und grössere Klöster pflegen ihre Gärten weiterhin, um traditionelle Heilmittel herzustellen, die sie direkt vertreiben.

Verschiedene Werke, die bis heute erhalten geblieben sind, prägten die frühe Klostermedizin entscheidend:

- Im *Lorscher Arzneibuch* – verfasst um 795 von einem anonymen Autor im Benediktinerkloster Lorsch – wird das ärztliche Handeln aus christlicher Sicht verteidigt; viel Wissen der Klostermedizin beruhte ja ursprünglich auf «heidnischen» Texten. Das *Lorscher Arzneibuch* umfasst eine Sammlung von 428 Rezepten und eine ganze Reihe von Gesundheitsregeln, insbesondere zur Ernährung. Viele Rezepte waren (aus Kostengründen) aus einheimischen Pflanzen zusammengestellt. Es werden aber auch einige sehr aufwendige Mixturen beschrieben. Dabei vielfach verwendete und heute noch gebräuchliche Heilpflanzen sind: Alraune, Anis, Artischocke, Baldrian, Beifuss, Bilsenkraut, Brennnessel, Dill, Gurke, Herbstzeitlose, Johanniskraut, Mohn, Minze, Pfingstrose, Schlehe, Thymian, Wermut, Zimt und Zwiebel.
- Der spätere Abt des Klosters Reichenau, *Wahlafrid Strabo,* verfasste mit dem *Hortulus* in der Mitte des 9. Jahrhunderts ein Gedicht – zugleich ein Lobgesang auf den Kräutergarten seines Klosters. Neben den praktischen Anwendungen für 24 Heil- und Genusspflanzen wird auch die Schönheit einzelner Heilpflanzen wie Rose und Lilie gepriesen.
- In den Verordnungen für die Königsgüter *Capitulare de villis,* die auch für die Königsklöster Fulda, Reichenau und Lorsch Gültigkeit hatten, legte Karl der Grosse Ende des 8. Jahrhunderts unter anderem genau fest, welche Heilpflanzen in den Gärten seines Reiches gesät und geerntet werden sollten.
- Der in Gedichtform abgefasste *Macer floridus* war wohl das meistgelesene Kräuterbuch im Mittelalter und fand im deutschsprachigen Raum weite Verbreitung. Autor und Datierung lassen sich nicht genau bestimmen. Als Verfasser kommt neben anderen ein Mönch namens Odo Magdunensis im 11. Jahrhundert in Frage. Das Lehrgedicht beschreibt rund achtzig Pflanzen mit ihren «Qualitäten» und gibt Hinweise für die Anwendung und Zubereitung.
- *Hildegard von Bingen* (1098–1179), Äbtissin der Klöster Disibodenberg und Rupertsberg, spielte eine herausragende Rolle in der Klostermedizin, da sie sich in ihren Heilpflanzendarstellungen weniger auf die klassischen Autoren verliess als vielmehr auf ihre Eingebung und Gesamtweltschau. So weichen verschiedene Darstellungen und Anwendungsbereiche in ihren beiden Werken *Causae et Curae* und *Physica* von denen anderer Werke ab. Insbesondere betonte Hildegard, dass für

jeden Heilungsprozess als Erstes die Verbindung zum Göttlichen wiederhergestellt werden müsse. Sie fasste den Menschen also nicht als rein irdisches Wesen auf, sondern sah ihn immer auch in enger Beziehung zu Gott. Hildegards Schriften gelten als die letzten grossen Werke der Klostermedizin, da bereits zu ihrer Zeit die ersten wissenschaftlichen Schriften der Medizinschule von Salerno verfügbar waren.

Südlich von Neapel lag die berühmte *Medizinschule von Salerno*. Die neue akademische Medizin machte den Klöstern ihre Monopolstellung in der Pflanzenheilkunde zunehmend streitig. Lange Zeit bestand aber noch eine enge Verbindung und Vermischung von klösterlichem Heilwissen und akademischer Medizin. Das bedeutendste Werk über die Heilpflanzenkunde der Medizinschule von Salerno ist der *Circa instans*. Eine Welle von Reformbewegungen in der Klostertradition und die Gründung der frühen Universitäten im Hochmittelalter führten zu einem ersten Niedergang der Klostermedizin. Das Wissen um die Pflanzenheilkunde ging aber nie ganz verloren, sondern entwickelte sich dennoch stets weiter. Im 17. Und 18. Jahrhundert gewann die Klostermedizin wieder an Bedeutung, als etliche Klöster pflanzliche Arzneimittel in grösserem Stil herzustellen begannen. Damit waren die Klöster eigentliche Vorläufer der Apotheken und der pharmazeutischen Industrie.

Ab dem 12. Jahrhundert beeinflusste das Wissen aus dem arabischen Kulturraum die Kräuterheilkunde. Die antiken medizinischen Schriften wurden ins Arabische übersetzt und mit eigenem Wissen angereichert. Für die abendländische Tradition war der Arzt Ibn Sina, *Avicenna* genannt (980–1038), ein wichtiger Vertreter. Sein fünfbändiges Werk *Canon medicinae* gehörte bis ins 16. Jahrhundert zu den Standardwerken der Medizin.

Ein weiterer entscheidender Entwicklungsschritt war die Ausbreitung der Buchdruckerkunst, die illustrierte *Kräuterbücher* sehr populär werden liess. Nicht nur die Werke antiker Autoren wurden rasch verbreitet, es entstanden auch viele neue, oft präzise illustrierte Bände.

Mit den drei deutschen «Vätern der Botanik» *Otto Brunfels* (1488–1534), *Hieronymus Bock* (1498–1554) und *Leonhart Fuchs* (1501–1566) beginnt sich allmählich eine naturwissenschaftlich orientierte Botanik durchzusetzen, unter anderem mit detaillierten Pflanzenbeschreibungen, naturgetreuen Abbildungen und Angaben über die Lebensräume der Pflanzen. Alle drei Autoren legten umfassende Werke vor, die das «gesamte» Heilpflanzenwissen ihrer Zeit zusammenfassten.

Tabernaemontanus (Jacob Theodor, 1525–1590) war ein Schüler von Bock und gehörte zu den bedeutendsten Ärzten und Botanikern jener Zeit. Sein *Neuw Kreuterbuch* erschien erstmals 1588, ein opulenter Foliant mit über 2300 Holzschnitten, an dem der Verfasser sein Leben lang gearbeitet hatte.

Grosse Veränderungen in die Auswahl der gebräuchlichen Arzneipflanzen brachte das Zeitalter der Entdeckungsreisen. Langsam fanden Nahrungs- und Arzneipflanzen aus der neuen Welt den Weg nach Europa, was sich auch in den späteren Kräuterbüchern ablesen lässt.

Neben dem in den Kräuterbüchern überlieferten Arzneipflanzenwissen, das sich anhand der schriftlichen Zeugnisse historisch relativ gut dokumentieren lässt, existierten weitere Formen der Pflanzenheilkunde. Die bereits erwähnten keltischen und germanischen Traditionen gehören dazu, ebenfalls die «Hexenmedizin» – die vor allem von Weisen Frauen ausgeübt wurde. Praktisch ohne schriftliche Zeugnisse, ist es schwieriger, diese Traditionen, die sich gegenseitig stark beeinflussten, historisch genau zu dokumentieren. Unbestritten ist, dass mit dem lang anhaltenden und grausamen Prozess der Hexenverfolgung, der seinen Höhepunkt in der frühen Neuzeit (1150–1650) erreichte, viel Pflanzenwissen verloren ging und verschiedene hochwirksame Pflanzen und (magische) Praktiken tabuisiert wurden. Vor allem mündlich überliefertes Wissen zur «Fruchtbarkeit» im weitesten Sinne, das auf heidnischen Traditionen beruhte, war davon betroffen. Es gehörte nicht nur die eigentliche Frauenheilkunde dazu, sondern auch der Liebeszauber oder Glückszauber und nicht zuletzt auch der Wetterzauber, der für den Ernteerfolg und die Nahrungsversorgung eine grosse Rolle spielte.

Eine weitere Form der Pflanzenheilkunde, die sich eigenständig entwickelte, ist die Pflanzenerkenntnis und Heilmittelherstellung in der Tradition der *Alchemie*. Bis ins 18. Jahrhundert war die Alchemie eine viel beachtete Methode der Naturerkenntnis. Sie beruht auf den sehr alten Grundsätzen der hermetischen Philosophie, die ihre Ursprünge in der altägyptischen

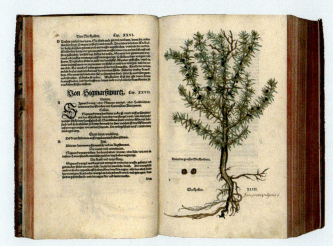
New Kreüterbuch von Leonhart Fuchs

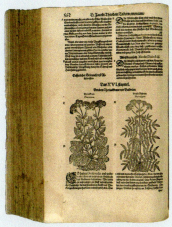
Kräuterbuch von Tabernaemontanus

Mysterientradition hat. Viele der alten alchemistischen Schriften sind verschlüsselt abgefasst, da die Alchemie als Kunst und Lebensweise auf persönlicher Einweihung beruhte. Der Begriff Spagyrik – die Zubereitung von pflanzlichen Arzneimitteln nach alchemistischen Grundsätzen – beschreibt *Paracelsus* (1493–1541) als «zu scheiden das Richtige vom Falschen». Er war eine der schillerndsten Persönlichkeiten in der Geschichte der Pflanzenheilkunde und bewirkte zur selben Zeit wie die drei Väter der Botanik einen weit reichenden Umbruch in der Medizin. Sein wichtigstes Anliegen war es, die Natur genau zu beobachten, statt sich am theoretischen Gebäude der Humoralpathologie oder der Qualitätenlehre zu orientieren. Paracelsus empfahl den Ärzten, sich bei der Wahl pflanzlicher Heilmittel mehr auf die eigene Beobachtungsgabe zu verlassen und nicht mehr so sehr auf das überlieferte Wissen. Der Krankheitsverlauf sollte genau verfolgt werden, ebenso die Auswirkungen der verordneten Massnahmen.

Paracelsus war Arzt, Naturforscher und «Revolutionär». Seine Aussage, dass er auch nach seinem Tode keine Ruhe lasse, bewahrheitet sich bis heute. Dies hängt auch mit seinem rastlosen und bewegenden Leben zusammen, hauptsächlich aber mit seinen herausfordernden Werken. Anfangs lehrte und praktizierte er in Salzburg, Strassburg und Basel. In den letzten Lebensjahren führte ihn sein unstetes Wanderleben durch ganz Europa. Sein medizinisches Wissen wurde dadurch von den verschiedensten volksheilkundlichen – auch asiatischen – Traditionen beeinflusst. Paracelsus wurde von vielen etablierten Gelehrten seiner Zeit entweder nicht anerkannt oder offen angefeindet, da er sich in seiner Lehrtätigkeit und seinen Schriften sehr kritisch und volksnah mit der damals gültigen Medizin auseinandersetzte. Trotz aller Ablehnung, Anfeindung und Kritik ist sein Einfluss auf die Entwicklung der Medizin unbestritten.

Verschiedene Aussagen aus den Werken von Paracelsus werden heute beinahe sprichwörtlich gebraucht. Zwei der bekanntesten: «Alle ding sind gift und nichts ohn gift; allein die dosis macht das ein ding kein gift ist» und «Alle Wiesen, alle Wälder sind Apotheken».

Im 19. Jahrhundert entstand die moderne Bewegung der *Naturheilkunde* als Folge der Spaltung zwischen traditionsreicher Erfahrungsheilkunde und rationaler, das heisst wissenschaftlich verifizierter Medizin. Ursprünglich handelte der Arzt, weil er zugleich *heilen* und um die Vorgänge von Gesundheit und Krankheit *wissen* wollte. Mit dem Beginn der Naturwissenschaften wurden Anatomie, Chemie und Physik zu den tragenden Pfeilern. Aus der Medizin wurde eine eigentliche Heil-«Wissenschaft», die sich teilweise von der ärztlichen Praxis löste und abspaltete. Dieser Wissenschaft gegenüber stand die Heilkunde, die sich auf Tradition, Erfahrung und Ahnung stützte. Der Bruch der modernen Medizin mit der Tradition ermöglichte zwar einen enormen medizinischen Fortschritt. Durch die Ablehnung der Tradition ging jedoch auch viel Wissen verloren, das sich die Anhänger der Naturheilkunde bis heute bewahren konnten.

Mit der *Homöopathie* wurde im 18. Jahrhundert eine weitere Form der Arzneipflanzenanwendung geschaffen. *Samuel Hahnemann* (1755–1843), Begründer der Homöopathie, veröffentlichte 1796 erstmals seinen Grundsatz *Similia similibus curentur* («Ähnliches möge mit Ähnlichem geheilt werden») in dem Artikel «Versuch über ein neues Prinzip zur Auffindung

3 Wirkstoffe

der Heilkräfte der Arzneisubstanzen nebst einigen Blicken auf die bisherigen». Anhand von Selbstversuchen hatte er das neue Prinzip erkannt: Krankheiten können dann geheilt werden, wenn dem Patienten Arzneimittel verabreicht werden, die beim gesunden Menschen die ähnlichen Krankheitssymptome hervorrufen. Bei der Arzneimittelwahl kommt es also auf eine möglichst genaue Übereinstimmung (Ähnlichkeit) zwischen «Krankheitsbild» und «Arzneimittelbild» an.

Mit der *anthroposophischen Medizin*, die auf die Geisteswissenschaft *Rudolf Steiners* (1861–1925) zurückgeht, wurde Anfang des 20. Jahrhunderts wiederum ein neuer Impuls für die spezifische Anwendung von Arzneipflanzen gesetzt. Dabei steht die umfassende Betrachtungsweise von Umwelt, Körper, Seele und Geist im Zentrum. Für die therapeutische Nutzung von Arzneipflanzen braucht es neben schulmedizinischen Kenntnissen in erster Linie ein grundlegendes Verständnis des Menschenbildes wie es in der Anthroposophie dargelegt wird.

Auf die traditionelle und volksheilkundliche Kräuterheilkunde hatte in der neueren Zeit Pfarrer *Sebastian Kneipp* (1821–1897) entscheidenden Einfluss. Kneipp entwickelte eine Gesundheitslehre, die auf den fünf Säulen Wasseranwendungen, Heilkräuter, Ernährung, Bewegung und Lebensordnung basierte. Er mass den einheimischen Heilpflanzen vor allem als Badezusätze und Gesundheitstees einen hohen Stellenwert zu, was einzelnen Kräutern zu grosser Popularität in der Volksheilkunde verhalf. In der Schweiz gehören der Kräuterpfarrer *Johann Künzle* (1857–1945) und *Alfred Vogel* (1902–1996) zu den Persönlichkeiten, die die Kräuterheilkunde neu belebt und erfolgreich verbreitet haben.

Die *Phytotherapie* erlebt in den letzten Jahren einen neuen Aufschwung. In jüngster Zeit wird die Pflanzenheilkunde vermehrt auch wieder in die schulmedizinische Praxis eingeführt. Dazu wird überliefertes Wissen kritisch hinterfragt und wissenschaftlich überprüft. Im deutschen Sprachraum war *Rudolf Fritz Weiss* (1895–1991) der Arzt, der sich sehr engagiert für eine zeitgemässe Phytotherapie einsetzte. Weiss publizierte dann auch das erste «Lehrbuch für Phytotherapie».

Aus den verschiedenen Wurzeln der abendländischen Heilpflanzenkunde, hat sich bis in die Gegenwart die bekannte Vielfalt an Therapien, die mit Arzneipflanzen arbeiten, entwickelt.

Die moderne Phytotherapie interessiert sich für die Zusammensetzung der Wirkstoffe einer Heilpflanze, da daraus Wirkungen und Anwendungen abgeleitet werden können.

In allen Arzneipflanzen kommen mehrere Wirkstoffe vor. Pfefferminze enthält beispielsweise allein im ätherischen Öl 25 bis 30 verschiedene Stoffe, von denen das Menthol mit bis über 50 Prozent den Hauptwirkstoff darstellt. Die umfassende Wirkung einer Arzneipflanze hängt nicht von einem Inhaltsstoff allein ab, sondern von der ganzen Mischung.

Gehalt und Zusammensetzung der Wirkstoffe einer Pflanze können starken Schwankungen unterliegen. Je nach ökologischen und klimatischen Verhältnissen bildet eine Pflanze unter ungünstigen Bedingungen vielleicht fast gar keine Wirkstoffe, umgekehrt kann ihr Wirkstoffgehalt auch weit über dem Durchschnitt liegen.

Die amtlichen Arzneibücher (Pharmakopöen) definieren daher genaue Anforderungen an den Wirkstoffgehalt von Arzneipflanzen (Drogen), die in Apotheken verwendet werden. So wurde der Mindestgehalt an Wirkstoff zum Beispiel in Tollkirschenblättern bei 0,3 Prozent Alkaloide, berechnet als Hyosciamin, in der Eichenrinde bei 3 Prozent Gerbstoffen und im Pfefferminzblatt bei 1,2 Prozent ätherischem Öl festgelegt. Der Gehalt an Wirkstoffen beträgt, bezogen auf die getrocknete Droge, meistens nur einen Bruchteil des Gewichtes der ganzen Droge.

Die sogenannte therapeutische Breite ist bei Giftpflanzen sehr eng. Daraus hergestellte Medikamente müssen sehr sorgfältig dosiert werden, um die gewünschte Wirkung zu erhalten und keine Vergiftungserscheinungen hervorzurufen. Pflanzen mit enger therapeutischer Breite (Giftpflanzen) dürfen nicht vom Laien, sondern nur von Fachpersonen verschrieben werden. Die Zubereitungen werden auf ihren Wirkstoffgehalt kontrolliert, sodass genaue Angaben zur Dosierung gemacht werden können.

Umgekehrt ist bei nicht toxischen Pflanzen die therapeutische Breite gross. Die Dosierung kann dann individuell erfolgen, und es sind keine toxischen Wirkungen zu erwarten. Solche Pflanzen eignen sich als Hausmittel, dazu gehören namentlich alle Küchenkräuter, die auch als Heilpflanzen eingesetzt werden können. Sie können auch im eigenen Garten gezogen und geerntet werden.

Giftpflanzen wie Tollkirsche *Belladonna* oder Eisenhut *Aconitum* werden heute hauptsächlich noch in Form von homöopathischen Zubereitungen eingesetzt. In solchen Präparaten sind ab einer gewissen «Potenz» keine chemisch nachweisbaren Wirkstoffe mehr vorhanden, das heisst insbesondere auch keine toxischen Substanzen. In Bezug auf die Wirkstoffe entspricht der Vorgang der «Potenzierung» (Verschütteln oder Verreiben) einer Verdünnung.

Im Folgenden sind die wichtigsten Wirkstoffgruppen in alphabetischer Reihenfolge aufgeführt.

Alkaloide

Alkaloide sind stickstoffhaltige Stoffe, die oft eine mehr oder weniger starke Wirkung auf das Zentralnervensystem und auf das vegetative Nervensystem zeigen. Einige der stärksten Giftstoffe im Pflanzenreich zählen zu dieser Gruppe. Hauptsächlich die Pflanzenfamilie der Nachtschattengewächse *Solanaceae* umfasst viele Pflanzen mit beträchtlichem Alkaloidgehalt.

Zu den bekanntesten Alkaloiden gehören diejenigen der Tollkirsche (Atropin), des Eisenhutes (Aconitin) oder des Bilsenkrautes (Hyoscyamin, Scopolamin). In der Volksheilkunde werden alkaloidhaltige Pflanzen wegen ihrer Giftigkeit kaum angewendet.

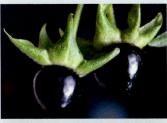

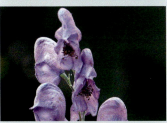

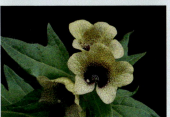

Beispiele von alkaloidhaltigen Arzneipflanzen: Tollkirsche, Eisenhut, Bilsenkraut

Aminosäuren

Viele biologische Prozesse in sämtlichen Lebewesen werden von Peptiden gesteuert. Deren Bausteine sind Aminosäuren. Das Aminosäurenspektrum der Pflanzen ist oft arttypisch. In Pflanzen vorkommende Aminosäuren wie Gamma-aminobuttersäure (GABA, in Baldrianwurzel) und Tryptophan (in *Sambucus ebulus*) spielen in der Pharmakologie des menschlichen Schlafes eine Rolle. Schwefelhaltige Aminosäuren sind in den Lauchgewächsen *Alliaceae* (wie Knoblauch, Bärlauch) «erlebbar». Beim Schneiden oder Zerquetschen werden Zellen von Zwiebeln oder Blättern zerstört und ein Enzym freigesetzt. Dieses wandelt die Aminosäuren in schwefelhaltige Verbindungen um, die bei Knoblauch und Bärlauch den typischen Geruch entwickeln und bei der Küchenzwiebel wie ein Tränengas wirken. Die schwefelhaltigen Umwandlungsprodukte zeigen interessante pharmakologische Effekte.

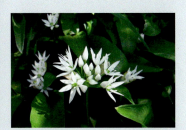

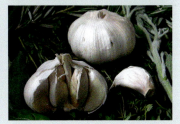

Beispiele von aminosäurehaltigen Arzneipflanzen: Bärlauch, Knoblauch

Ätherische Öle

Ätherische Öle sind die wichtigsten Duftstoffe der Pflanzen. Es sind komplexe Gemische von Stoffen, die leicht flüchtig sind und durch Wasserdampfdestillation oder Pressung (Letztere aus der Schale von Zitrusfrüchten) gewonnen werden.
Im Pflanzenreich kommen die ätherischen Öle gehäuft in einzelnen Pflanzenfamilien vor, in anderen fehlen sie weitgehend. Besonders reich an ätherischen Ölen sind Pflanzen aus den folgenden Familien: Doldenblütler *Apiaceae*, Lippenblütler *Lamiaceae*, Korbblütler *Asteraceae*, Kieferngewächse *Pinaceae*, Zitrusgewächse *Rutaceae*, Ingwergewächse *Zingiberaceae*. Die ätherischen Öle werden meist in besonderen Drüsenorganen ausgeschieden, die sich im Innern der Pflanze oder auf der Oberhaut befinden.

Die Wirkung ätherischer Öle ist sehr vielseitig. Allgemein wirken ätherische Öle hemmend auf Mikroorganismen oder keimtötend. Auf Haut und Schleimhaut bewirken sie eine mehr oder weniger starke Reizung. Je nach Pflanzenart variiert die spezifische Zusammensetzung der ätherischen Öle und zeigt eine charakteristische Wirkung: beruhigend auf das Zentralnervensystem (Lavendel), appetitanregend und anregend auf die Absonderung von Verdauungssäften (Kümmel, Fenchel, Ingwer, Meisterwurz), abschwellend und kühlend auf geschwollene Schleimhäute (Pfefferminzöl), hustenlösend (Anis und Fenchel).

Gewisse Drogen mit ätherischem Öl wie Wacholder und Liebstöckel regen die Harnabsonderung an und werden bei Wasserstauungen im Körper verwendet.

Pflanzen mit hohem Gehalt an ätherischen Ölen werden wegen ihres angenehmen Geruchs und Geschmacks häufig als Gewürze verwendet (z. B. Kümmel, Anis, Thymian, Rosmarin).

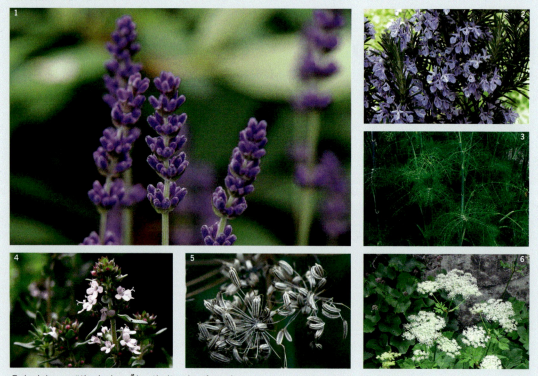

Beispiele von ätherisches Öl enthaltenden Arzneipflanzen: Lavendel (1), Rosmarin (2), Fenchel (3), Thymian (4), Kümmel (5), Meisterwurz (6)

Bitterstoffe

Bitterstoffe bilden chemisch keine einheitliche Stoffgruppe. Ihre einzige gemeinsame Eigenschaft ist diejenige, dass sie bitter schmecken. Sie besitzen eine gemeinsame arzneiliche Wirkung, indem sie bei Einnahme durch den Mund die Absonderung der Verdauungssäfte im Mund, Magen und Darm (Galle und Bauchspeichel) anregen. Darauf beruht die appetitanregende Wirkung der Bitterstoffe. Bekannte Bitterstoffdrogen sind z. B. Wermut, Enzianwurzel, Tausendgüldenkraut oder Fieberklee. Bitter schmeckende Pflanzen gibt es sehr viele; einzelne davon sind sehr giftig wie etwa die tropische Brechnuss, die Strychnin enthält. Mit Recht werden daher heute meistens nur noch jene Pflanzen als Bittermittel verwendet, die keine toxische Wirkung zeigen.

Einzelne Pflanzen enthalten Bitterstoffe und ätherisches Öl, wie z. B. der Wermut, oder Bitterstoffe und Scharfstoffe. In diesen Kombinationen kann die Absonderung von Verdauungssäften (z. B. Galle) angeregt werden. Bitterstoffen wurde in früheren Zeiten eine generell tonisierende (anregende, stärkende) Wirkung zugesprochen. Diese Anwendung müsste wieder entdeckt werden, was allerdings in einer auf «süss» eingestellten Gesellschaft nicht ganz einfach ist.

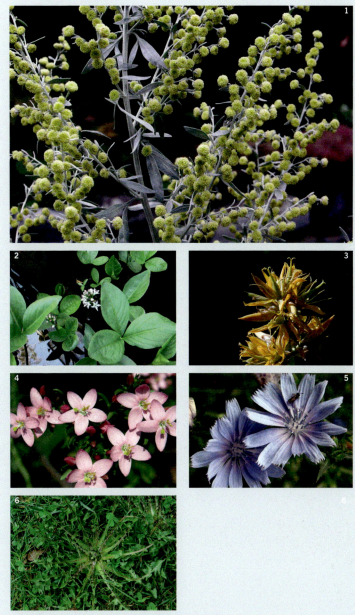

Beispiele von bitterstoffhaltigen Arzneipflanzen: Wermut (1), Fieberklee (2), Gelber Enzian (3), Tausendgüldenkraut (4), Wegwarte (5), Löwenzahn (6)

Gerbstoffe

Gerbstoffe bilden mit Proteinen unlösliche Komplexe, sie können Eiweissstoffe ausfällen. Wie der Name sagt, gerben sie tierische Haut zu Leder. Allgemein erkennt man Gerbstoffe an ihren adstringierenden, zusammenziehenden Eigenschaften.

Im Pflanzenreich sind Gerbstoffe weit verbreitet und finden sich vor allem in der Eichenrinde, im Walnussblatt, in den Weiden, Knöterricharten, Heidelbeeren sowie in vielen Pflanzen der Rosengewächse *Rosaceae* und der Lippenblütler *Lamiaceae*.

In niederen Dosen verfestigen Gerbstoffe im Kontakt mit geschädigter Haut oder Schleimhaut das Gefüge der obersten Gewebeschichten, sie dichten kleine Blutkapillaren ab und schützen die darunterliegenden Schichten vor dem Eindringen von Krankheitserregern sowie chemischen und mechanischen Reizen. Auf dieser Gewebeverdichtung beruht auch die stopfende Wirkung der Gerbstoffe. Zubereitungen aus gerbstoffhaltigen Drogen werden vor allem eingesetzt bei Mund-, Rachen- und Zahnfleischentzündungen, bei Durchfall zum Stopfen, zur Förderung der Wundheilung, bei kleinflächigen Verbrennungen zur Bindung der gebildeten Toxine.

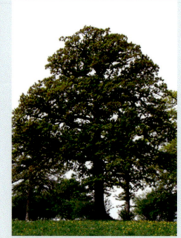
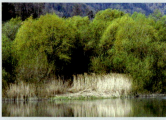
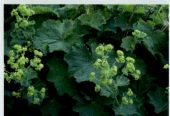

Beispiele von gerbstoffhaltigen Arzneipflanzen: Eiche, Weide, Frauenmantel

Glykoside

Glykoside sind Stoffe, die unter dem Einfluss von Fermenten oder bei längerem Kochen in Gegenwart von Säuren oder Alkalien in einen nicht zuckerartigen Anteil und in einen oder mehrere Zucker zerfallen. Die medizinische Wirkung wird durch den nicht zuckerartigen Anteil, der recht verschiedenen chemischen Substanzklassen angehören kann, bewirkt. Der Zuckeranteil verbessert meist die Löslichkeit in Wasser und damit die Aufnahme in den Körper. Es gibt sehr unterschiedlich stark wirksame Glykoside, nämlich die **Herzglykoside,** die u. a. im Fingerhut oder im Maiglöckchen vorkommen. Sie wirken sehr stark auf die Kontraktionskraft des Herzes und fördern die Harnabsonderung. Herzglykoside gehören zu den stärksten Giftstoffen. Digoxin und Digitoxin wurden als Reinstoffe lange Zeit in der Herztherapie eingesetzt.

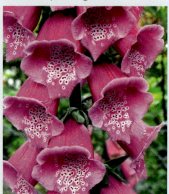
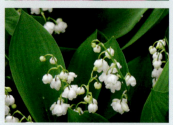

Beispiele von herzglykosidhaltigen Arzneipflanzen: Roter Fingerhut, Maiglöckchen

Anthrachinonglykoside, die vor allem im Faulbaum, Kreuzdorn, im Medizinalrhabarber und in den Sennesblättern vorkommen, bilden eine weitere wesentliche Gruppe. Sie wirken stark abführend.

Phenolglykoside kommen in vielen Pflanzen vor. Am bekannntesten ist die Gruppe der Salicylverbindungen, die in der Weide und im Wiesen-Geissbart sowie in verschiedenen Veilchenarten vorkommt. Ihre Wirkung ist fieberwidrig, entzündungshemmend, desinfizierend und schmerzlindernd. Aus diesen Inhaltsstoffen wurde die weitherum bekannte Acetylsalicylsäure (Wirkstoffe in den bekannnten, synthetischen Arzneimitteln Aspirin®, Alcacyl®) abgeleitet.

Flavonoidglykoside sind eine Gruppe von farblosen oder gelb gefärbten Glykosiden, die im Pflanzenreich weit verbreitet sind und verschiedene Effekte auslösen. Manche wirken abdichtend auf die Kapillaren und die Venen und werden bei Beinleiden eingesetzt. Andere wirken krampflösend (Kamille) auf die vegetative Muskulatur, die meisten sind Radikalfänger. In speziellen Fällen (Weissdorn) können sie die Sauerstoffversorgung des Herzmuskels verbessern.

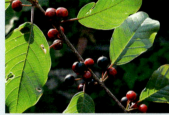

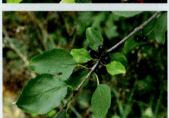

Beispiel von anthrachinonglykosidhaltigen Arzneipflanzen: Faulbaum, Kreuzdorn

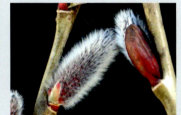

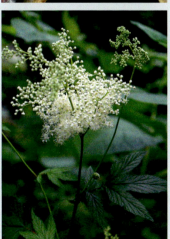

Beispiele von phenolglykosidhaltigen Arzneipflanzen: Weide, Moor-Geissbart

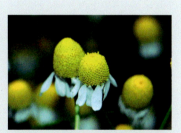

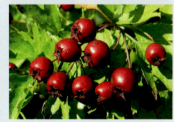

Beispiele von flavonoidglykosidhaltigen Arzneipflanzen: Kamille, Weissdorn

Saponine haben die auffällige Eigenschaft, mit Wasser stark schäumende Lösungen zu bilden. Einige von ihnen (Seifenkraut) wurden früher zum Waschen benützt. Von da stammt auch ihr Name (vom lateinischen *sapo* = Seife). Wenn sie in grösseren Mengen in die Blutbahn gelangen, kann es gefährlich werden, da sie teilweise die Eigenschaft haben, die roten Blutkörperchen aufzulösen (Hämolyse). Viele Saponine werden vom Körper kaum aufgenommen. Sie können jedoch im Darm die Aufnahme von anderen Stoffen fördern, etwa von Nährstoffen und von Arzneimitteln. Saponine sind in vielen Pflanzen enthalten, und sehr oft kommen in einer Pflanze mehrere davon vor. Besonders saponinreich sind Schlüsselblume (Wurzel) und Efeu (Blätter). Saponinhaltige Pflanzen werden heute hauptsächlich bei Erkältungskrankheiten eingesetzt. Sie können Schleimhäute feucht halten und hartnäckigen Schleim z. B. bei Husten verflüssigen.

Cumarine und verwandte Verbindungen riechen angenehm nach frischem Heu oder Vanille. Cumarin kommt in vielen Pflanzen vor, in grösseren Mengen im Steinklee, im Waldmeister sowie in verschiedenen Gräsern und als Bestandteil von ätherischen Ölen. Cumarinhaltige Drogen (insbesondere Steinklee) werden hauptsächlich bei Lymphödemen und bei Veneninsuffizienz (schwere Beine und Krampfadern) eingesetzt. Es gibt keine Hinweise darauf, dass die Cumarine bei traditioneller Anwendung von Arzneipflanzen problematisch sind, obwohl sie deswegen weitgehend als industriell hergestellte pflanzliche Arzneimittel verschwunden sind. Viele Kosmetika (Wasch- und Duschmittel) enthalten cumarinhaltige Extrakte aus der südamerikanischen Tonkabohne.

Senföle entstehen nach Abspaltung des Zuckers von schwefelhaltigen Aminosäurenverbindungen. Sie sind scharf und teilweise hautreizend (Senfwickel).

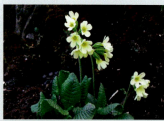

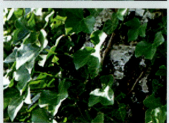

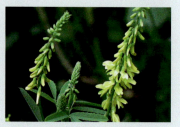

Beispiele von saponinhaltigen Arzneipflanzen: Schlüsselblume, Efeu

Beispiel von cumarinhaltigen Arzneipflanzen: Honigklee

Schleim

Der Schleim, der in den Pflanzen vorkommt, hat die Eigenschaft, mit Wasser stark aufzuquellen und schleimige Lösungen zu bilden. Darauf beruht im Wesentlichen die abführende Wirkung der Pflanzenschleime, indem das Wasser im Darm zurückbehalten und eine zu starke Verdickung des Darminhaltes verunmöglicht wird, wodurch dann der Darminhalt besser weitergleiten kann. Gleichzeitig nimmt der Darminhalt ein grösseres Volumen ein und übt einen Druck auf die Darmwandung aus, wodurch die Bewegungen des Darmes angeregt werden. Darüber hinaus wirken die Schleimstoffe einhüllend und schützend auf Schleimhäute und Wundoberflächen, sodass reizende Stoffe wie Säuren und Salze nicht zu den entzündeten oder erkrankten Stellen gelangen können. Schleimhaltige Drogen werden daher besonders als Abführmittel sowie bei Reiz- und Entzündungszuständen der Mund- und Rachenhöhle und des Magen- und Darmkanals verwendet. Sie können wegen der reizmildernden Wirkung und ihrer Fähigkeit, Wasser zu binden, auch bei Durchfall erfolgreich eingesetzt werden. Eine weitere wichtige Anwendung ist die heisse Kompresse (= Kataplasma). Hier hält das durch den Schleim gebundene Wasser eine grosse Wärmemenge zurück, die allmählich an das Gewebe abgegeben wird. Wesentliche Schleimdrogen sind Leinsamen, Bockshornklee, Eibisch, Käslikraut, Isländisches Moos, Lindenblüten und andere mehr.

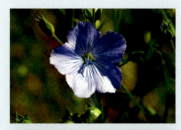
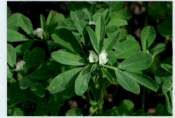
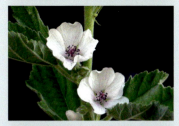
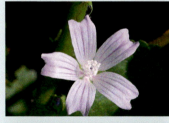
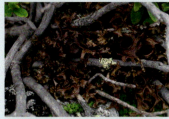
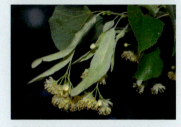

Beispiele von schleimhaltigen Arzneipflanzen: Leinsamen, Bockshornklee, Eibisch, Käslikraut, Isländisch Moos, Lindenblüten

Scharf schmeckende Stoffe

Scharfstoffe sind eine chemisch nicht einheitliche Stoffgruppe. Stoffe, die zu dieser Gruppe zählen, können völlig unterschiedliche chemische Strukturen aufweisen. Vor allem in Gewürzen wie in Paprika oder in Chilischoten, in tropischen Gewürzen wie Pfeffer, Ingwer usw. sind Scharfstoffe zu finden.

4 Sammeln und Ernten

Wurden Arzneipflanzen in früheren Zeiten aus schlichter Notwendigkeit für den Eigenbedarf gesammelt, so ist es heute vielleicht die Freude an der Natur und der Beschäftigung mit Pflanzen, die einen sammeln lässt. Es ist durchaus eine Bereicherung, einen eigenen Kräutergarten (auch mit einheimischen Arzneipflanzen) zu pflegen, die Kräuter zu ernten und als Hausmittel für den Eigenbedarf anzuwenden. Auf diese Weise bleibt das traditionelle Wissen lebendig und kann als praktische Lebenserfahrung an die nächsten Generationen weitergegeben werden.

Aus verschiedenen Gründen ist es allerdings in der heutigen Zeit nicht mehr angebracht, dass in *grösserem Stil* Arzneipflanzen *unkontrolliert* geerntet werden. Einerseits ist das traditionelle Wissen um das Sammeln, Ernten und Anwenden von Arzneipflanzen, das Erfahrungswissen früherer Generationen über die Zusammenhänge zwischen Jahreszeiten und heilwirksamen Kräften in den Pflanzen, nur noch bruchstückhaft vorhanden. Der optimale Zeitpunkt zur Ernte von Arzneipflanzen wird heute für die Herstellung pflanzlicher Arzneimittel anhand von chemischen Analysen bestimmt. Diese geben Auskunft darüber, ob die gewünschte Zusammensetzung und Konzentration an Wirkstoffen erreicht ist.

Andererseits wurden in der Vergangenheit einzelne Pflanzen wie der Gelbe Enzian oder die Arnika gebietsweise fast ausgerottet und stehen heute deshalb unter Naturschutz. Die Bestände erholen sich zwar teilweise wieder, trotzdem bleiben einzelne Arten gefährdet.

Das Sammeln und Verarbeiten von Arzneipflanzen in grösserem Stil muss den erfahrenen Fachleuten überlassen werden.

Bei der Verarbeitung grosser Pflanzenmengen zu pflanzlichen Arzneimitteln ist es notwendig, eine konstante Qualität zu garantieren und dem ökologischem Raubbau durch Wildsammlung vorzubeugen. Deshalb wird der Arzneipflanzenanbau nach kommerziellen Gesichtspunkten gefördert. Verschiedene Arzneipflanzen werden importiert (aus Wildsammlung oder Anbau). Ursprünglich einheimische Arzneipflanzen werden teilweise in weit entfernten Regionen angebaut, geerntet und kommen erst zur Weiterverarbeitung nach einem langen Transport zu uns. Wieder andere Arzneipflanzen werden in südlicheren Regionen angebaut, um die Zusammensetzung der wirksamen Inhaltsstoffe günstig zu beeinflussen. Im Rahmen von verschiedenen Projekten zur Entwicklung der Bergregionen werden in den Alpen wieder vermehrt Arzneipflanzen angebaut oder in kontrollierter Wildsammlung geerntet.

Wichtigste Voraussetzung für das Sammeln von Heilpflanzen ist die genaue Beobachtung. Bei ungenügender Kenntnis besteht bei einigen Pflanzen Verwechslungsgefahr, was wegen der Giftigkeit bestimmter Pflanzen nicht unproblematisch ist – zum Beispiel wenn Maiglöckchen- für Bärlauchblätter gehalten werden.

Die gesetzlichen Sammelbeschränkungen sind im Artikel 22 ff. der Naturschutzverordnung vom 10.11.1993 (BSG 426.111) aufgeführt.

Einige grundlegende Hinweise zum Ernten von Kräutern und Heilpflanzen

- Geöffnete Blüten und entfaltete Blätter zum Trocknen nur bei trockener Witterung sammeln.
- Pflanzen, die ätherisches Öl enthalten wie Thymian, Rosmarin oder Lavendel bei Sonnenschein ernten, wenn sie duften.
- Wurzeln von Beinwell, Meerrettich, Engelwurz oder Alant im Herbst ernten, wenn sich die Säfte in diesen Pflanzenteil zurückgezogen haben; bittere Wurzeln von Löwenzahn und Wegwarte im Frühling beim Blattaustrieb.
- *Alle Pflanzenteile* sind trocken, vor Staub und Licht geschützt bei ausgeglichener Temperatur aufzubewahren. Als Gefässe eignen sich dafür dunkle Glasbehälter oder Porzellantöpfe. Besonders Pflanzen, die ätherische Öle enthalten, geben ihren Duft gern an die Aufbewahrungsgefässe ab. Aus diesem Grund sind Stoffsäcke und Kartonschachteln dafür nicht geeignet.
- Wer Kräuter sammelt, sollte bei aller Begeisterung darauf achten, nicht mehr Pflanzen zu sammeln, als im Laufe des nächsten Jahres auch verbraucht werden. Getrocknete Pflanzen sind nur beschränkt haltbar und verlieren im Laufe der Zeit unterschiedlich rasch ihre Heilwirkung. Als Faustregel gilt, dass getrocknete Heilpflanzen nur bis zur neuen Ernte im nächsten Jahr aufbewahrt werden sollen.

Blätter für Frischpflanzenzubereitungen werden im Frühling gesammelt. Frische Frühlingsblätter enthalten meistens noch weniger Gerbstoffe als Blätter im Sommer oder Herbst. Deshalb werden zarte Blätter zum frischen Verzehr wie Brennnesselblätter, Scharbockskraut, Spitzwegerich, Löwenzahn, Bärlauch sowie Blätter zur Herstellung von Frischpflanzentinkturen möglichst früh im Jahr gesammelt, gerade wenn sie spriessen.
Blätter jedoch, die wegen ihres Gerbstoffgehaltes gesammelt werden, wie zum Beispiel Frauenmantel- und Brombeerblätter, pflückt man erst im Sommer.

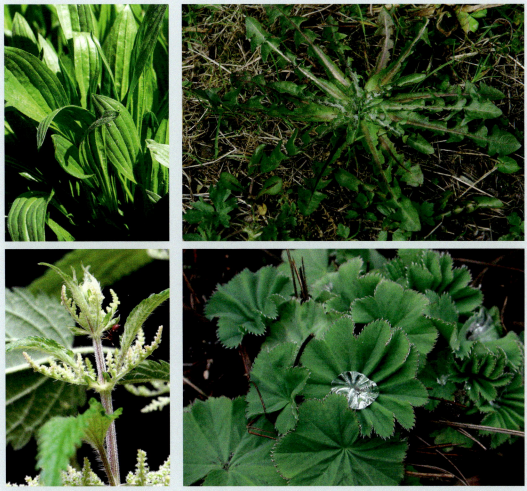

Spitzwegerichblätter, Brennnesselblätter

Löwenzahnblätter, Frauenmantelblätter

Blüten sind besonders zart und müssen schonend getrocknet werden, am besten in einem gut durchlüfteten Raum im Schatten. Da getrocknete Blüten wieder Wasser anziehen, sollten sie in Schraubgläsern aufbewahrt werden. Beispiele: Kamillen, Ringelblumen, Holunderblüten, Lindenblüten, Moor-Geissbart.

Viele *Wildfrüchte* enthalten grosse Mengen an Gerbstoffen, die den rohen Genuss verunmöglichen. Deshalb werden Wildfrüchte wie Schlehe, Eberesche oder Weissdorn in der Regel nach dem ersten Frost gesammelt. Die Bitterstoffe sind dann vermindert, und die Früchte schmecken süsser. Früchte lassen sich trocknen für Tees oder zu Mus, Latwerge, Konfitüre usw. verarbeiten. Hagebutten werden vor dem Trocknen aufgeschnitten und entkernt oder ganz getrocknet.
Wildfrüchte der Hecken und Waldränder dienen den Vögeln und Kleinsäugern als Nahrungsvorräte für den Winter. Deshalb sollen die Sträucher nie vollständig abgeerntet werden!

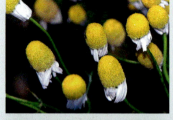
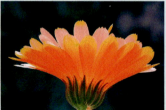
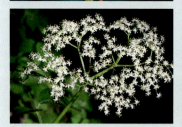

Kamillenblüten,
Ringelblumenblüten,
Holunderblüten

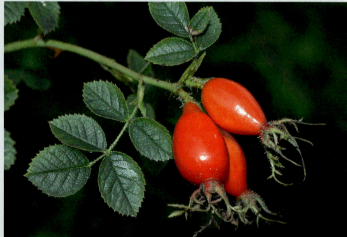
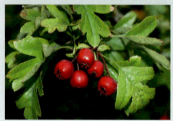

Hagebutten,
Weissdornfrüchte

Durch das Ausgraben von *Wurzeln* können einzelne Pflanzen oder ganze Populationen stark geschädigt oder ausgerottet werden. Deshalb ist beim Wurzelgraben grosse Sorgfalt angebracht, nur die notwendige Menge soll geerntet werden. Bestimmte Wurzeln wie die des Gelben Enzians oder der Echten Schlüsselblume sind unter Schutz gestellt und dürfen, wenn überhaupt, nur mit Bewilligung ausgegraben werden.

Viele Wurzeln sind sehr ergiebig, es werden nur kleinere Mengen benötigt. Wurzeln lassen sich besser in frischem Zustand vor dem Trocknen schneiden.

Rinden werden am besten im Frühjahr beim Austreiben der Bäume und Sträucher gesammelt. Die Rinde wird von jungen Ästen und Stockausschlägen gewonnen. Da durch das Abschälen der Rinde die Bäume geschädigt werden können, nur nach Rücksprache mit dem Baumbesitzer sammeln.

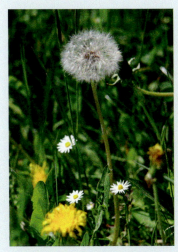

Löwenzahn

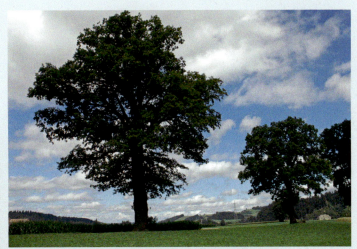

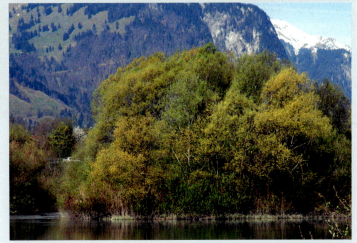

Stileiche,
Silber-Weide

5 Verarbeitung und Anwendung

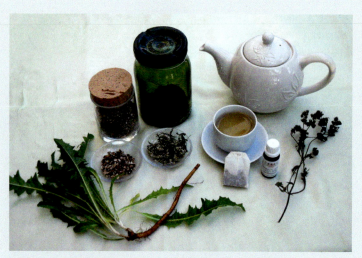

Kräutertee

Die wohl bekannteste Form der Anwendung von Heilpflanzen ist der «Tee». Je nach verwendeten Pflanzenteilen wird der Kräutertee unterschiedlich zubereitet.

Aufguss (Infus)
für Kräuter, Blätter, Blüten
Pflanzenteile mit heissem* Wasser übergiessen und zugedeckt 3 bis 10 Minuten ziehen lassen. Je länger der Tee ziehen kann, desto mehr Gerbstoffe werden gelöst. Dies verändert den Geschmack.

Abkochung (Dekokt)
für holzige Pflanzenteile wie Rinden und Wurzeln und getrocknete Früchte
Die Pflanzenteile werden mit kaltem Wasser angesetzt und zum Sieden erhitzt. Überwallen lassen und während 5 bis 10 Minuten auf der heissen Herdplatte ziehen lassen.

Kräuter, Wurzeln oder Früchte werden erst zu Arzneimitteln, wenn sie sorgfältig zubereitet und richtig angewendet werden. Der Erfolg einer Behandlung mit Arzneipflanzen hängt weitgehend von der Form der Anwendung ab.
In der Regel werden zuerst die heilkräftigen Stoffe der Pflanzen (Wirkstoffe) ausgezogen (extrahiert) und vom übrigen Pflanzenmaterial getrennt. Die traditionelle Arzneipflanzenkunde kennt im Wesentlichen drei verschiedene Lösungsmittel
- Kräuterauszüge mit Wasser in Form von Kräutertees und Bädern,
- Kräuterauszüge mit Alkohol in Form von Tinkturen, Medizinalweinen und Kräuterlikören,
- Kräuterauszüge mit fetten Ölen, die dann zu Salben und Crèmes weiterverarbeitet werden können.

Für jede Pflanze gibt es traditionelle Zubereitungsarten, die gewährleisten, dass auch die gewünschte Wirkung eintritt. Die exakte Menge der Wirkstoffe kann in diesen Zubereitungen allerdings je nach Herkunft der Pflanzen und je nach Verarbeitung stark schwanken. Für einfache Hausmittel reichen die sorgfältig ausgeführten traditionellen Zubereitungen oft aus, um den gewünschten Effekt zu erzielen.

Kaltauszug (Mazerat)
für schleimhaltige Pflanzenteile
Pflanzenteile werden mit kaltem Wasser übergossen und mehrere Stunden stehen gelassen.
Fast immer werden getrocknete Pflanzenteile für die Teezubereitung verwendet. So sind sie während des ganzen Jahres und auch an Orten, wo die Pflanzen nicht natürlich gedeihen, verfügbar.
Wichtig ist bei allen Teezubereitungen, dass die verwendeten Pflanzenteile vor dem Gebrauch zerkleinert werden. Dies gilt ganz besonders für Rinden, Hölzer, Wurzeln und Wurzelstöcke sowie dicke Blätter (Bärentraubenblatt), während dünne Blätter und Blüten etwas weniger fein geschnitten werden müssen.
In den einzelnen Pflanzenporträts ist jeweils erwähnt, wie der Kräutertee zubereitet werden soll.

* Wasser aufkochen, sodass allenfalls vorhandener Kalk ausgefällt wird. Kochendes Wasser wieder etwas abkühlen lassen (auf 60 bis 80°C) und erst dann über die Pflanzenteile giessen, ohne den kalkhaltigen Bodensatz.

Öl-Auszug

Lipophile (fettliebende) Wirkstoffe wie die ätherischen Öle, Flavonoide, Hypericine werden mit hochwertigen fetten Ölen extrahiert. Es muss dabei verhindert werden, dass Sauerstoff zutritt.
Johannisöl (Rotöl) beispielsweise, das man früher im Haushalt herstellte, gehört zu den beliebtesten Hausmitteln. ↪ Rezept Seite 191.
Öl-Auszüge lassen sich zu Salben für äussere Anwendungen weiterverarbeiten. Die ebenfalls als Hausmittel verbreitete Ringelblumensalbe wird aus dem Öl-Auszug der Ringelblumenblüten hergestellt. ↪ Rezept Seite 89.

Sirup

Hauptsächlich Hustensirup hat heute noch eine grössere Bedeutung. Aufgrund des hohen Zuckergehalts sind Sirups für Diabetiker nur bedingt geeignet.
Als Hausmittel kann ein milder Hustensirup aus Rettich oder rohen Zwiebeln hergestellt werden. Das genaue Rezept dazu ist auf Seite 73 zu finden.
Bei den Frucht- und Blütensirups ist der Übergang zwischen Heilmittel, Genuss- und Nahrungsmittel fliessend.

Gurgelmittel

Bei Entzündungen der Mund- und Rachenschleimhaut werden wässrige Auszüge oder einige Tropfen Tinktur in einem Glas Wasser als Gurgelmittel verwendet.

Bäder

Zu den häufigen äusseren Anwendungen zählen *Teilbäder* (z.B. Fussbäder). Dabei werden verschiedene Kräutertees äusserlich, zum Beispiel bei schlecht heilenden Wunden, an der betroffenen Körperstelle angewendet (Eichenrinde, Frauenmantel, Kamillenblüten).
Dampfbäder (z.B. Sauna) werden vor allem bei Erkältungen eingesetzt. Dabei werden die ätherischen Öle oder die Pflanzen selbst verwendet (Thymina, Eucalyptus). Die flüchtigen Duftstoffe werden dabei eingeatmet (inhaliert). *Kräuter-Vollbäder* sind besonders geeignet zur Entspannung (Lavendel, Zitronenmelisse) und allgemeinen Stärkung (Fichtennadeln), bei Atemwegserkrankungen (Thymian, Eucalyptus), zur Durchwärmung (Heublumen) und zur Hautpflege (Weizenkleie). Zahlreiche Kräuterbäder sind als Fertigbadezusätze erhältlich, womit sich die Herstellung eines Kräuterabsudes erübrigt.
Die Anwendung von Bädern und Teilbädern spielt vor allem in der Naturheilkunde eine wichtige Rolle.

Inhalationen

Inhalationen werden mit ätherischen Ölen vorwiegend zur Behandlung von Erkältungskrankheiten eingesetzt. Wenige Tropfen ätherisches Öl werden in heisses Wasser gegeben, und der entstehende Dampf wird eingeatmet. Es gibt dafür verschiedene Geräte (auch Kaltverdampfer). Zu hohe Konzentrationen sind zu vermeiden. Für Kleinkinder sind Inhalationen nicht geeignet. Als Alternative empfiehlt sich der Einsatz von Brustsalben (ohne Kampfer).

Wickel und Kompressen

Eine weitere äussere Anwendung, die wieder vermehrt als Hausmittel und in der professionellen Pflege Beachtung findet, sind Wickel und Kompressen. Sie werden häufig zur Schmerzlinderung und Entspannung (Muskulatur und Psyche) eingesetzt, da sie die Durchblutung des Körpers, entweder lokal im behandelten Körperteil oder im ganzen Körper fördern. Verschiedene Pflanzenzusätze in Form von Kräutertees oder Pflanzenschleim unterstützen und verstärken die Wirkung der Wickel und Kompressen. Die Zubereitungen werden auf feuchte Tücher und diese auf die gewünschte Körperstelle gelegt und bei Bedarf mit Wolltüchern und Wärmeflaschen über eine gewisse Zeit warmgehalten.

Je nach Temperatur und angestrebtem Effekt werden Wickel und Kompressen eingeteilt in heisse, temperierte (lauwarme), kalte und hautreizende Anwendungen. Zur Entspannung werden hauptsächlich die temperierten Wickel mit entsprechenden Pflanzenzusätzen wie Lavendel oder Schafgarbe eingesetzt. Heisse Wickel mit Kartoffeln, Thymian oder Leinsamen bewirken eine passive Wärmezufuhr und wirken entspannend auf die Muskulatur. Die kalten Wickel senken die Durchblutung und wirken abschwellend. Die hautreizenden Kompressen (mit Senf, Meerrettich oder Ingwer) verlangen einige Fachkenntnis, damit bei der Behandlung keine Verbrennungen und Hautirritationen erzeugt werden.

Die folgende Abbildung gibt einen Überblick über Pflanzen, die sich für die verschiedenen Wickel und Kompressen eignen.

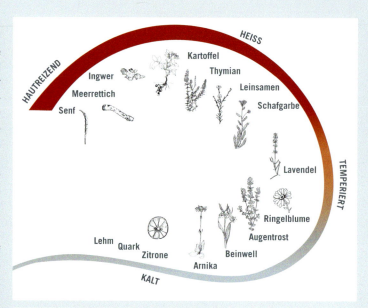

Grundrezept für eine temperierte Kompresse am Beispiel der Schafgarben-Leber-Kompresse

1 bis 2 Teelöffel getrocknetes Schafgarben-Kraut	
½ Liter kochendes Wasser	darübergiessen und 5 Minuten zugedeckt ziehen lassen (der Tee soll nicht auskühlen).
gerollter Waschlappen oder zusammengefaltete Gazewindel	den heissen Tee darübergiessen
Frottiertuch	und den Waschlappen im Frottiertuch gut auswringen (er soll nicht mehr nass sein oder gar tropfen)
grosses Tuch	den heissen Waschlappen auf die Lebergegend legen, mit dem Tuch abdecken und die Kleider wieder satt darüber anziehen,
Wärmeflasche	zum Schluss die wenig gefüllte Wärmeflasche darüberlegen und ruhen, solange die Kompresse warm ist (½–¾ Stunden)

Bei den einzelnen Pflanzenporträts wird jeweils angegeben, ob Pflanzen auch für Wickel und Kompressen (Umschläge) eingesetzt werden.

Tinkturen

Tinkturen werden in der Regel aus getrockneten Pflanzen mit einer Alkohol-Wasser-Mischung hergestellt. Das Arzneibuch empfiehlt Tinkturen mit einem Verhältnis von Lösungsmittel zu Droge von 5:1 (5 Teile Alkohol-Wasser-Mischung auf 1 Teil Pflanzen) oder von 10:1 herzustellen. Das muss entsprechend auf den Behältnissen vermerkt sein.

Im Gegensatz dazu werden Frischpflanzentinkturen nach dem *Homöopathischen Arzneibuch* aus frischen Pflanzen hergestellt. Sie werden auf den Flaschen mit dem Pflanzennamen und dem Symbol ⌀ bezeichnet; so steht *Urtica* ⌀ für Brennnessel-Urtinktur.

Medizinalweine und Kräuterliköre

Verschiedene wohlschmeckende alkoholische Auszüge – von Weinen bis Likören – hatten vor allem in der Klosterheilkunde Tradition. Die Grenze zwischen Arzneimittel und Genussmittel ist bei diesen Zubereitungen fliessend. Die moderne Phytotherapie arbeitet deshalb kaum mehr damit.

Phytopharmaka

In der modernen Phytotherapie haben die pflanzlichen Arzneimittel (Phytopharmaka), das heisst Spezialitäten in Form von Granulaten, Dragees, Kapseln, Tropfen, Salben usw., eine grosse Bedeutung, da sie standardisierte Pflanzenextrakte mit bestimmtem Wirkstoffgehalt enthalten.* Neben Wasser, Alkohol und fetten Ölen werden auch weitere Extraktionsmittel eingesetzt.

Durch «Einengen» von flüssigen Auszügen können sogenannte Trockenextrakte gewonnen werden. Es handelt sich dabei um sehr konzentrierte Extrakte aus Arzneipflanzen, die je nach Bedarf zu Fertigarzneimitteln verarbeitet werden. Durch Beimengen von Hilfsstoffen wie Milchzucker lässt sich ein bestimmter, vorgeschriebener Wirkstoffgehalt einstellen.

---

* Die speziellen Anforderungen an die Herstellung von Phytoarzneimitteln werden in der Schweiz im Heilmittelgesetz und darauf basierend über verschiedene Verordnungen und Anleitungen, die vom Schweizerischen Heilmittelinstitut Swissmedic herausgegeben werden, geregelt.

Erläuterungen zu den Pflanzenporträts

Einteilung nach Lebensräumen

Arzneipflanzen trifft man auf Schritt und Tritt – rund ums Haus, auf Spaziergängen oder Wanderungen. Auch im Garten werden Heilkräuter gehegt und gepflegt, dazwischen gedeihen heilkräftige «Unkräuter». Oft wachsen Arzneipflanzen unbeachtet am Wegrand, manche blühen bunt auf Wiesen und in Hecken, andere findet man im Wald, und schliesslich gibt es auch unter den Bergkräutern verschiedene Arzneipflanzen.

Um die rasche Orientierung auf einem Spaziergang oder einer Wanderung zu ermöglichen, sind in diesem Handbuch alle porträtierten Arzneipflanzen sieben charakteristischen natürlichen Lebensräumen zugeordnet. Den Porträts der wild wachsenden Pflanzen ist ein achtes Kapitel mit den wichtigsten Arzneipflanzen aus dem Hausgarten vorangestellt.

- Arzneipflanzen im Garten,
- Arzneipflanzen am Wegrand,
- Arzneipflanzen auf Äcker und Buntbrachen,
- Arzneipflanzen auf Wiesen und Weiden,
- Arzneipflanzen in Hecken und am Waldrand,
- Arzneipflanzen im Wald,
- Arzneipflanzen in Feuchtgebieten,
- Arzneipflanzen im Gebirge.

Aufgrund ihrer ökologischen Ansprüche gedeihen die meisten Pflanzen nur in bestimmten Lebensräumen, wo das Nährstoff- und Wasserangebot und die Lichtverhältnisse stimmen. Entsprechend werden die Arzneipflanzen einem der genannten Lebensräume zugeordnet. Der Lebensraum Wiese und Weide kann sehr heterogen sein, von trockenen Magerwiesen bis hin zu feuchten, nährstoffreichen Weiden. Die Lebensräume werden hier jedoch nicht weiter differenziert, sodass sie sich ohne weitere ökologische Kenntnisse unterscheiden lassen. Im Lebensraum Gebirge sind auch diejenigen Pflanzen aufgeführt, die in tieferen Lagen auf Felsen wachsen.

Anspruchslosere Pflanzen können auch in mehreren Lebensräumen vorkommen. Im Vorspann zu jedem Lebensraum ist deshalb eine Liste zu finden, in der auch Pflanzen aus anderen Kapiteln aufgeführt sind, mit den entsprechenden Querverweisen. Innerhalb der Lebensräume folgen die Porträts in alphabetischer Reihenfolge anhand der gängigsten deutschen Bezeichnungen.

Die Auswahl der hier vorgestellten heimischen Arzneipflanzen ist selbstverständlich nicht erschöpfend. Sie orientiert sich in erster Linie an den früheren Ausgaben von Flück. Darin wurden sowohl die Anfang des letzten Jahrhunderts gebräuchlichen Arzneipflanzen vorgestellt als auch einige «Spezialitäten», die vor allem in der Volksheilkunde der Schweizer Bergregionen Verwendung fanden. So sind auch in dieser Ausgabe ein paar «fast vergessene Arzneipflanzen» zu finden, die heute wohl keine grosse Bedeutung mehr haben, vor siebzig Jahren aber noch zum regionalen Arzneipflanzenschatz gehörten.

Insgesamt wurde versucht, der Tatsache, dass sich im Laufe der Zeit die Vorlieben und die Bedeutung einzelner Arzneipflanzen verändern, mit der Auswahl der hier vorgestellten Pflanzen Rechnung zu tragen.

Weitere Orientierungshilfen, um Porträts leicht aufzufinden, sind das Register ab Seite 378 und das Verzeichnis der Pflanzenfamilien mit den entsprechenden Arzneipflanzen ab Seite 366.

Struktur der Porträts

Jedes Porträt ist in fünf verschiedene Abschnitte unterteilt. Im farbig hinterlegten *Kopfteil* werden die wichtigsten Angaben zur Pflanze in Stichworten festgehalten, abgerundet durch ein historisches oder zeitgenössisches Zitat zur Bedeutung der Pflanze. Daneben ist der *Bildteil* zu finden, in dem die Original-Handzeichnungen aus dem Flück mit aktuellen Fotos ergänzt wurden.

Der *botanische Abschnitt* mit den Rubriken *Beschreibung* (auch *Verwechslungsmöglichkeiten*), *Blütezeit*, *Vorkommen* und *Garten* liefert Informationen zur Bestimmung der Pflanze.

Der *medizinisch-pharmakologische Abschnitt* mit den Rubriken *Verwendete Pflanzenteile, Wirkstoffe und Wirkung* sowie *Anwendung* gibt Auskunft über die praktische Verwendung einer Heilpflanze.

Der *historische Abschnitt* schliesslich enthält in der Rubrik *Geschichte* kurze historische Hinweise, ab wann beispielsweise eine Pflanze arzneilich verwendet wurde, oder auch Zitate und Anmerkungen zu einzelnen Pflanzen. In der Rubrik *Element und Energetik* gibt ein Zitat aus einem bedeutenden historischen Werk Auskunft über die ursprüngliche Zuordnung der Pflanze nach der Lehre von den vier Elementen.

Fehlt eine Rubrik, so bedeutet dies, dass sich dazu keine verlässlichen Informationen finden liessen.

Im Folgenden werden die einzelnen Rubriken noch etwas ausführlicher erläutert.

Kopfteil

Name

Für die Bezeichnung der Pflanzenarten benutzen Botaniker, Apotheker und Mediziner den zweiteiligen lateinischen Namen. Der erste Teil des Namens bezeichnet die Gattung, der zweite die Art. So heisst zum Beispiel die Stammpflanze der Leinsamen Lein *Linum usitatissimum* L. Das ist eine wissenschaftlich eindeutige Bezeichnung, die durch internationale Übereinkunft festgelegt ist. Das heute noch gültige Klassifikationssystem für Pflanzen und Tiere geht auf den schwedischen Botaniker Carl von Linné (1707 bis 1778) zurück. Das Klassifikationssystem ist hierarchisch gegliedert, sodass mehrere Arten zu einer Gattung und mehrere Gattungen wiederum zu einer Familie zusammengefasst werden. Das Kürzel L. hinter dem lateinischen Pflanzennamen steht für Linné, der die Pflanzen damals als Erster nach seinem System benannt hat. Stammen die Namen von anderen Wissenschaftlern, werden deren Kürzel oder der volle Name beigefügt, zum Beispiel Mill. oder Miller.

Die Abkürzung agg. für *Aggregat* bedeutet, dass mehrere Kleinarten unter einem Namen zusammengefasst sind. Die Bezeichnung s.l. (*sensu lato* = im weiten Sinn) bedeutet, dass sich eine Art in mehrere Unterarten gliedert. Es gibt keine klare Unterscheidung zwischen Kleinarten und Unterarten, sodass die Bezeichnungen je nach Autor variieren können. Die Abkürzung sp. (lat. = species) hinter dem Gattungsnamen bedeutet, dass nur die Gattung bekannt ist, nicht aber die genaue Art.

Neben dem wissenschaftlichen lateinischen Namen sind auch die gültigen deutschen Pflanzenbezeichnungen nach der *Flora Helvetica* (Lauber/Wagner, 4. Auflage, 2007) aufgeführt, die den Angaben der Arbeitsgruppe ZDSF (Zentrum des Daten-Verbundnetzes der Schweizer Flora) fast ausnahmslos entsprechen.

Sowohl die lateinischen Bezeichnungen als auch die deutschen Namen haben sich im Laufe der Zeit teilweise geändert. Heute veraltete Bezeichnungen wurden, soweit sie in der modernen Fachliteratur weiterhin zu finden sind, in Klammern aufgeführt.

Eine Auswahl an umgangssprachlichen Bezeichnungen ist in der Rubrik *Weitere Namen* zu finden.

Pflanzenfamilie

Jede Pflanzenfamilie umfasst verschiedene Gattungen und damit auch eine Vielzahl an Arten. Sie zeichnet sich nicht nur durch besondere Blütenmerkmale und Blattanordnungen aus, sondern meist auch durch ein bestimmtes Muster an chemischen Inhaltsstoffen.

In einigen Pflanzenfamilien kommen besonders viele Arzneipflanzen vor:
- Rosengewächse *Rosaceae*,
- Doldengewächse *Apiaceae*,
- Lippenblütler *Lamiaceae*,
- Korbblütler *Asteraceae*,
- Liliengewächse *Liliaceae*,
- Nachtschattengewächse *Solanaceae*.

Ein vollständiger Überblick über die Familienzugehörigkeit der porträtierten Arzneipflanzen findet sich ab Seite 366.

Weitere Namen

Auch einige der in der Umgangssprache gebräuchlichen Namen werden aufgeführt. Diese sind nicht durch Übereinkunft festgelegt, vielmehr werden von Gegend zu Gegend zuweilen ganz unterschiedliche Bezeichnungen verwendet. So lauten beispielsweise einige der wichtigsten deutschschweizerischen Volksnamen für Baldrian *Valeriana officinalis* L. Chatzechrut, Chatzetheriak, Dammarg, Gigelichrut, Stinkwurzel, Tammarg, Wasserbaldriankraut, Wendkraut. Für Huflattich existieren im deutschen Sprachgebiet über fünfzig verschiedene Volksnamen. Viele dieser Namen sind Bezeichnungen für eine herausragende Eigenschaft der Pflanze im lokalen Dialekt.

Andererseits werden in verschiedenen Gebieten unter dem gleichen Volksnamen verschiedene Stammpflanzen verstanden. So kennt man in der deutschen Schweiz unter dem Namen «Heidnisch Wundkraut» zwei verschiedene botanische Arten, nämlich die Gemeine Goldrute *Solidago virgaurea* oder Fuchs' Kreuzkraut *Senecio fuchsii*.

Droge

Als Drogen oder Arzneidrogen werden im pharmazeutischen Sprachgebrauch getrocknete Pflanzenteile bezeichnet, die als Ausgangsmaterial für Arzneizubereitungen dienen. Dabei sind ebenfalls die lateinischen Bezeichnungen gebräuchlich, die sich aus dem Namen der Stammpflanze und dem verwendeten Pflanzenteil zusammensetzen, z. B. *Semen lini* für Leinsamen
Wichtige lateinische Bezeichnungen für Pflanzenteile:

	rhizoma/radix	Wurzelstock/Wurzel
	herba	Kraut
	flos	Blüte
	folium	Blatt
	cortex	Rinde

Viele Drogen sind heute im europäischen Arzneibuch *(European Pharmacopoeia)* monografiert (beschrieben), es finden sich da u. a. Vorschriften zur Qualität, zu Herstellung, Prüfung und Aufbewahrung von Arzneistoffen und zu den Zubereitungen gesetzlich festgelegt. Hersteller von pflanzlichen Arzneimitteln, aber auch Apotheken und Drogerien, die diese Produkte für arzneiliche Zwecke abgeben dürfen, sind verpflichtet, sich an diese Vorschriften zu halten.

Naturschutz

Sofern eine Pflanze in der ganzen Schweiz unter Naturschutz steht, wird speziell darauf hingewiesen. Pflanzen, die aufgrund der Roten Liste der gefährdeten Arten der Schweiz: Farn- und Blütenpflanzen (BAFU 2002) als stark gefährdet, bedroht oder selten eingestuft werden, dürfen grundsätzlich nicht gesammelt werden (auch nicht für den Eigenbedarf!). Ausserdem findet sich in der Roten Liste eine Kategorie von Pflanzen, die als attraktiv gelten. Diese Pflanzen wurden oft entweder als Arzneipflanzen oder für Gärten massenhaft gepflückt oder ausgegraben, lokal zuweilen fast bis zur Ausrottung. Für sie gelten regionale Schutzbestimmungen. Angaben dazu sind bei den kantonalen Naturschutzämtern erhältlich.

Für die übrigen Länder sind die jeweiligen Schutzbestimmungen zu beachten.

Giftpflanzen

Unter den stark wirksamen Arzneipflanzen finden sich etliche, die äusserst giftig sind. Im Kopfteil werden Giftpflanzen bezeichnet und die giftigen Pflanzenteile beschrieben. Als Giftpflanzen eingestufte Arzneipflanzen dürfen nur unter ärztlicher Aufsicht phytotherapeutisch angewendet werden und sind in der Selbstmedikamentation gefährlich. Verschiedene Giftpflanzen werden, um Vergiftungsfälle zu vermeiden, nur noch in homöopathischen Zubereitungen verwendet, so der Weisse Germer *Veratrum album* oder der Blaue Eisenhut *Aconitum*.

In Abschnitt 3 der Einführung (→ Seite 18 ff.) wurden Fragen der Dosierung und Giftigkeit erläutert und einzelne Wirkstoffgruppen vorgestellt.

Botanik

Beschreibung
Die präzise botanische Beschreibung erleichtert ein sicheres Bestimmen im Feld. Da hier jedoch nur Arzneipflanzen beschrieben werden, lohnt es sich, auf einen allgemeinen Pflanzenführer zurückzugreifen (↪ Literaturliste Seite 376).

Es wird in dieser Rubrik ferner auf Verwechslungsmöglichkeiten mit ähnlichen Pflanzen und auf die wesentlichen Unterscheidungsmerkmale hingewiesen.

Weitere Arzneipflanzen der gleichen Gattung werden ebenfalls erwähnt, wenn ihnen kein eigenes Porträt gewidmet ist.

Blütezeit
Die Blütezeit oder bei Früchten die Zeit der Fruchtreife wird angegeben.

Vorkommen
Die Zuteilung zu einem bestimmten Lebensraum gibt bereits einen ersten Hinweis auf die ökologischen Ansprüche einer Pflanze. Ausserdem wird ihr typischer Lebensraum genauer charakterisiert. Insbesondere wird auch angegeben, bis in welche Höhenlagen die Pflanze in der Regel zu finden ist.

Garten
Für den Anbau im Garten gibt es in dieser Rubrik einige Hinweise über Vermehrung und Bodenansprüche. Genauere Angaben, auch zum landwirtschaftlichen Anbau, sind in der entsprechenden Fachliteratur zu finden.

Medizin und Pharmakologie

Verwendete Pflanzenteile
Da die Wirkstoffe in den Blüten, Blättern und Wurzeln einer Pflanze in sehr unterschiedlicher Konzentration vorhanden sein können, ist es wichtig, die entsprechenden Pflanzenteile zu verarbeiten und anzuwenden. Die Angaben in diesem Abschnitt stimmen mit der Drogenbezeichnung im ersten Teil überein, sind hier jedoch genauer ausgeführt. Bei einigen in der Volksmedizin beliebten Pflanzen werden auch Hinweise zum Sammeln, Ernten und Trocknen gegeben.

Wirkstoffe
Die Aufzählung der Wirkstoffe gibt u. a. Hinweise auf die möglichen Anwendungen einer Heilpflanze. Es werden in der Regel nur die wichtigsten Wirkstoffgruppen und keine einzelnen chemischen Verbindungen angegeben. Die häufigsten Wirkstoffgruppen wurden in Abschnitt 3 der Einführung (↪ Seite 18 ff.) behandelt.

Anwendungen
Zuerst werden innere Anwendungen erwähnt, meist in Form von Tee, dann folgen die äusseren Anwendungen wie Bäder oder Kompressen. Es wird hervorgehoben, wenn einzelne Anwendungen nur noch in der Volksheilkunde als Hausmittel Bedeutung haben.

Darauf hingewiesen wird auch, wenn Pflanzen heute hauptsächlich in homöopathischen Zubereitungen und nur noch vereinzelt oder gar nicht mehr phytotherapeutisch eingesetzt werden.

Auf weitere Anwendungsgebiete wie Spagyrik, anthroposophische Medizin sowie TCM oder Ayurveda wird nicht eingegangen, da es den Rahmen sprengen würde, die zugrunde liegenden Medizinsysteme zu erläutern. Im ersten Abschnitt der Einführung sind dazu einige grundsätzliche Überlegungen zu finden (↪ Seite 8).

Viele Pflanzen werden auch in homöopathischen Zubereitungen angewendet. Da die klassische Homöopathie mit «Arzneimittelbildern» arbeitet und nicht mit den Wirkstoffen der Pflanzen wie die Phytotherapie, wird jeweils nur in Einzelfällen erwähnt, wenn eine Pflanze vorwiegend homöopathisch angewendet wird.

Hinweise auf die Anwendung von Arzneipflanzen in der Veterinärmedizin werden ebenfalls keine gemacht, da zu diesem Thema derzeit nur wenig gesicherte Aussagen vorliegen. Arzneipflanzen hatten in der Mitte des letzten Jahrhunderts noch eine Bedeutung für die Nutztierhaltung. Es gibt neueste Bestrebungen, dieses Wissen wieder zu aktivieren. Einige Tiermediziner versuchen die Anwendung von Arzneipflanzen in der Veterinärmedizin neu aufzubauen.

Küche
Verschiedene Arzneipflanzen sind heute vor allem als Küchengewürze (z. B. Thymian, Rosmarin) oder Wildgemüse (z. B. Bärlauch, Brennnessel, Löwenzahn) bekannt. Dazu finden sich Hinweise in dieser Rubrik.

Geschichte

Geschichte
Diese Rubrik enthält Hinweise, wie die Pflanze in früheren Zeiten verwendet wurde, oder entsprechende Zitate.

Element und Energetik
Zitate aus historischen Pflanzenbüchern beschreiben «Natur» und «Qualität»* der einzelnen Pflanzen. In den Kräuterbüchern bis ins 17. Jahrhundert wurde meist zu Beginn einer Pflanzenbeschreibung auf diese Klassifizierung hingewiesen, die zentral war in der Humoralpathologie und auf der Lehre von den vier Elementen basiert. Genauere Angaben dazu finden sich in Abschnitt 2 der Einführung (↦ Seite 12 ff.).

Folgende Werke werden hauptsächlich zitiert:
- Macer floridus, 11. Jahrhundert
- Hildegard von Bingen, Physica, 12. Jahrhundert
- Leonhart Fuchs New Kreüterbuch von 1543
- Jacobus Theodorus Tabernaemontanus, Kräuterbuch in der Fassung von 1625

Es werden nur Textstellen wiedergegeben, die sich direkt auf die Angaben zu den «Qualitäten» (warm, kalt, trocken, feucht, zusammenziehend, erweichend usw.) beziehen. Für eine umfassendere Einschätzung der Pflanze und deren Anwendungen im historischen Kontext sind die Originaltexte beizuziehen.

---

* Da der Begriff «Qualität» heute eine andere Bedeutung hat, wurde versucht, mit den Begriffen «Element und Energetik» eine zeitgemässe Bezeichnung für diese Eigenschaften einer Pflanze zu finden.

Garten

Die ersten Gärten nördlich der Alpen waren innerhalb von Klostermauern angelegt. Mönche brachten im frühen Mittelalter die Gartenkultur von Italien nach Mitteleuropa. Denn die Klosterregel des heiligen Benedikt von Nursia schreibt zur Selbstversorgung der Klöster neben dem Obst- und Gemüsegarten auch einen Heilpflanzengarten vor. In diesen Gärten wurden nicht nur Heilpflanzen gepflegt, geerntet und zu Heilmitteln verarbeitet, sondern auch Blumen und wohlriechende Pflanzen, um Auge und Gemüt zu erfreuen.
Bis heute werden in den Gärten Pflanzen angebaut, die sich aufgrund der klimatischen Verhältnisse in der Schweiz kaum wild ausbreiten. Es sind nur vereinzelt Gartenpflanzen, die aus den Gärten verwildert sind, wie zum Beispiel der Wermut im Wallis.
Viele der Pflanzen im Kräutergarten stammen ursprünglich aus dem Mittelmeergebiet und können in Hausnähe, an geschützter Stelle, gut gedeihen. Die aromatisch duftenden Lippenblütler wie Rosmarin, Thymian, Majoran, Ysop und Zitronenmelisse lassen die klaren Grenzen zwischen Küchenkraut und Heilpflanze verschwinden.
Im Laufe der grossen Entdeckungsreisen wurden vermehrt fremde Pflanzen aus anderen Kontinenten nach Europa gebracht. Einige von ihnen haben nun ihren festen Platz im Garten und als Heilpflanze, so etwa seit dem 16. Jahrhundert die Gartenbohnen oder seit Anfang des 18. Jahrhunderts der Sonnenhut, der Ginkgo und die Passionsblume.
Wer die Möglichkeit hat, im eigenen Garten oder auch in Töpfen auf dem Balkon Kräuter und Heilpflanzen zu ziehen, lernt durch das Beobachten der Pflanzen während des ganzen Jahres ihre Ansprüche an die Umwelt und ihre Eigenheiten praktisch kennen.

Arzneipflanzen im Garten

Alant	Nussbaum
Andorn	Passionsblume
Anis	Petersilie
Artischocke	Quittenbaum
Benediktenkraut	Raute
Bockshornklee	Ringelblume
Borretsch	Rose
Engelwurz ↦ Feuchtgebiete	Rosmarin
Feigenbaum	Rosskastanie
Fenchel	Salbei
Gartenbohne	Schwarze Johannisbeere
Ginkgo	Sonnenhut
Goldmelisse	Stockrose
Knoblauch	Süssholz
Lavendel	Thymian
Lein ↦ Acker	Wermut ↦ Wegrand
Liebstöckel	Ysop
Meerrettich	Zitronenmelisse
Minze	
Mönchspfeffer	

Alant

Inula helenium L. Echter Alant

Familie der Korbblütler *Asteraceae*

Weitere Namen: Alet, Donnerwurz, Edelherzwurz, Helenenwurz, Olatwurz

Droge: Alantwurzelstock *Helenii rhizoma*

«… eine gelbliche, wohlriechende, grosse, etwas scharfe, weich anzufühlende Wurzel …»

Dioskurides, De materia medica

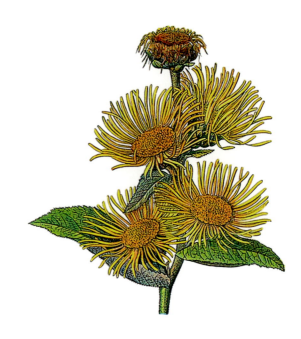

Beschreibung
Der Alant ist eine alte Heil- und Zierpflanze, die als stattliche Staude mit ihren gelben Blütenköpfen die Kloster- und Bauerngärten schmückte. Alant ist eine ausdauernde, bis 2 m hohe Pflanze mit mächtigem, knolligem Wurzelstock und kräftigen, nur oben verzweigten, behaarten Stängeln. Die grundständigen, elliptisch zugespitzten Blätter werden bis über 50 cm lang und sind oberseits wenig, unterseits dicht graufilzig behaart und am Rande entfernt gezähnt. Die Stängelblätter sind von gleicher Form, jedoch kleiner. Die grossen, endständigen Blütenköpfe werden bis 8 cm gross und führen einen Kranz von sehr schmalen, gelben Strahlenblüten und viele gelbe Röhrenblüten.
Die in der Schweiz einheimischen Alantarten **Schweizer Alant** *Inula helvetica*, **Rauer Alant** *Inula hirta* und **Sparriger Alant** *Inula spiraeifolia* sind alle kleiner als der Echte Alant und mehr oder weniger stark gefährdet.

Blütezeit
Juni bis September.

Vorkommen
Der Echte Alant ist eine Kulturpflanze, die ursprünglich aus Italien und dem Balkan stammt, bei uns gelegentlich angebaut wird und gebietsweise verwildert ist.

Garten
Alant verlangt guten Boden und kann durch Aussaat oder Stockteilung vermehrt werden. Auspflanzen auf etwa 40×60 cm Abstand.

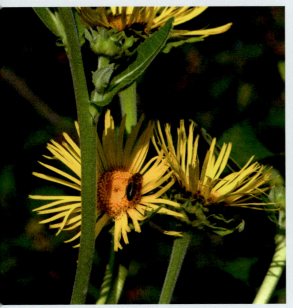
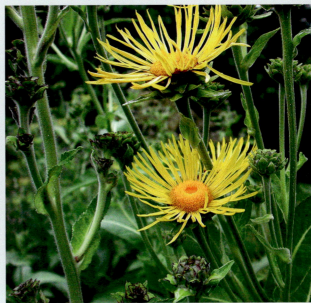

Verwendete Pflanzenteile
Der getrocknete Wurzelstock und die Wurzeln. Ernte im Herbst des zweiten Jahres. Trocknung der zerschnittenen, grossen Wurzeln im Herbst auch an der Sonne möglich.

Wirkstoffe und Wirkung
Vor allem ätherisches Öl, Bitterstoffe und Inulin. Alant wirkt anregend auf die Abscheidung der Verdauungssäfte (appetitanregend), ferner leicht harntreibend sowie lösend und auswurffördernd bei Bronchialkatarrh.

Anwendung
Heute wird die Anwendung von **homöopathischen** Zubereitungen in entsprechenden Potenzierungen bevorzugt, da grössere Mengen Alant zu Erbrechen, Durchfall und Krämpfen führen können.
In der **Volksheilkunde** wird der Tee (1 bis 2 Kaffeelöffel fein geschnittene Wurzel mit ½ Liter Wasser anbrühen und ziehen lassen) bei Bronchialkatarrh angewendet. Nicht mehr als dreimal täglich eine Tasse Tee trinken. Vorsicht bei Allergikern, die auf Korbblütler reagieren.

Geschichte
Alant ist eine alte Räucherpflanze, die in Nord- und Mitteleuropa auch in «heidnischen» Pflanzenritualen eingesetzt wurde.

Element und Energetik
«Der Alant ist von warmer und trockener Natur und hat nützliche Kräfte in sich.»
Hildegard von Bingen, Physica, Cap. 1–95

Garten

Andorn

Marrubium vulgare L. Gemeiner Andorn

Familie der Lippenblütler *Lamiaceae*

Weitere Namen: Weisser Andorn, Brustkraut, Weisser Dorant, Mariennessel, Rugertee

Droge: Andornkraut *Marrubii herba*

«Duftet er [der Andorn] süss, so schmeckt er nicht süss, doch vermag er zu lindern/ Arge Beklemmung der Brust, geschluckt als bitteres Tränklein …»
Walahfrid Strabo, Hortulus

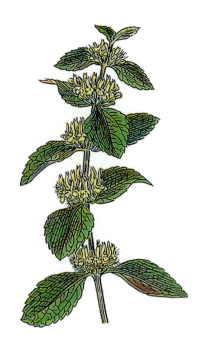

Beschreibung
Der Andorn ist ein ausdauerndes Kraut, dessen unterste Teile oft verholzen. Er wird bis 60 cm hoch und besitzt wenig verzweigte oder unverzweigte, graufilzig behaarte, undeutlich vierkantige Stängel, an denen die kreuzgegenständigen, kurz gestielten, oberseits wenig, unterseits dicht filzig behaarten Blätter stehen. Diese sind von eiförmigem Umriss, bis 5 cm lang, mit stark runzlig-buckliger Spreite und gezähntem Rande. Die kleinen (5 bis 7 mm langen) weissen Blüten sitzen in dichten quirligen Blütenständen in den Blattachseln. Der Geruch ist schwach aromatisch, der Geschmack bitter.

Die **Schwarznessel** *Ballota nigra* wird auch als Schwarzer Andorn bezeichnet. Im Gegensatz zum Weissen Andorn sind die Blüten der Schwarznessel meist rosa. Die Unterart Stinkende Schwarznessel *B.n.* ssp. *foetida* riecht unangenehm. Da die Schwarznessel ähnliche Bitterstoffe wie der Andorn enthält, wurde sie in der Volksheilkunde ersatzweise für den Weissen Andorn verwendet.

Blütezeit
Juni bis September.

Vorkommen
Heimisch in Südeuropa, nördlich der Alpen in Gärten angebaut und stellenweise (Wallis, Graubünden, Jura) verwildert und auf Ödplätzen, Schutt, felsigem Grund usw. gedeihend.

Garten
Der Anbau erfolgt meist durch Stockteilung, selten auch durch Aussaat; Pflanzweite etwa 30×40 cm.

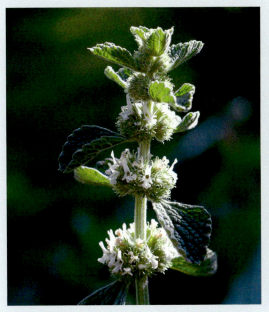
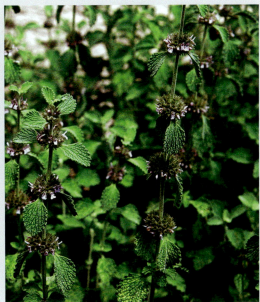

Verwendete Pflanzenteile
Das getrocknete blühende Kraut, seltener die Blätter. Die Pflanzen können viele Jahre lang abgeerntet werden. Trocknung bei nicht über 35 °C am Schatten.

Wirkstoffe und Wirkung
Bitterstoffe und Gerbstoffe. Andorn wirkt kräftigend und anregend auf den Magen-Darm-Kanal, regt den Appetit und die Gallenabsonderung an und wirkt lösend bei Bronchialkatarrh.

Anwendung
Innerlich als **Tee** (1 bis 2 Esslöffel mit ½ Liter Wasser anbrühen und ziehen lassen) gegen träge Magentätigkeit, mangelnde Gallenabsonderung und schlechten Appetit sowie bei Bronchialkatarrh.
Äusserlich dient derselbe Tee als Bademittel für schlecht heilende Wunden.

Geschichte
Der Andorn gehört seit der Antike zu den wichtigen Heilpflanzen, lange Zeit auch bei Verdacht auf Vergiftungen.

Element und Energetik
«Der Andorn ist warm und hat genug Saft, und er hilft gegen verschiedene Krankheiten.»
Hildegard von Bingen, Physica, Cap. 1–33

«Die Ärzte stufen es [das Andornkraut] seit jeher als erwärmend und trocknend im zweiten Grad ein.»
Macer floridus, Verse 1438–1439

Anis

Pimpinella anisum L.

Familie der Doldenblütler *Apiaceae*

Weitere Namen: Änis, Anis-Bibernell, Süsser Kümmel

Droge: Anis *Anisi fructus*

«Das Gesicht und Magen Anis stärkt.
Je süsser, je besser nutz er wirkt.»
Medizinschule von Salerno

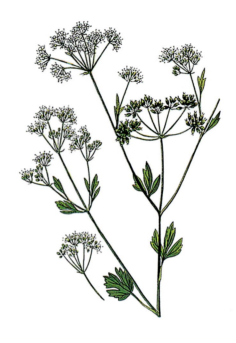

Beschreibung
Anis ist ein einjähriges Kraut mit dünner, spindelförmiger Wurzel und aufrechtem, gerilltem, bis 50 cm hohem Stängel. Die unteren Laubblätter sind ungeteilt, rundlich bis nierenförmig, die oberen zwei- bis dreifach fiederschnittig mit schmalen Zipfeln. Die kleinen weissen Blüten sitzen in mittelgrossen Dolden. Die reifen Früchte sind graubraun und tragen hellere Rippen. Die ganze Pflanze riecht aromatisch.

Blütezeit
Juli bis August.

Vorkommen
Der Anis stammt aus dem Orient und wird vor allem in den Mittelmeerländern angebaut. Bei uns kommt er in Gärten und gelegentlich verwildert vor.

Garten
Der Anbau erfolgt im Frühjahr durch Aussaat ins Freiland mit 30 cm Reihenweite. Die reifen Früchte werden im Juli oder August geerntet.

Verwendete Pflanzenteile
Die getrocknete Frucht.

Wirkstoffe und Wirkung
Anis enthält würzig riechendes und süsslich schmeckendes ätherisches Öl mit dem Hauptbestandteil Anethol. Wie der Fenchel wirkt Anis bei Husten lösend und beruhigend, und auch die übrigen Wirkungen sind dieselben wie beim Fenchel.

Anwendung
Als **Tee** (zubereiten wie Fencheltee, S.58) bei Bronchialkatarrh, Blähungen, Magenschmerzen und als leichtes Abführmittel in Teemischungen.

Küche
Ein vielseitiges Gewürz, hauptsächlich für Süssspeisen und Gebäck.

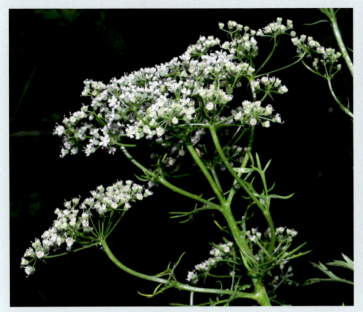
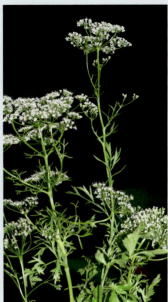

Geschichte
Anis wird in den antiken Schriften (Hippokrates, Dioskurides, Plinius) und auch in mittelalterlichen Heilpflanzenbüchern als Heilpflanze und Gewürz ausführlich beschrieben.

Element und Energetik
«Das Anison hat im Ganzen eine erwärmende, austrocknende, das Atmen erleichternde, schmerzstillende, verteilende, harntreibende, die Säfte verdünnende und, bei Wassersucht getrunken, durststillende Kraft.»

Dioskurides, De materia medica

● Garten

Artischocke

Cynara cardunculus ssp. *scolymus* (L.)
Berger Echte Artischocke

Familie der Korbblütler *Asteraceae*

Weitere Namen: Essdistel

Droge: Artischockenblätter *Cynarae folium*

«In der Artischocke kommt das Gleichgewicht zwischen Ausschweifung und Selbstbeschränkung zum Ausdruck.»

Roger Kalbermatten, Wesen und Signatur der Heilpflanzen

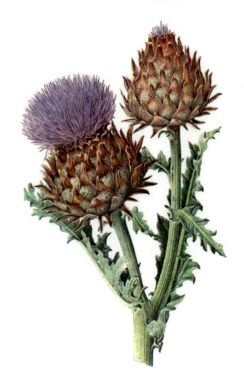

Beschreibung
Die Artischocke gehört zu den distelartigen Korbblütlern. Sie ist eine 50 cm bis 2 m hohe, kräftige Pflanze mit sehr grossen Blättern, die bis 70 cm lang werden können. Die Blätter sind ein- bis dreifach fiederteilig. Die Blütenköpfe stehen einzeln, sind 8 bis 15 cm breit und haben einen fleischigen Blütenboden und unten fleischige Hüllblätter. Die blau- bis rotvioletten Röhrenblüten werden bis zu 4 cm lang.

Vorkommen
Die wilde Artischocke stammt ursprünglich aus dem Mittelmeergebiet und wird auch in Mitteleuropa als Gemüsepflanze in verschiedenen Sorten kultiviert.

Garten
Die Artischocke kann gut auf tiefgründigem, eher sandigem Boden an einem sonnigen und windgeschützten Standort gezogen werden. Die üppige Pflanze beansprucht viel Platz

Verwendete Pflanzenteile
Aus den Laubblättern der Artischocke wird ein Extrakt hergestellt.

Wirkstoffe und Wirkung
Hydroxyzimtsäuren, Cynarin (das erst bei der Pflanzenverarbeitung entsteht), Bitterstoffe und Flavonoide. Artischockenextrakte fördern die Gallenproduktion.

Anwendung
Artischockenblätter und industriell hergestellte **Extrakte** daraus werden hauptsächlich bei Funktionsstörungen im Bereich von Leber und Galle sowie zur Senkung erhöhter Cholesterinwerte eingesetzt.

Küche
Die unteren Teile der Blütenhüllblätter und der Blütenboden werden als Gemüse verwendet. Sie erzielen allerdings nicht die gleich guten Wirkungen wie die Artischockenblätter.

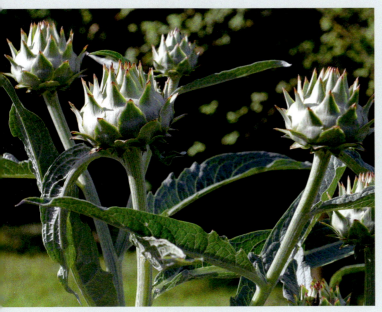
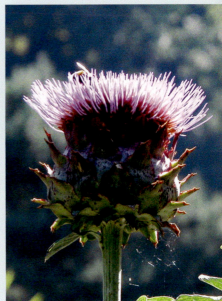

Geschichte

Die Artischocke ist seit dem Altertum als Gemüse bekannt und wird als Bittermittel eingestuft. Dioskurides erwähnt sie als wertvolles Mittel bei übelriechendem Schweiss und zur vermehrten Harnabsonderung. Nach der Blütezeit der römischen Kultur geriet die Artischocke als Gemüsepflanze etwas in Vergessenheit und wurde erst seit dem 15. Jahrhundert wieder vermehrt kultiviert. In der mittelalterlichen Heilkunde wurde anstelle der Artischocke oft die Mariendistel *Silybum marianum* verwendet. Artischockenblätter und ihre Zubereitungen gehören in den letzten Jahrzehnten mit zu den wichtigsten Arzneipflanzen, die verbreitet angewendet werden.

Benediktenkraut

Cnicus benedictus L.

Familie der Korbblütler *Asteraceae*

Weitere Namen: Benediktendistel, Bitterdistel, Heildistel, Kalter Benedikt, Kardobenediktenkraut, Magendistel, Spinndistel

Droge: Benediktenkraut, Kardobenediktenkraut *Cnici benedicti herba*

«*Es ist aber Cardobenedict auch sehr dienstlich zu den faulen Schaeden …*»
Leohnhart Fuchs, New Kreüterbuch

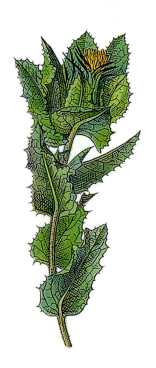

Beschreibung
Benediktenkraut ist eine einjährige, mastige Pflanze mit verzweigtem fünfkantigem, bis 70 cm hohem Stängel. Die Blätter sind länglich-lanzettlich, mit dornig berandeten Zähnen und oft mit gewellter Blattfläche. Alle Blätter sind tief dunkelgrün und haben mehr oder weniger lange Haare. Die gelben Blüten sitzen fast ganz versteckt im Hüllkelch, dessen oberste Hüllblättchen in einen gefiederten, knieförmig abgebogenen Stachel auslaufen.
Verwechslungsmöglichkeit: Zuweilen werden auch die *Geum*-Arten (↦ S. 238 ff.) als Benediktenkräuter bezeichnet.

Blütezeit
Juni bis September.

Vorkommen
Das Benediktenkraut stammt aus dem Mittelmeergebiet, wird aber seit Jahrhunderten nördlich der Alpen als Arzneipflanze angebaut.

Garten
Der Anbau erfolgt durch Aussaat in kräftig gedüngtem Boden in 30 cm entfernte Reihen. Ernte zur Blütezeit. Trocknung am Schatten.

Verwendete Pflanzenteile
Das ganze blühende, getrocknete Kraut, seltener auch das frische Kraut.

Wirkstoffe und Wirkung
Benediktenkraut enthält Bitterstoffe und Flavonoide. Es hat einen hohen Gehalt an Mineralstoffen, besonders an Kalium und Magnesiumsalzen. Es wird bei Appetitlosigkeit und dyspeptischen Beschwerden eingesetzt.

Anwendung
Bei Appetitmangel wird eine halbe Stunde vor dem Essen eine Tasse **Tee** getrunken, 1 Teelöffel Pflanzenteile mit 1 Tasse heissem Wasser übergiessen und 5 bis 10 Minuten ziehen lassen. *Vorsicht:* Bei empfindlichen Personen sind allergische Reaktionen möglich, bei Überdosierung Brechreiz.

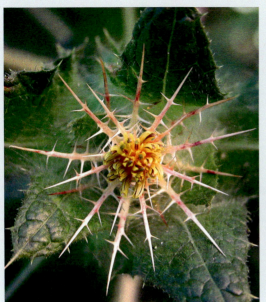
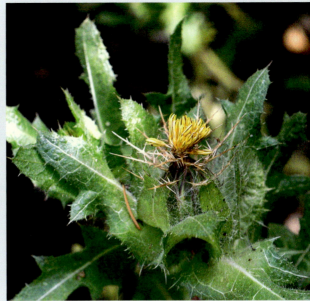

Geschichte

Der Name lässt sich vom lat. *benedictus* (= gesegnet, gebenedeit) herleiten, dies wegen der grossen Heilwirkung. Er wird aber auch in Zusammenhang mit dem heiligen Benedikt und den Benediktinermönchen gesehen. Benediktenkraut ist häufiger Bestandteil von Kräuterlikören, insbesondere auch in Benediktinerklöstern.

Garten

Bockshornklee

Trigonella foenum-graecum L.

Familie der Schmetterlingsblütler
Fabaceae

Weitere Namen: Fenugräk, Filigrazie, Griechisch Heu, Rektum

Droge: Bockshornkleesamen *Trigonellae foenugraeci semen*

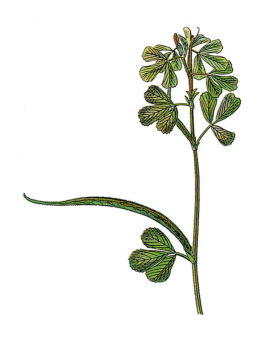

Beschreibung
Der Bockshornklee ist eine einjährige, bis 50 cm hohe, meist kahle Pflanze mit starkem Geruch. Der Stängel ist rund, meist aufrecht, oft aber auch liegend und wenig verzweigt. Die Blätter sind gestielt, dreizählig, die einzelnen Blättchen verkehrt-eiförmig bis länglich-lanzettlich. Die Blüten stehen einzeln oder zu zweien in den Blattachseln, mit gelblich weisser Krone. Die Frucht wird bis zu 10 cm lang, sie ist säbelförmig, schlank, mit langer, schnabliger Spitze und enthält vier bis zwanzig Samen.

Blütezeit
Juni bis Juli.

Vorkommen
Wild vom Mittelmeergebiet bis Zentralasien; in Mitteleuropa seit alter Zeit vereinzelt angebaut.

Garten
Anbau bis etwa 800 m überall möglich durch Aussaat in 20 cm entfernte Reihen. Man erntet, wenn die Früchte reifen, und drischt diese aus. Das Kraut ergibt wertvollen Dünger.

Verwendete Pflanzenteile
Der getrocknete Samen.

Wirkstoffe und Wirkung
Schleim, Saponine, Bitterstoffe, wenig ätherisches Öl. Innerlich wirkt pulverisierter Bockshornkleesamen anregend auf die Magen- und Darmtätigkeit und auf den gesamten Stoffwechsel. Es gibt Hinweise auf eine milchbildende Wirkung während der Stillzeit sowie auf zucker- und lipidsenkende Eigenschaften. Äusserlich wirkt pulverisierter Bockshornkleesamen einhüllend und beschleunigt die Heilung von Entzündungen und Furunkeln.

Anwendung
Äusserlich: Der pulverisierte Samen wird mit Wasser zu Brei aufgekocht und in Form heisser Umschläge wie Leinsamen (→ S. 168) verwendet, gegen Furunkel, Quetschungen, Rheuma usw.
Innerlich: Als Kräftigungsmittel und zur Appetitanregung sowie bei Katarrhen der Atemwege (3-mal täglich 1 Kaffeelöffel pulverisierte Samen mit etwas Wasser oder Konfitüre einnehmen).

Küche
Bockshornkleesamen sind in Gewürzmischungen wie Curry enthalten.

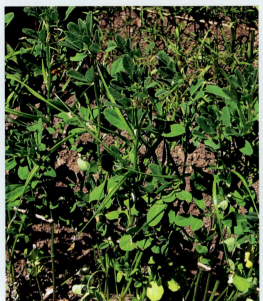
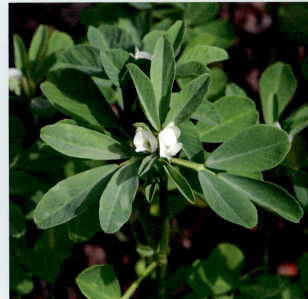

Geschichte

Der Bockshornklee gehört mit zu den ältesten von den Menschen genutzten Heilpflanzen. Er wird bereits in den altägyptischen Schriften gelobt und war in Indien und China als Heilpflanze bekannt. Der Anbau des Bockshornklees nördlich der Alpen ist von Karl dem Grossen eingeführt worden.
Seit der Antike spielte der Bockshornklee auch als Futterpflanze für das Vieh eine wichtige Rolle (lat. *Foenum graecum* = griechisches Heu). Seit Anfang des 20. Jahrhunderts wird Bockshornklee in Mitteleuropa nicht mehr als Futterpflanze angebaut.

Element und Energetik

«Der Bockshornklee ist mehr kalt als warm.»

Hildegard von Bingen, Physica, Cap. 1–36

Borretsch

Borago officinalis L.

Familie der Borretschgewächse
Boraginaceae

Weitere Namen: Beielichrut, Gurkenkraut, Jumpferegsichtli

Droge: Borretschkraut, Gurkenkraut
Boraginis herba

«Ich, der Borretsch, bringe immer Freude.»
Plinius, Historia naturalis

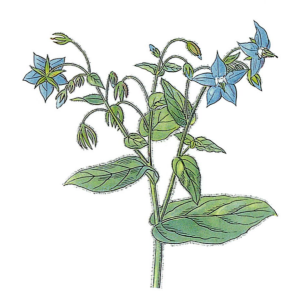

Beschreibung
Der Borretsch ist eine einjährige Pflanze mit aufrechtem, meist ästigem Stängel, der von rauen Haaren besetzt ist und bis 60 cm hoch werden kann. Die Blätter sind wechselständig, elliptisch, 3 bis 11 cm lang und bis zu 2,5 cm breit, runzlig und beiderseits rauhaarig, sitzend oder kurz gestielt und ganzrandig. Die Blüten sind meist etwas nickend und stehen in lockeren, wenigblütigen Blütenständen an den Enden der Stängel. Sie sind zirka 2 cm gross und führen fünf rein blaue oder selten rein weisse Kronblätter. Auffallend ist, dass der Borretsch zwar oft an steinigen, trockenen Stellen gedeiht, selbst jedoch immer einen frischen, saftigen Eindruck macht und nicht vertrocknet wirkt.

Blütezeit
Mai bis September.

Vorkommen
Der Borretsch stammt ursprünglich aus dem Mittelmeergebiet, ist aber bei uns seit Jahrhunderten heimisch. Er verwildert leicht. Borretsch kommt meistens in Gärten oder auf Äckern vor, von der Ebene bis gegen 1500 m.

Garten
Anbau durch Aussaat auf etwa 25 cm Abstand ist fast auf jedem Boden möglich. Der Borretsch sät sich selbst wieder aus. Seine tiefblauen Blüten wirken sehr dekorativ und setzen bunte Farbkontraste im Blumen- oder Gemüsegarten.

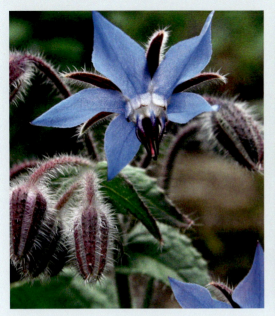
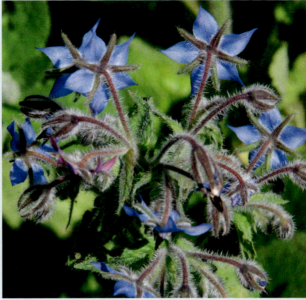

Verwendete Pflanzenteile
Meist das getrocknete, blühende Kraut; seltener auch die getrockneten Blüten oder die frischen Blätter. Ernte zur Blütezeit, Trocknung am Schatten, für kurze Zeit auch an der Sonne möglich.

Wirkstoffe und Wirkung
Borretsch enthält Schleim- und Gerbstoffe, Kieselsäure, Saponine sowie in geringen Mengen Pyrrolizidinalkaloide. Borretsch wirkt, äusserlich angewendet, kühlend und soll innerlich mild harntreibend wirken. Das Borretschsamenöl enthält einen hohen Anteil an Gamma-Linolenäure (15–22%) und wird als Nahrungsergänzung bei trochener Haut/Schleimhaut eingesetzt.

Anwendung
In der **Volksheilkunde** wurde Borretsch als Tee bei Lungenkrankheiten und zur Ausschwemmung bei Nieren- und Blasenleiden angewendet. Die innere Anwendung in Form von **Tee** wird wegen der Pyrrolizidinalkaloide heute nicht mehr empfohlen.
Äusserlich wird Borretsch in der Volksheilkunde auch bei schweren Beinen und Venenentzündungen zur Kühlung eingesetzt.

Küche
Die frischen Blätter werden in kleinen Mengen als Gewürz verwendet (nicht mitkochen, sondern erst am Schluss beigeben).

Geschichte
Borretsch ist in Mitteleuropa erst seit dem Mittelalter als Gewürz und Heilmittel bekannt.

Garten

Feigenbaum

Ficus carica L.

Familie der Maulbeerbaumgewächse
Moraceae

Droge: Feigen *Caricae fructus*

«*Ein Ölbaum, ein Weinstock und ein Feigenbaum waren in alten Zeiten zusammen mit einem Brunnen Süsswasser alles, was für einen glücklichen Hausstand gebraucht wurde.*»
Hellmut Baumann, Die griechische Pflanzenwelt

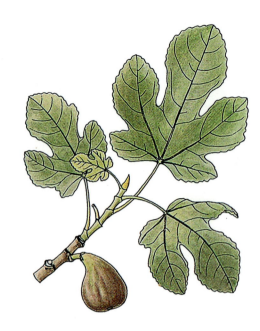

Beschreibung
Der Feigenbaum gehört zum Bild der mediterranen Gärten, er ist oft eher ein Strauch mit lockerer umfangreicher Krone und wird nur selten bis 10 m hoch. Die Zweige sind olivgrün bis bräunlich, die Blätter wechselständig, meistens tief drei- bis fünflappig, oberseits dunkelgrün, unterseits heller. Die einzelnen breiten Blattabschnitte, die sogenannten Lappen, sind grobgekerbt. Der Feigenbaum ist einhäusig; oben sitzen die männlichen, unten die weiblichen Blüten. Der Fruchtstand, die Feige, ist birnenförmig, aussen grün, braun oder violett bis schwarz mit grünem oder rotem, essbarem Fleisch. Im Innern des Fleisches sitzen die Einzelfrüchtchen (Nüsschen).

Blütezeit
Juni bis September.

Vorkommen
Die ursprüngliche Heimat des Feigenbaumes ist wahrscheinlich Südarabien, von wo er sich über das ganze Mittelmeergebiet verbreitete. Auch in der Südschweiz wächst der Feigenbaum an felsigen Orten, stellenweise verwildert.

Garten
An geschützten Lagen lässt sich der Feigenbaum auch in Mitteleuropa kultivieren. Die heutigen Kulturfeigen stammen aus dem Mittelmeergebiet, vor allem aus Kleinasien.
Die äusserst komplizierte Bestäubung der Feigen erfolgt mithilfe einer kleinen Wespenart. Im Gartenbau werden Varietäten der Feigenbäume gepflanzt, die auch ohne Bestäubung schmackhafte Früchte bilden.

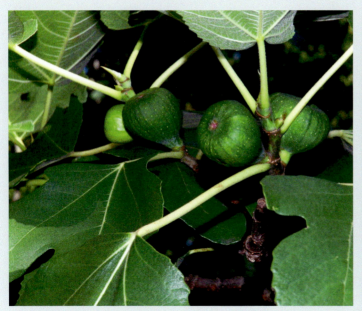
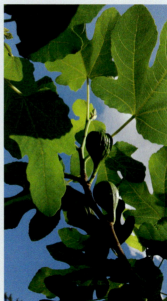

Verwendete Pflanzenteile
Die reifen Feigen werden an der Sonne oder in Dörrapparaten bei 40 bis 50 °C getrocknet.

Wirkstoffe und Wirkung
Die Feigen enthalten als wichtigste Inhaltsstoffe sehr viel Invertzucker, Schleim, Mineralstoffe und Vitamine sowie nicht verdaubare Stoffe (Fasern). An der abführenden Wirkung der Feige dürften Zucker, Schleim und Fasern beteiligt sein.

Anwendung
Die Früchte werden über Nacht in Wasser eingelegt und am besten morgens nüchtern als mildes Abführmittel gegessen.

Küche
Getrocknete Feigen werden zum Süssen eingesetzt (z. B. in Getränken oder Kompotten). Getrocknete, geröstete Feigen dienen als Kaffeeersatz.

Geschichte
Feigen gehören zu den seit früher Menschheitsgeschichte kultivierten Obstbäumen. In der Bibel ist die Feige die erste mit Namen erwähnte Frucht in der Geschichte von Adam und Eva. Auch an anderen Stellen der Bibel spielt der Feigenbaum zusammen mit dem Rebstock eine wichtige Rolle, er symbolisiert Wohlergehen und Frieden. Verschiedene Schriften der griechischen Antike sind der Feige gewidmet; Dioskurides erwähnt sie in einem längeren Abschnitt, in dem differenziert die Heilwirkungen beschrieben sind. Der Sage nach hat Demeter in Athen den ersten Feigenbaum aus der Erde spriessen lassen.

Element und Energetik
«Der Feigenbaum ist mehr warm als kalt, und er wird immer Wärme haben …»
Hildegard von Bingen, Physica, Cap. 3–14

Fenchel

Foeniculum vulgare MILL. ssp. *vulgare*

Familie der Doldenblütler *Apiaceae*

Weitere Namen: Gartenfenchel, Femis, Kammfenchel

Droge: Fenchelfrüchte *Foeniculi fructus*

«Auch die Ehre des Fenchels sei hier nicht
verschwiegen; er hebt sich/Kräftig im Spross,
und er strecket zur Seite die Arme der
Zweige;/Ziemlich süss von Geschmack und
süssen Geruches desgleichen.»
Walahfrid Strabo, Hortulus

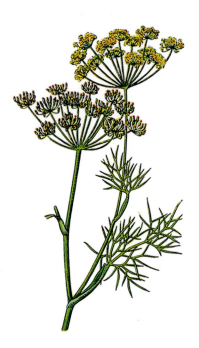

Beschreibung
Fenchel ist eine dekorative Pflanze im Kräutergarten, die im Frühling mit ihren feingefiederten hellgrünen Blättchen auffällt, im Sommer mit den gelben Blütendolden und im Winter mit den trockenen Fruchtdolden. Fenchel bildet eine zweijährige bis ausdauernde Staude mit derber Wurzel und runden, sehr fein gerillten, blaugrün bereiften, 70 cm bis 2 m hohen Stängeln. Die Blätter sind drei- bis vierfach fiederschnittig, und die Abschnitte sind immer sehr schmal, meist fadenförmig. Die kleinen, sattgelben Blüten sitzen in grossen Dolden. Die Früchte sind anfangs blau bereift und später graubraun. Fenchel blüht erstmals im zweiten Jahr. Alle Teile der Pflanze riechen aromatisch. Vom Fenchel gibt es Sorten mit rein süss schmeckenden und mit bitter oder auch mit scharf schmeckenden Früchten.

Blütezeit
Juli bis Oktober.

Vorkommen
Die Wildform des Fenchels *Foeniculum vulgare* ssp. *piperitum* ist im Mittelmeergebiet heimisch. Die Gartenform wird aber in vielen gemässigten Gebieten angebaut und findet sich gelegentlich verwildert auch bei uns.

Garten
Anbau erfolgt durch Aussaat ins Saatbeet in 15 cm entfernte Reihen. Auspflanzen im zweiten Frühjahr auf etwa 60 cm entfernte Reihen.

Verwendete Pflanzenteile
Die reifen, getrockneten Früchte werden im September bis Oktober geerntet. Die mittleren Dolden reifen vorzeitig, man schneidet sie aus, wenn sie braun werden, und lässt sie an einem luftigen Ort nachreifen.

Wirkstoffe und Wirkung
Ätherisches Öl mit sehr charakteristischem Geruch. Wirkt bei Husten lösend und allgemein beruhigend, ferner appetitanregend, leicht harntreibend und krampflösend.

Anwendung
Tee: 1 Teelöffel frisch zerstossene Früchte mit heissem Wasser übergiessen und 5 Minuten ziehen lassen bei Bronchialkatarrh, bei Blähungen und Bauchkrämpfen, vor allem bei Kleinkindern und Kindern. Die **Volksheilkunde** setzt den Tee im Wochenbett ein zur Milchbildung bei stillenden Frauen.
Äusserlich wird der Tee zu Waschungen bei entzündeten Augen verwendet.

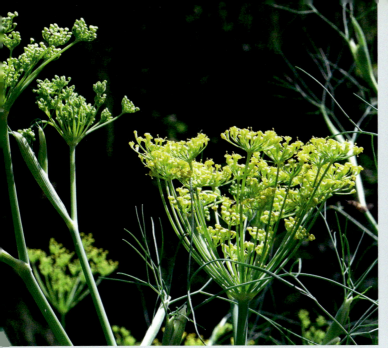
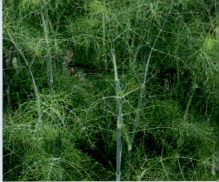
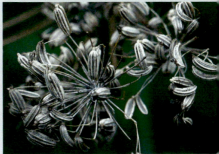

Küche
Als Gewürz in süssen und pikanten Gerichten.

Rezept
«Bauchweh-Tee» für Kinder: 1 Teil frisch zerstossene Fenchelfrüchte, ½ Teil Kamillenblüten, ½ Teil Melissenblätter. Ein Teelöffel der Kräutermischung mit einer grossen Tasse heissem Wasser übergiessen und kurz ziehen lassen. Bei grösseren Kindern kann der Tee mit Honig gesüsst werden (nicht für die Schoppenflasche).

Geschichte
Tabernaemontanus rühmt den Fenchel als einheimisches und kostengünstiges Küchengewürz:
«Es ist dieses edel Gewächs zu unserer Zeit auch dahin gerathen/dass es nicht allein in der Artzeney/sondern auch von seiner vielfaltigen Nutzbarkeit willen/in der Küchen täglich gebraucht wirdt/unnd were derowegen sehr gut dass man allein bey unseren bekandten Kreutern/ Samen und Wurtzeln bliebe/die Speisen damit zu condiren und abzuwürtzen/würde es nicht allein unseren Leiben zur Gesundheit und Wolfahrt gereichen/sondern es würde ein grosses Geldt/dass man umb frembde und aussländische Specerey geben muss/ersparet werden.»
Jacobus Theodorus Tabernaemontanus, Kreuterbuch (1625)

Element und Energetik
«Der Fenchel hat angenehme Wärme und ist weder von trockener noch von kalter Natur (…), und wie auch immer er gegessen wird, macht der den Menschen fröhlich.»
Hildegard von Bingen, Physica, Cap. 1–66

«Den Fenchel stufen die Ärzte als warm und trocken ein im zweiten Grad.»
Macer floridus, Verse 679–680

Gartenbohne

Phaseolus vulgaris L.

Familie der Schmetterlingsblütler
Fabaceae

Droge: Bohnenhülsen *Phaseoli pericarpium*

Vorsicht: Grüne Bohnen, rohe Samen und Hülsen sind giftig.

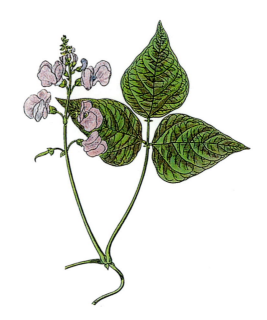

Beschreibung
Bei der Bohne handelt es sich um die bei uns bekannte Gemüsepflanze, und zwar sowohl um die Stangenbohne als auch um die Buschbohne (Höckerli, Grupli). Beide Formen, von denen zusammen über 500 Zuchtrassen bekannt sind, besitzen Laubblätter mit drei eiförmigen, zugespitzten Blättchen, die eine rauhaarige Oberfläche aufweisen. Die 1 bis 2 cm grossen Blüten sind weiss, lila oder rosa gefärbt. Die Früchte können je nach Rasse 10 bis 30 cm lang werden und dickfleischige oder dünnere grüne oder gelbliche Hülsenwände besitzen. Da die Wirkstoffe vor allem in der Hülsenwand sitzen, ist für arzneiliche Verwendung den fleischigen Sorten vor den dünnschaligen der Vorzug zu geben. Ob die grünen, gesprenkelten oder gelblichen Sorten arzneilich wertvoller sind, steht nicht fest. Der Geschmack der getrockneten Schalen ist fade.

Blütezeit
Juni bis September.

Vorkommen
Die Bohnen stammen ursprünglich aus dem tropischen Amerika und werden heute bei uns bis gegen 1500 m Höhe überall angebaut.

Garten
Bohnen sind sehr empfindlich gegen Frost. Deshalb gibt es je nach Region verschiedene Bräuche um ihre Aussaat. Bohnen sollen erst nach den Eisheiligen (Mitte Mai) gesteckt werden, andererseits gelten die drei Tage vor Auffahrt oder in wärmeren Gebieten der Gründonnerstag als geeignet.

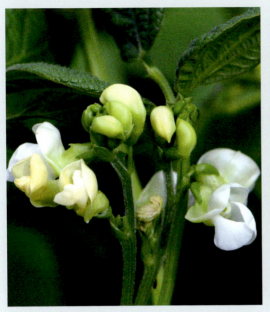 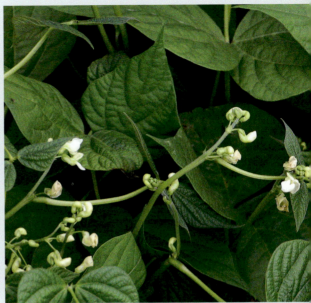

Verwendete Pflanzenteile
Die von den Samen befreiten, kleingeschnittenen getrockneten Schalen. Trocknung der Schalen am Schatten oder an der Sonne möglich.

Wirkstoffe und Wirkung
Bohnenschalen enthalten vor allem Arginin und viel Kieselsäure. Sie wirken schwach harntreibend. Eine blutzuckersenkende Wirkung wird diskutiert. Ungekochte Bohnen enthalten giftige Eiweisskörper, die beim Kochen zerstört und unschädlich gemacht werden.

Anwendung
Vor allem als **Abkochung** (3 bis 4 Handvoll kleingeschnittene Schalen mit 1 Liter Wasser einige Stunden einweichen, dann kurz aufkochen und ziehen lassen) als wassertreibendes Mittel.
Die **Volksheilkunde** setzt die Gartenbohne auch bei leichteren Fällen der Zuckerkrankheit ein.

Geschichte
Die Gartenbohne wird seit alters im tropischen Amerika angebaut, sie wurde im 16. Jahrhundert nach Mitteleuropa eingeführt und wird seit damals kultiviert. Es entstanden unzählige Haus- und Hofsorten mit unterschiedlichem Geschmack, verschiedener Farbe und Form. Diese speziellen Sorten wurden oft in der Familie von Generation zu Generation weitergereicht. Für viele Kinderspiele dienten die bunten Bohnenkerne als Spielsteine. – Als Erster beschrieb Leonhardt Fuchs die Gartenbohne in seinem «New Kreüterbuch» von 1543.

Ginkgo

Ginkgo biloba L.

Familie der Ginkgogewächse *Ginkgoaceae*

Weitere Namen: Mädchenhaarbaum, Tempelbaum, Fächerblattbaum

Droge: Ginkgoblätter *Ginkgo bilobae folium*

«Symbol für: Unbesiegbarkeit, Hoffnung, langes Leben, Fruchtbarkeit, Zuneigung, Freundschaft, Anpassung.»
Marianne Beuchert, Symbolik der Pflanzen

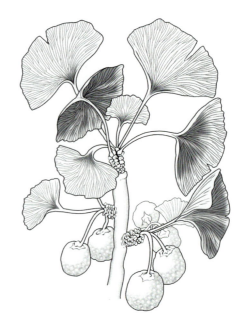

Beschreibung
Der Ginkgobaum kann mehrere Hundert Jahre alt werden. Die hellgrünen Blätter sind typisch fächerförmig und meist durch eine Einkerbung in zwei Teile geteilt (*biloba* = zweilappig). *Ginkgo biloba* ist zweihäusig, es gibt also Bäume mit jeweils nur männlichen oder nur weiblichen Blüten. Die Bäume blühen erst nach zwanzig bis dreissig Jahren. Die Bestäubung der Blüten erfolgt durch den Wind. An den weiblichen Bäumen bilden sich Früchte, deren Samen durch eine nach Buttersäure unangenehm riechenden Samenschale umgeben sind.

Blütezeit
April bis Juni.

Vorkommen
Ursprünglich stammt der Ginkgo aus den Bergwäldern im Osten und Westen Chinas. In Europa wurde der Ginkgobaum zu Beginn des 18. Jahrhunderts aus Japan eingeführt.

Garten
Ginkgobäume werden wegen der dekorativen Blätter, die sich im Herbst goldgelb färben, oft in Parks gepflanzt. Bevorzugt werden männliche Pflanzen, da sie keine Früchte tragen.

Verwendete Pflanzenteile
Aus den getrockneten Blättern werden Tinkturen und Ginkgospezialextrakte hergestellt.

Wirkstoffe und Wirkung
Flavonoide (Quercetin, Kämpferol), Biflavonoide (Amentoflavon, Bilobetin, Ginkgetin), Ginkgo-Terpenoide, Ginkgolide, Bilobalide. Ginkgo-Extrakte verbessern die Durchblutung bei peripheren und arteriellen Durchblutungsstörungen infolge von degenerativen Gefässerkrankungen. Die genannten Wirkungen konnten für den Tee nicht beobachtet werden.

Anwendung
Angewendet werden **Spezialextrakte** aus *Ginkgo-biloba*-Blättern vor allem bei Durchblutungsstörungen des Gehirns. Als Indikation für die Anwendung gelten «zerebrale Insuffizienz», Hirnleistungsstörungen und vergleichbare Symptome wie Konzentrationsstörungen, Gedächtnisstörungen, Antriebsstörungen, Reizbarkeit, schnelle Ermüdbarkeit, Unaufmerksamkeit, Schwindelzustände und Tinnitus.

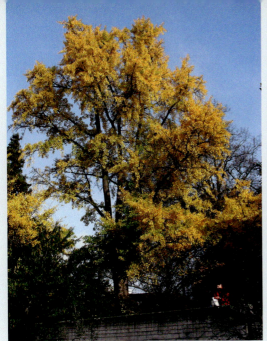 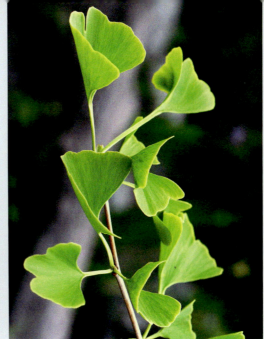

Geschichte

Aus botanischer Sicht ist der Ginkgobaum ein «lebendes Fossil», da er zu den stammesgeschichtlich alten Samenpflanzen gehört. Die Ginkgogewächse waren im Mesozoikum weit verbreitet, bis auf den Ginkgobaum sind sie heute jedoch ausgestorben. In chinesischen Kräuterbüchern wird der Ginkgo seit dem Mittelalter erwähnt, unter anderem zur Behandlung von Asthma, Bronchitis, Bluthochdruck, Ohrensausen, Tuberkulose, Gonorrhöe, Magenleiden, Unruhezuständen und Hautkrankheiten. Aufgrund der Langlebigkeit und unübertroffenen Vitalität wurde der Ginkgo in Ost und West als Symbolpflanze verwendet oder in Gedichten besungen.

Ginkgo biloba

Dieses Baumes Blatt, der von Osten
Meinem Garten anvertraut,
gibt geheimen Sinn zu kosten,
wie's den Wissenden erbaut.

Ist es ein lebendig Wesen,
das sich in sich selbst getrennt?
Sind es zwei, die sich erlesen,
dass man sie als eines kennt?

Solche Fragen zu erwidern,
fand ich wohl den rechten Sinn:
Fühlst du nicht an meinen Liedern,
dass ich eins und doppelt bin?

Johann Wolfgang von Goethe

Garten

Goldmelisse

Monarda didyma L.

Familie der Lippenblütler *Lamiaceae*

Weitere Namen: Monardenblüte, Pferdeminze, Scharlach-Monarde, Indianernessel

Droge: Goldmelissenkraut oder -blüten *Monardae didymae herba (flos)*

«Die grosse Monarde ist eine schöne, scharlachfarbene Blume, die die Luststücke zieret.»

J. G. Gleditsch, Direktor des Botanischen Garten Berlins (1773)

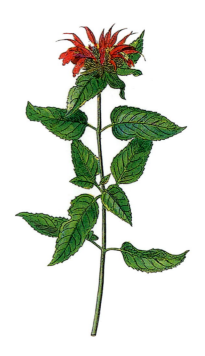

Beschreibung
Goldmelisse ist eine ausdauernde, stattliche Staude, die 50 bis 90 cm hoch wird und im Boden reichlich Ausläufer treibt. Der Stängel ist undeutlich vierkantig und oben verzweigt. Die Laubblätter werden bis zu 10 cm lang und sind eiförmig-lanzettlich. Sie besitzen einen fein gesägten Rand und Nebennerven, die jeweils bogenförmig am Rand ineinander übergehen. Die intensiv roten Blüten sitzen in endständigen Quirlen zu zwei bis sechs und sind sehr auffällig. Die Kronen werden bis zu 6 cm lang.

Blütezeit
Juli bis September.

Vorkommen
Verschiedene Goldmelissenarten sind heimisch in Südamerika und den Oststaaten der USA. Die Grosse Goldnessel *Monarda didyma* und verschiedene Kreuzungen werden als winterharte Zierpflanzen in den Gärten angebaut.

Garten
Anbau entweder durch Aussaat oder besser durch Auspflanzen der Ausläufer, die meist im zweiten Jahre schon stark wuchern. Einsammlung der Droge zur Blütezeit; Trocknung am Schatten, bei nicht über 35 °C.

Verwendete Pflanzenteile
Die Blumenkrone allein, die ganze Blüte oder das blühende, getrocknete Kraut.

Wirkstoffe und Wirkung
Goldmelissenblüten und -kraut enthalten kleine Mengen ätherisches Öl, Gerbstoff und Flavonoide. Die Wirkstoffe sind wenig untersucht. Aufgrund ihrer traditionellen Verwendung in Nordamerika wird eine mild regulierende Wirkung auf die Verdauungstätigkeit sowie eine auswurffördernde Wirkung bei Husten angenommen.

Anwendung
Als **Tee** (1 Kaffeelöffel voll mit ½ Liter kochendem Wasser anbrühen und ziehen lassen) bei Verdauungsstörungen und bei Husten. Die Volksheilkunde empfiehlt die Goldmelisse auch bei nervöser Erregung und bei Menstruationsbeschwerden.
Gelegentlich wird der Tee **äusserlich** zum Baden schlecht heilender Wunden verwendet (für diesen Zweck besser das Kraut nehmen).
Goldmelissenblüten werden in Teemischungen oft als Schmuckdroge eingesetzt.

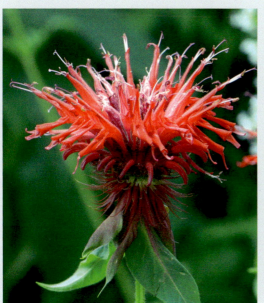 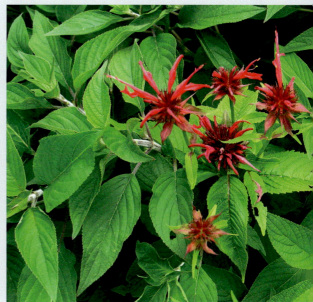

Geschichte

Die ersten Goldmelissenpflanzen *Monarda fistulosa* wurden im ersten Viertel des 17. Jahrhunderts aus den damaligen französischen Kolonien im östlichen Nordamerika nach Paris gebracht. Ab dem 18. Jahrhundert war auch die Goldmelisse oder Indianernessel eine beliebte Zierpflanze, die auch in verschiedenen Varietäten gezüchtet wurde.

Knoblauch

Allium sativum L.

Familie der Liliengewächse *Liliaceae*

Weitere Namen: Chnobli

Droge: Knoblauchpulver *Allii sativi bulbi pulvis*

«Knoblauch, Theriak [Universalheilmittel] der Bauern.»
Sprichwort

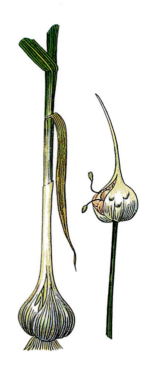

Beschreibung
Knoblauch ist eine der alten Kulturpflanzen des Mittelmeerraumes, die seit alters nicht mehr aus Küche und Arzneischatz wegzudenken ist. Es ist eine ausdauernde Zwiebelpflanze. Die Zwiebel besteht im Gegensatz zur Küchenzwiebel aus vielen einzelnen, gekrümmten Teilzwiebeln (Zinken, Zehen, Fingern), die von einer gemeinsamen Haut umschlossen sind. Die Blätter sind derb, breit-linealig, am Rande rau, etwa 1 cm breit und bis 15 cm lang. Der unverzweigte Blütenstängel trägt einen kopfigen, lockeren Blütenstand mit weissrosa oder grünlichen Blütenblättern.

Blütezeit
Juni bis August.

Vorkommen
Knoblauch stammt ursprünglich aus den innerasiatischen Steppen und wird bei uns angepflanzt.

Garten
Der Anbau erfolgt im April durch Auspflanzen der einzelnen Teilzwiebeln (Zehen) in tiefgründigen, eher trockenen Böden auf 20×15 cm Abstand. Ernte, sobald die Blätter dürr werden.

Verwendete Pflanzenteile
Die frische, seltener auch die getrocknete Zwiebel.

Wirkstoffe und Wirkung
Schwefelverbindungen wie Alliin, das beim Zerdrücken oder Zerkleinern der Knoblauchzehen den eigentlichen Hauptwirkstoff Allicin freisetzt, der den typisch unangenehmen Knoblauchgeruch verursacht. Der Knoblauch wirkt im Magen-/Darmtrakt antibiotisch und hat einen positiven Effekt auf die Fliesseigenschaften des Blutes.

Anwendung
Knoblauchhaltige Präparate werden hauptsächlich im höheren Alter angewendet als «Geriatrika» zur Vorbeugung und Therapie verschiedener gesundheitlicher Störungen und Krankheiten, die in diesem Lebensabschnitt auftreten. Die mittlere Tagesdosis an frischem Knoblauch beträgt 4 g, wobei der Alliingehalt bei frischem Knoblauch stark schwanken kann.
Die **Volksheilkunde** setzt den Knoblauch sehr breit ein, so auch bei Verdauungsstörungen, Arteriosklerose, Bluthochdruck, Husten.

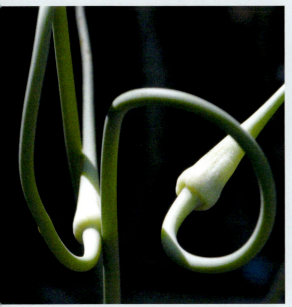 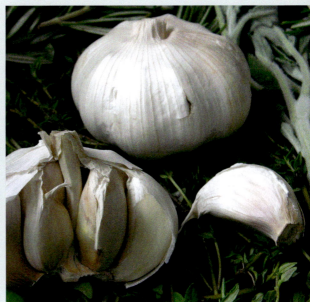

Küche
Knoblauch wird als scharfes Gewürz sehr vielfältig eingesetzt, bekannt ist es hauptsächlich aus der Mittelmeerküche. Gegart ist der Knoblauch besser verträglich als roh. Die in Apotheken und Drogerien erhältlichen Chlorophylldragées vermindern zuverlässig den unangenehmen Geruch von Haut und Atemluft nach Knoblauchgenuss.

Geschichte
Knoblauch gehört zu den ältesten Heilpflanzen. Im alten Ägypten der Pharaonen war er eine geschätzte Heilpflanze und Zutat in vielen Heilmittelrezepten. Ein schriftliches Zeugnis dafür findet sich im Papyros Ebers, einer altägyptischen Rezeptsammlung aus dem letzten Viertel des 16. Jahrhunderts v. u. Z. Dioskurides kennt den Knoblauch ebenfalls als Gartenpflanze und rühmt vor allem auch die hervorragende Wirkung bei Schlangenbissen und Bissen von tollwütigen Hunden. Ausserdem ist Knoblauch bis heute bekannt als schützende und Zauber abwehrende Pflanze gegen «neidische Geister» und den «bösen Blick».

Element und Energetik
«*Der Knoblauch hat die rechte Wärme …*»
Hildegard von Bingen, Physica, Cap. 1–79

«*Erfahrene Ärzte stufen seine Kraft als warm und trocken ein im vierten Grad.*»
Macer floridus, Verse 161–162

• Garten

Lavendel

Lavandula angustifolia Mill. Echter Lavendel

Familie der Lippenblütler *Lamiaceae*

Weitere Namen: Zöpfli, Speik
(v. a. für *Lavandula latifolia*)

Droge: Lavendelblüten *Lavandulae flos*

«... so strahlt der Lavendel sanfte, edle Ruhe aus ...»
Wilhelm Pelikan, Heilpflanzenkunde

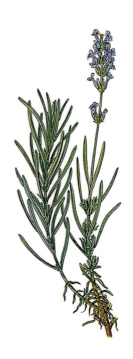

Beschreibung
Der Lavendel ist ein Halbstrauch, der bis 70 cm hoch werden kann und kräftig verholzte untere Teile hat. Die grünen Zweige sind vierkantig. Die Blätter sind lanzettlich schmal, silbriggrau behaart und nach unten eingerollt. Die Blüten stehen in kleinen Quirlen an den langen Stängeln. Die ganze Pflanze, insbesondere die Blüten duften aromatisch.
Eine weitere Lavendelart ist der **Spik-Lavendel** oder **Grosse Lavendel** *Lavandula latifolia* Med.: Beim Grossen Lavendel sind die Blätter vier- bis sechsmal so lang wie breit, beim Echten Lavendel dagegen meist etwa achtmal so lang wie breit. Der Duft des Grossen Lavendels ist weniger angenehm als der des Echten Lavendels, mit einer deutlichen Kampfernote.
Auf den Lavendelfeldern in Südfrankreich wird hauptsächlich **Lavandin** *Lavandula hybrida* angepflanzt. Es handelt sich dabei um eine Kreuzung aus *Lavandula angustifolia* und *Lavandula latifolia*. Das ätherische Öl des Lavandin wird hauptsächlich in der Kosmetikindustrie eingesetzt. Im Gegensatz zum Echten Lavendel hat der Lavandin verzweigte Blütenstängel mit mehreren Blütenrispen.

Blütezeit
Juni bis September (beim Breitblättrigen Lavendel etwas später).

Vorkommen
Lavendel kommt wild im Mittelmeergebiet vor, der Echte Lavendel mehr in der subalpinen Zone, der Grosse Lavendel mehr in der Hügel- und Flachlandzone.

Garten
Für den Garten gibt es Lavendelsorten in blau-rosa-weissen Farbtönen. Lavendel wird leicht durch Stecklinge vermehrt. Er ist ziemlich frosthart, bevorzugt jedoch wärmere Lagen.

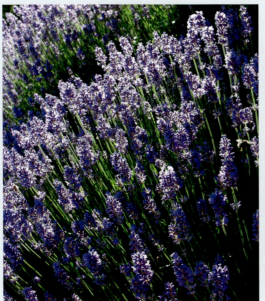
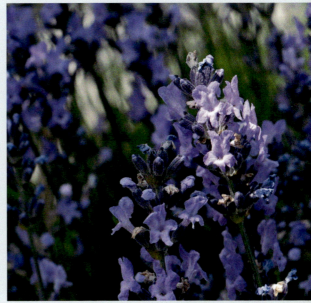

Verwendete Pflanzenteile
Die getrocknete Blüte, ohne Stiele; zur Gewinnung ätherischen Öls die ganzen Blühtriebe. Trocknung der Blüten am Schatten bei nicht über 35 °C.

Wirkstoffe und Wirkung
Lavendelblüten enthalten ätherisches Öl und Gerbstoff. Sie wirken leicht beruhigend auf das Zentralnervensystem. Ferner besitzen sie eine leicht harntreibende Wirkung. Das ätherische Öl führt bei Einreibung in die Haut zu starkem örtlichem Blutzufluss.

Anwendung
Der **Tee** (meist in Mischungen) wird als Beruhigungsmittel eingesetzt, ferner gelegentlich gegen Blähungen und Diarrhöen.
Äusserlich wird Lavendel oft in Form des ätherischen Öls zu entspannenden Massagen oder in Körperpflegeprodukten verwendet, als Lavendelgeist zu Einreibungen bei Rheumatismus sowie als Aufguss zum Baden schlecht heilender Wunden.

Geschichte
Wild wachsende Formen des Lavendels waren in der Antike bekannt. Ab dem 12. Jahrhundert wird auch der Echte Lavendel erwähnt und später vielfach als bewährtes Mittel zur Nervenberuhigung beschrieben.

Element und Energetik
«Der Echte Lavendel ist warm und trocken, weil er wenig Saft hat.»
Hildegard von Bingen, Physica, Cap. 1–35

Liebstöckel

Levisticum officinale KOCH

Familie der Doldenblütler *Apiaceae*

Weitere Namen: Laubstecken, Lobstock, Maggikraut, Stecklaub, Schluckwehrohr, Stockkraut

Droge: Liebstöckelwurzel *Levistici radix*

«Liebstöckel, kräftiges Kraut, dich zu nennen im duftenden Dickicht/Heisst mich die Liebe, mit der ich im Gärtchen alles umfasse.»
Walahfrid Strabo, Hortulus

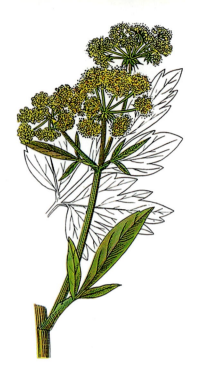

Beschreibung
Liebstöckel ist eine ausdauernde, sehr stattliche Staude mit kräftiger, wenig verzweigter Wurzel und bis 2 m hohem verzweigtem Stängel. Die untersten Laubblätter sind sehr gross und lang gestielt. Sie können bis 70 cm lang werden und sind bis dreifach fiederig zerschnitten. Die stängelständigen Blätter werden gegen oben immer weniger zerteilt und sind zuletzt dreiteilig bis ungeteilt lanzettlich. Die gelben Blüten sitzen in derben Dolden. Die ganze Pflanze riecht sehr stark aromatisch, sellerieähnlich.

Blütezeit
Juli bis August.

Vorkommen
Wild wachsend kommt der Liebstöckel vermutlich nicht mehr vor. Verwandte Arten gibt es in Persien. Angebaut und stellenweise verwildert, findet sich Liebstöckel in vielen Gebieten Mitteleuropas. Er gedeiht noch gut bis gegen 2000 m ü. M.

Garten
Anbau durch Aussaat ins Keimbeet und Auspflanzen der Setzlinge auf etwa 40 × 50 cm. Ernte der Wurzel im zweiten Herbst. Trocknung am Schatten, im Spätherbst auch an der Sonne, am besten, nachdem man die dickeren Wurzeln längs gespalten hat.

Verwendete Pflanzenteile
In der Medizin vor allem die getrocknete Wurzel, selten auch das getrocknete Kraut; als Gewürz das frische und das getrocknete Blatt.

Wirkstoffe und Wirkung
Liebstöckel enthält ätherisches Öl und Cumarinverbindungen. Er wirkt harntreibend, besonders bei Wasserstauungen im Körper. Überdies ist er appetitanregend, hustenlösend und mildert Darmblähungen.

Anwendung
Als **Tee** (1 Esslöffel klein geschnittene Droge mit ½ Liter Wasser kalt aufsetzen, zum Sieden erhitzen und ziehen lassen) bei Wasserstauungen. Liebstöckel wird meistens in Mischungen mit anderen Drogen (z. B. Wacholder, Hauhechel usw.) zusammen verwendet. Seltener wird der Tee bei Katarrhen der Luftwege verwendet. Bei Letzteren wirken Inhalationen mit Liebstöckel oft gut.

Küche
Das Blatt dient als aromatisches Gewürz und wird oft appetitanregenden Likören beigemischt.

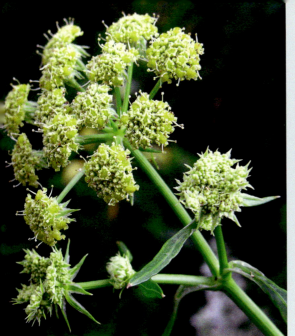
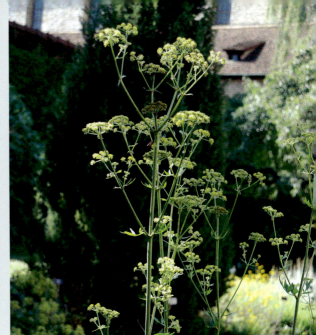

Geschichte

Den Volksnamen Maggikraut hat die Pflanze von der gleichnamigen Suppenwürze erhalten. Sie erinnert in Geruch und Geschmack an Liebstöckel, obwohl das Gewürz darin nicht enthalten ist. Der Name Schluckwehrohr stammt vermutlich vom Brauch, bei Halsschmerzen mit Honig gesüsste Milch durch den hohlen Stängel des Liebstöckels zu saugen. Liebstöckel soll dem Volksglauben nach auch zu Liebeszauber nützlich sein und auf Männer und Frauen sehr anziehend wirken.

Element und Energetik

«Ihre [des Liebstöckels] Tugend und Kraft ist erwärmend und trocknend im dritten Grad.»

Macer floridus, Verse 884–885

Meerrettich

Armoracia rusticana G. M. Sch.

Familie der Kreuzblütler *Cruciferae*

Weitere Namen: Kren

Droge: Meerrettichwurzel *Armoraciae rusticanae radix*

«Hier der Rettich mit mächtiger Wurzel und von seiner Blätter/Breitem Dach überhöht, ist im letzten Beete zu sehen./Ziemlich scharf ist die Wurzel, gegessen besänftigt sie aber/Husten, der dich erschüttert, und Trank aus zerriebenen Samen/Heilet gar oft das Leiden derselben verderblichen Krankheit.»
Walahfrid Strabo, Hortulus

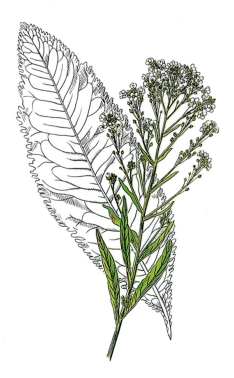

Beschreibung
Meerrettich ist eine kräftige Gartenpflanze, die sich an geeigneten Standorten stark vermehrt und ausbreitet. Es ist eine ausdauernde, bis 1,5 m hohe Staude, die eine einfache oder gegabelte, mehrköpfige, fleischige, bis 5 cm dicke und über 60 cm lange Wurzel bildet. Die Grundblätter sind gross (30 bis 100 cm lang) gestielt und von länglicher Form, am Rande gekerbt. Die am Blütenstängel sitzenden Blätter sind kaum gestielt und von wechselnder Form, zuunterst lappig bis fiederteilig, weiter oben unzerteilt.

Blütezeit
Mai bis Juli.

Vorkommen
Meerrettich kommt bei uns nicht wild vor (Heimat im östlichen Mittelmeergebiet), wird aber oft angebaut und verwildert dann an Ödplätzen und Ackerrändern.

Garten
Anbau durch Setzen von 20 bis 30 cm langen Wurzelstücken auf tiefgründigem Boden in etwa 50 cm Abstand. Ernte im Herbst.

Verwendete Pflanzenteile
Die frische Wurzel; seltener auch die getrocknete, gepulverte Wurzel, die jedoch bedeutend weniger wirksam ist.

Wirkstoffe und Wirkung
In frischem Zustande ein Glykosid, das beim Zerkleinern der Wurzel scharfes Senföl abspaltet, ferner Vitamin C. Äusserlich wirkt Meerrettich hautreizend und blasenziehend, innerlich in kleinen Mengen anregend auf Magen- und Darmtätigkeit und hustenlösend.

Anwendung
Äusserlich: Als Zusatz zu hautreizenden Wickeln. *Vorsicht:* Nur kurze Zeit auf gesunder Haut anwenden, da eine starke Reizung stattfindet.
Innerlich: Die geschabte frische Wurzel oder der kalt hergestellte Sirup gegen Bronchialkatarrh.
Der **Gartenrettich** oder Bierrettich *Raphanus sativus* L. oder der schwarze **Winterrettich** var. *niger* wirken ähnlich wie der Meerrettich und werden auch entsprechend verwendet, besonders gegen Bronchialkatarrh.

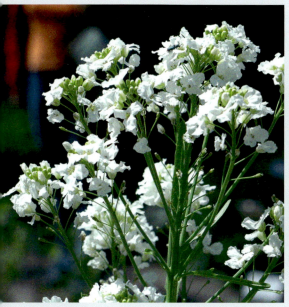 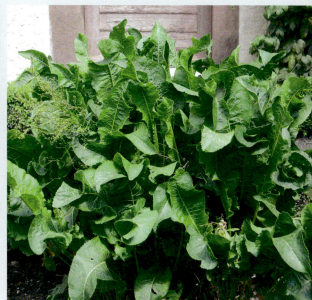

Küche
Bevor Pfeffer leicht erhältlich war, waren in Mitteleuropa Meerrettich und Senf die bevorzugten scharfen Gewürze. Der Japanische Meerrettich Wasabi lässt sich vom Geschmack her kaum vom Europäischen Meerrettich unterscheiden, er ist jedoch grün in der Farbe und schärfer.

Rezept
Hustensirup: Frische Meerrettichwurzeln in dünne Scheiben schneiden und mit flüssigem Honig übergiessen. Einige Stunden stehen lassen. Der dünnflüssige Saft bildet den Sirup, von dem täglich 1 bis 3 Esslöffel (Kinder 1 bis 3 Teelöffel) genommen werden.

Geschichte
Der Meerrettich war bereits in der Antike als Heilmittel bekannt und wird seit dem Mittelalter nördlich der Alpen angebaut. Zum Namen gibt es verschiedene Erklärungen. Vermutlich hat er nichts mit Meer zu tun sondern mit mehr, besagt also, dass es sich um einen grösseren und stärkeren Rettich als beim Gartenrettich handelt.

Element und Energetik
«*Der Rettich ist mehr warm als kalt.*»
Hildegard von Bingen, Physica, Cap. 1–89

● Garten

Minze
Pfefferminze und Krauseminze

Pfefferminze *Mentha × piperita* L.

Weitere Namen: Edelminze, Englische Minze, Priminzen

Krauseminze *Mentha spicata* L. var. *crispa* [Benth.] Danert

Weitere Namen: Gartenminze, Kreuzminze, Menten

Familie der Lippenblütler *Lamiaceae*

Droge: Pfefferminzblätter *Menthae piperitae folium*; Krauseminzeblätter *Menthae crispae folium*

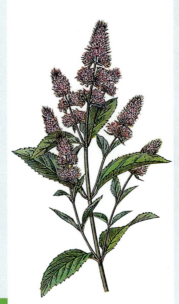
Pfefferminze *Mentha × piperita* L.

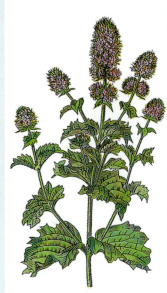
Krauseminze *Mentha spicata* L.

Beschreibung
Pfefferminze ist ein Bastard zwischen Wasserminze *Mentha aquatica* und Grüner Minze *Mentha spicata*. Sie bildet massenhaft unterirdische und oberirdische Ausläufer und 40 bis 80 cm hohe, vierkantige, anfangs unverzweigte, später stark verzweigte Stängel. Blätter je nach Rasse etwas verschieden, länglich-elliptisch bis lanzettlich, 4 bis 8 cm lang und 1,5 bis 2,5 cm breit, mit grob gesägtem Rand, reingrün bis rötlich grün gefärbt. Die Blüte ist etwa 8 mm lang, mit rosaroter Krone, in dichten, ährenartigen, oft unterteilten Blütenständen sitzend. Von der Pfefferminze gibt es zahlreiche, durch die Blatt- und Stängelfarbe und den Geruch unterschiedene Rassen.

Krauseminze kann von verschiedenen Minzenarten abstammen. Die bei uns angebauten Sorten stammen von der Grünen Minze *Mentha spicata* L. ab, die bei uns wild vorkommt. Krauseminze besitzt einen vierkantigen Stängel und unterirdische Ausläufer. Die kreuzgegenständigen Blätter sind etwa 3 bis 5 cm lang, bucklig, und ihr Rand ist grob und spitz gesägt und wellig. Die Behaarung ist gering. Die Blüten sitzen in dichten Ähren und sind klein und lilarot gefärbt. Die ganze Pflanze riecht stark aromatisch, jedoch nicht gleich wie Pfefferminze.

Blütezeit
Juni bis September.

Vorkommen
Pfefferminze kommt wild nicht vor. Die Krauseminze ist heute wild nicht mehr bekannt. Sie wird aber an vielen Orten angebaut, besonders in den USA.

Garten
Der Anbau von Minzen erfolgt meist durch Auspflanzen der Ausläufer auf etwa 15×30 cm Abstand in leichtem, humosem, nicht zu trockenem Boden. Ernte meist zweimal jährlich (Juni bis Juli und Herbst), sobald die Pflanze sich zu verzweigen oder zu blühen beginnt. Trocknung bei nicht über 35 °C, möglichst am Schatten.

«Nimmer fehle mir auch ein Vorrat gewöhnlicher Minze/So verschieden nach Sorten und Arten, nach Farben und Kräften.»
Walahfrid Strabo, Hortulus

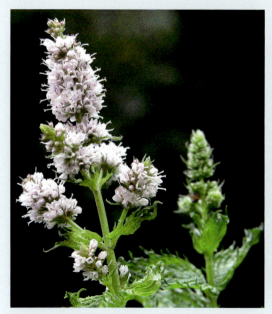
Krauseminze *Mentha spicata* L. *var. crispa*

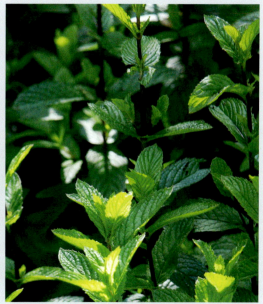
Pfefferminze *Mentha×piperita* L.

Verwendeter Pflanzenteil
Das getrocknete Blatt und teilweise auch der beblätterte blühende Stängel für den Hausgebrauch.

Wirkstoffe und Wirkung
Beide Minzen enthalten ätherisches Öl mit unterschiedlicher chemischer Zusammensetzung.
Pfefferminze – *Menthae piperitae aetheroleum:* Ätherisches Öl mit Menthol, ferner Gerbstoffe und Flavonoide. Pfefferminze wirkt desinfizierend, beruhigend, kühlend und krampflösend, besonders auf den Magen-Darm-Kanal, ferner anregend auf die Abscheidung der Verdauungssäfte, besonders der Galle. Überdies ist Pfefferminze entzündungswidrig.
Krauseminze – *Menthae crispae aetheroleum:* Das ätherische Öl enthält meist kein Menthol, dagegen das im Kümmel stark vertretene Carvon. Daneben kommen Gerbstoffe und Bitterstoffe vor. Krauseminze wirkt anregend auf die Tätigkeit der Magen- und Darmsaftdrüsen sowie wärmend bei Erkältungen des Darmes. Daneben soll die Droge eine galletreibende Wirkung haben.

Anwendung
Pfefferminze: Vor allem als **Aufguss** bei Magen- und Darmträgheit, bei Krämpfen der Verdauungsorgane und der übrigen Unterleibsorgane, bei Blähungen, bei ungenügender Gallenabsonderung und bei Gallensteinen. Sehr günstig sind **Inhalationen** mit Pfefferminztee bei Schnupfen, Rachen- und Bronchialkatarrh.

Krauseminze: Vor allem als **Tee** (1 Esslöffel voll mit ½ Liter Wasser kalt aufsetzen, zum Sieden erhitzen und ziehen lassen) gegen Magenschmerzen und Durchfall.

Küche
Verwendet werden verschiedene Minzenarten als Gewürz zu salzigen und süssen Speisen.

Geschichte
Mentha ist eine Gattung, die gern über die Artgrenze hinweg Bastarde bildet, was zu einer riesigen Vielfalt an Minzenformen geführt hat. Die Schwierigkeit, Minzen botanisch exakt zu bestimmen, war auch im frühen Mittelalter eine bekannte Tatsache:
«Wenn aber einer die Kräfte und Arten und Namen der Minze/Samt und sonders zu nennen vermöchte, so müsste er gleich auch/Wissen, wie viele Fische im Roten Meere wohl schwimmen,/Oder wie viele Funken Vulkanus, der Schmelzgott aus Lemnos,/Schickt in die Lüfte empor aus den riesigen Essen des Aetna.»
Walahfrid Strabo, Hortulus

Element und Energetik
«Die Krauseminze ist von mässiger und scharfer Wärme.»
Hildegard von Bingen, Physica, Cap. 1–78

Mönchspfeffer

Vitex agnus-castus L.

Familie der Eisenkrautgewächse
Verbenaceae

Weitere Namen: Keuschlamm

Droge: Mönchspfeffer, Keuschlammfrüchte *Agni casti fructus*

«Er hat den Namen darum, weil er den Menschen keusch macht wie ein Lämmlein …»
Konrad von Megenberg

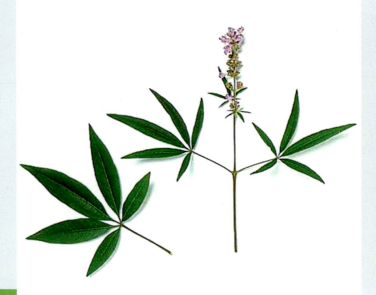

Beschreibung
Der Mönchspfeffer ist ein kräftiger Strauch mit vierkantigen Stängeln. Die jungen Stängel sind graufilzig behaart. Die typischen Blätter sind fünf- bis siebenzählig und handförmig geteilt. Die einzelnen Teilblätter erinnern an Ölbaumblätter und sind bis zu 10 cm lang. In verzweigten, ährenartigen Blütenständen stehen kleine blaue, seltener rosa Blüten beieinander. Die kleinen Früchte sind fleischig und rötlich schwarz.

Blütezeit
August bis Oktober.

Vorkommen
Mönchspfeffer kommt wild wachsend an feuchten Stellen, Flussufern und an der Küste im Mittelmeergebiet vor.

Garten
Der Mönchspfeffer lässt sich an feuchteren Stellen gut im Garten oder als Kübelpflanze halten.

Verwendete Pflanzenteile
Die getrockneten reifen Früchte.

Wirkstoffe und Wirkung
Lipophile Flavonoide (Casticin), Iridoidglykoside, Diterpene, ätherisches Öl, fettes Öl.

Anwendung
Die Droge für sich wird nicht verwendet. Mönchspfefferextrakt ist jedoch Bestandteil von verschiedenen **pflanzlichen Arzneimitteln** zur Regulation des weiblichen Zyklus und zur Behandlung von prämenstruellen Beschwerden. Früher wurden die leicht scharf schmeckenden Früchte als Pfefferersatz verwendet.

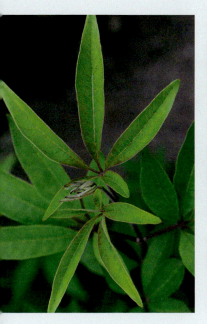
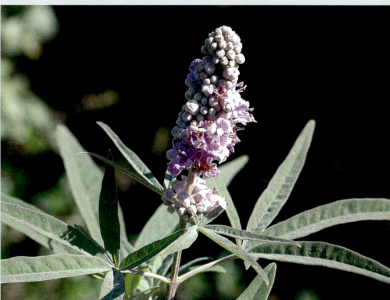

Geschichte

Seit der Antike ist der Mönchspfeffer eine hoch geschätzte Pflanze. Seine biegsamen Äste dienten zum Aufbinden der Rebstöcke oder zum Flechten von Weidezäunen.

Der Name weist auf die Bedeutung der Pflanze in der mittelalterlichen Kirche und in Klöstern hin. Amuletten, die aus der Pflanze gefertigt wurden, aber auch Blättern und Früchten wurde eine anaphrodisische Wirkung zugeschrieben – sie sollten Mönche und Nonnen bei der Einhaltung des Keuschheitsgelübdes unterstützen.

Element und Energetik

«Der Same ist wie Pfeffer. Er hat erwärmende und zusammenziehende Kraft.»

Dioskurides, De materia medica

Nussbaum

Juglans regia L. Walnussbaum

Familie der Walnussgewächse
Juglandaceae

Droge: Walnussblätter *Juglandis folium*

«Wer den Kern essen will, muss erst die Nuss knacken.»
Sprichwort

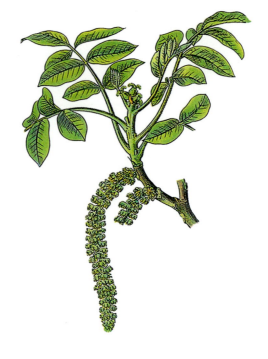

Beschreibung
Der Nussbaum bildet bis 30 m hohe Bäume, seltener bleibt er strauchförmig. Die bis 30 cm langen Blätter sind unpaarig gefiedert und besitzen sieben bis elf ovale oder eiförmige, 5 bis 15 cm lange Fiederblätter mit unterseits stark vorspringendem Mittelnerv. Die Blüten sind getrenntgeschlechtig, die männlichen bilden derbe, hängende Kätzchen, und die weiblichen sind unscheinbar und sitzen zu einem bis fünf an den Zweigenden. Die Frucht besitzt eine dicke, fleischige Hülle. Blatt und Fruchtschale riechen aromatisch und schmecken herb.

Blütezeit
April bis Mai.

Vorkommen
Häufig von der Ebene bis in die Voralpen und den Jura (bis etwa 1200 m ü. M.), meist gepflanzt, stellenweise jedoch auch verwildert.

Garten
Der Nussbaum soll stets an einem «Ehrenplatz» gepflanzt werden, wo er alleine steht. Denn andere Pflanzen meiden seine Gesellschaft und gehen im Wurzelbereich des Nussbaums ein.

Verwendete Pflanzenteile
Das getrocknete Fiederblatt und die frische, fleischige Fruchthülle. Die Blätter sollten im Frühsommer (vor Ende Juli) gesammelt und rasch, bei nicht über 40 °C am Schatten getrocknet werden (langsame Trocknung ergibt schwarzbraune Droge). Die Fruchtschalen werden von der reifenden Frucht gewonnen.

Wirkstoffe und Wirkung
Gerbstoffe, Flavonoide sowie Hydrojuglon. Letzteres wandelt sich an der Luft um zum braungefärbten Juglon (Färbung der Hände beim Schälen und Ernten der Nüsse). Die grünen Fruchtschalen enthalten viel Vitamin C. Nussbaumblätter wirken bei Hautpilzerkrankungen, ausserdem steht die Gerbstoffwirkung im Vordergrund.

Anwendung
Tee: 1 bis 2 Esslöffel Nussbaumblätter mit 1 Liter Wasser anbrühen und ziehen lassen bei Durchfall.
Äusserlich: Als Tee für Waschungen, Teilbäder oder Umschläge bei leichten, oberflächlichen Hautentzündungen wie Ekzeme oder Akne.

Küche
Die reifen Nüsse werden vielfältig in der Küche eingesetzt, sind allerdings eher schwer verdaulich. Aus den grünen Fruchtschalen wird Sirup oder Likör (Noccino) zubereitet.

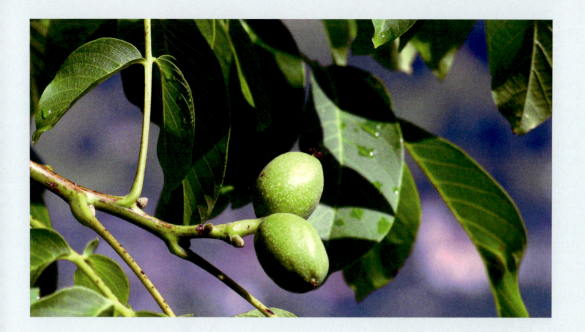

Geschichte
Der Nussbaum soll ursprünglich von persischen Königen nach Griechenland gebracht worden sein. In der Antike wurde der Nussbaum hoch geschätzt, was sich auch darin äusserte, dass der Baum bei den Griechen Zeus, bei den Römern Jupiter geweiht war. Der Name «Juglans» ist der Zusammenzug der Wörter «Jovis glans» = Jupiters Eicheln. Bis heute gilt der Nussbaum als Symbol der Fruchtbarkeit und des Schutzes. Er wird deshalb oft in die Nähe von Haus und Hof gepflanzt.

Element und Energetik
«Der Nussbaum ist warm und hat Bitterkeit, und bevor er Früchte hervorbringt, ist seine Bitterkeit und Wärme im Stamm und in den Blättern …»
Hildegard von Bingen, Physica, Cap. 3–3

Passionsblume

Passiflora incarnata L.

Familie der Passionsblumengewächse
Passifloraceae

Droge: Passionsblumenkraut *Passiflorae herba*

«*Die Passionsblume ist eine Blume zum Meditieren.*»
Bruno Vonarburg

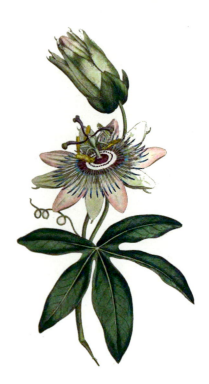

Beschreibung
Die Passionsblume ist eine Staude, die mehrere Meter hoch klettern kann. Die Stängel sind dünn und hohl, anfangs grün, später graugrün. Die Blätter sind tief gelappt. Aus den Blattachseln entspringen glatte, runde, korkenzieherartige Ranken. Die roten bis rosafarbenen Blüten sind in ihrer Gestalt unverwechselbar. Beim Blick von oben auf die Blüte fallen die verschiedenen konzentrischen Kreise auf, bestehend aus Kelch, Kron-, Staub- und Fruchtblättern. Die Einzelblüte ist sehr kurzlebig, sie verwelkt nach einem Tag.

Blütezeit
Mai bis September.

Vorkommen
Ursprünglich stammen die meisten Arten der Gattung *Passiflora* aus den tropischen Regenwäldern Amerikas. Die Heimat von *Passiflora incarnata* lag im Karibikraum und im Südosten Nordamerikas.

Garten
Passiflora incarnata gehört zusammen mit *Passiflora caerulea* (blaublühend) zu den wenigen kälteresistenten Arten, die sich auch bei uns an geschützter Stelle im Freien ziehen lassen.

Verwendete Pflanzenteile
Getrocknete Blätter und Blüten der Passionsblume. Für den Hausgebrauch werden im August Blüten und Blätter von gut entwickelten Pflanzen gesammelt.

Wirkstoffe und Wirkung
Flavonoide. Die Passionsblume wirkt mild beruhigend und sedierend.

Anwendung
Der **Tee** (1 Teelöffel getrocknetes Kraut mit einer Tasse heissem Wasser übergiessen, 5 bis 10 Minuten ziehen lassen) wird bei nervöser Unruhe und leichten Einschlafstörungen vor allem auch bei Kindern und älteren Menschen empfohlen. 2 bis 3 Tassen Tee während des Tages trinken und eine Tasse vor dem Schlafengehen.
Die **Volksheilkunde** empfiehlt den Tee auch bei nervösen Herzbeschwerden und Unruhezuständen, Sorgen, in den Wechseljahren und bei Wetterfühligkeit.
Passiflora herba ist Bestandteil verschiedener Schlafteemischungen.

Rezept
Beruhigungstee: 15 Teile Anisfrüchte, 20 Teile Orangenblüten, 10 Teile Minzenblätter, 10 Teile Zitronenmelissenblätter, 20 Teile Passionsblumenkraut, 25 Teile Baldrianwurzel. 1 bis 2 Teelöffel der Mischung mit einer Tasse heissem Wasser übergiessen und 5 bis 10 Minuten ziehen lassen.

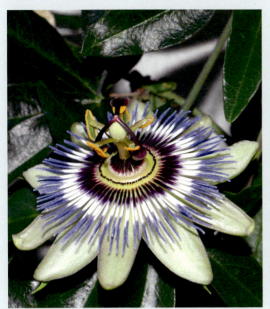 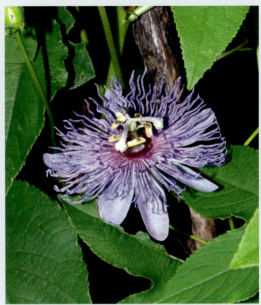

Passionsblume *Passiflora incarnata* L. *Passiflora caerulea* L.

Geschichte

Mit ihrer bizarren Gestalt erinnerten die Blüten der Passionsblumen die frühen Botaniker an die Leidensgeschichte Jesu: die fädige Nebenkrone als Symbol für die Dornenkrone, die fünf Staubblätter für die Wundmale und die drei Narben für die Nägel im Kreuz. Manche Arten der Passionsblumen wurden bereits in präkolumbianischer Zeit als Nahrungs- und Heilpflanzen genutzt. Während der spanischen Entdeckungen und Eroberungen in der Neuen Welt wurden die Passionsblumen entdeckt und im 18. und 19. Jahrhundert in den tropischen und subtropischen Gebieten der Welt verbreitet.

Petersilie

Petroselinum crispum [Mill.] Nym. ex A. W. Hill

Familie der Doldenblütler *Apiaceae*

Weitere Namen: Chuchipeterli, Peterli, Peterlig, Silksamen

Droge: Petersilienfrüchte *Petroselini fructus*, Petersilienwurzel *Petroselini radix*

«Es ist der Peterlein bey den Alten in hohen Würden gehalten worden»
Jacobus Theodorus Tabernaemontanus, Kreuterbuch (1625)

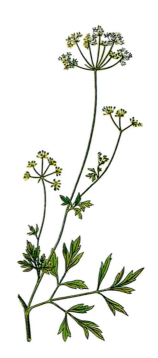

Beschreibung
Petersilie ist eine zweijährige Pflanze, die im ersten Jahre eine Grundrosette von Laubblättern und im zweiten Jahre den im oberen Teile verzweigten Blühstängel treibt. Die Wurzel ist wenig verzweigt, rübchenförmig, mit wenigen Faserwürzelchen, bis über 20 cm lang und bis 2 cm dick. Die Blätter der ursprünglichen Formen sind im Umriss dreieckig, zwei- bis dreifach fiederschnittig geteilt. Die Abschnitte sind unregelmässig gezähnt. Durch Zuchtwahl sind viele Formen mit sehr tief geteilten und krausen Blättern entstanden. Die Blüten stehen in zehn- bis zwanzigblütigen Dolden. Die Früchtchen sind zirka 2 bis 3 mm gross, graubraun, einseitig birnförmig. Alle Teile der Pflanze riechen kräftig.

Blütezeit
Juni bis August.

Vorkommen
Petersilie ist heimisch im östlichen Mittelmeergebiet und wird in allen Erdteilen angebaut.

Garten
Der Anbau erfolgt durch Aussaat ins freie Land oder in Balkonkistchen. Zur Wurzelgewinnung wird eine besondere Sorte mit dicken Wurzeln angebaut.

Verwendete Pflanzenteile
Das getrocknete Blatt, die getrocknete Wurzel und die getrocknete Frucht; als Gewürz wird besonders das frische Blatt verwendet. Ernte der Blätter im ersten Jahre im Juli bis August, im zweiten vom Frühjahr bis zur Blütezeit. Ernte der Wurzeln meist im Oktober und November des ersten Jahres. Trocknung aller Pflanzenteile bei nicht über 40 °C.

Wirkstoffe und Wirkung
Petersilie enthält in allen Organen ätherisches Öl, und zwar am meisten in der Frucht und am wenigsten im Blatt. In kleinen Dosen wirkt Petersilie appetitanregend und harntreibend. In grösseren Dosen ruft sie vermehrte Blutzufuhr zu den Schleimhäuten des Magen-Darm-Kanals und der Gebärmutter hervor und regt die Tätigkeit der Letzteren an.

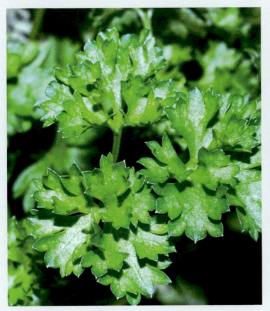
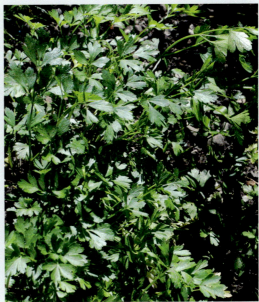

Anwendung
Der **Tee** wird als harntreibendes Mittel bei Wasserstauungen, Nieren- und Blasenentzündungen verwendet (1 Esslöffel klein geschnittenes Blatt oder 1 Teelöffel klein geschnittene Wurzel oder 1 bis 2 Messerspitzen zerstossene Frucht mit 5 dl siedendem Wasser angiessen). Vorsicht, nicht anwenden bei Schwangerschaft.

Küche
Petersilie passt als frisches Gewürz zu Salaten, Kartoffelgerichten oder Gemüse. Um die Ausdünstung von Knoblauchgeruch zu vermindern, wird reichlicher Genuss von Peterlikraut empfohlen.

Geschichte
Petersilie wurde in der Antike hauptsächlich als Heilpflanze gerühmt und weniger als Gewürz. Allerdings wurde damals zwischen den verschiedenen Doldenblütlern (insbesondere auch zwischen Petersilie und Sellerie) nicht genau unterschieden. Petersilie spielt in vielen Hochzeitsbräuchen und Volksliedern eine grosse Rolle als Symbol für die Manneskraft und als Aphrodisiakum.

Element und Energetik
«*Die Petersilie ist von kräftiger Natur und hat mehr Wärme als Kälte in sich, und sie wächst vom Wind und von der Feuchtigkeit.*»
Hildegard von Bingen, Physica, Cap. 1–68

«*Der Peterlein ist warmer und truckner Eygenschafft biss in anfang dess zweyten Grads. Er wirdt nicht allein zu der Speiss von menniglich dieser zeit genutzt/sondern auch zu der Artzeney innerlich unnd eusserlich gebraucht.*»
Jacobus Theodorus Tabernaemontanus, Kreuterbuch (1625)

• Garten

Quittenbaum

Cydonia oblonga Mill.

Familie der Rosengewächse *Rosaceae*

Weitere Namen: Chüttene, Schleimkörner

Droge: Quittensamen, Quittenkerne
Cydoniae semen

«*Quitten – etlich halten sie für die guldenen Aepffel der Poeten*»
Adamus Lonicerus, Kreuterbuch (1679)

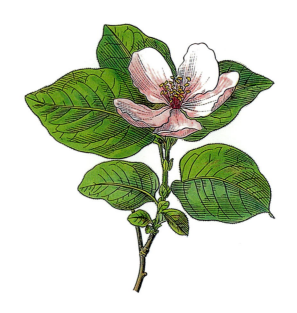

Beschreibung
Der Quittenbaum kann bis 8 m hoch werden und besitzt eiförmig bis breit eliptische Blätter, die unterseits graufilzig behaart sind. Aus den 3 bis 5 cm grossen, weissen und rosaroten Blüten entstehen die birnen- oder apfelartigen behaarten Früchte (Scheinfrucht), die im Zentrum fünf Pakete von acht bis sechzehn miteinander verklebten Samen enthalten. Die Samen sind braun, bis 10 mm lang, eiförmig abgeplattet und beim Befeuchten schleimig.

Blütezeit
Mai bis Juni.

Vorkommen
Der Quittenbaum stammt aus Westasien und wird heute auf der ganzen Welt angebaut. Gelegentlich verwildert er aus Kulturen.

Verwendete Pflanzenteile
Die getrockneten Samen. Die Samen können bei der Aufarbeitung der Frucht zu Konfitüren gewonnen werden. Was sich im Handel findet, stammt aber meistens aus Persien und Mesopotamien. Trocknung am besten bei 40 bis 50 °C.

Wirkstoffe und Wirkung
Hauptwirkstoff ist der ausschliesslich in der Oberhaut des Samens vorhandene Schleim, der mit Wasser eine viskose Lösung bildet und auch mit Magen- und Darmsaft aufquillt. Quittensamen wirkt infolge seines Schleimgehaltes reizmildernd auf die Schleimhäute und leicht abführend.

Anwendung
Quittensamen wird meistens in Form des **Quittenschleimes** verwendet (1 Teelöffel ganze Samen mit 1 Tasse lauwarmem Wasser mehrere Stunden quellen lassen und den entstandenen Schleim von den Samen abtrennen). Gequollene Quittensamen oder der abgetrennte Schleim werden als mildes Abführmittel verwendet. Quittenschleim dient überdies als Spül- und Gurgelmittel gegen Entzündungen der Mund- und Rachenhöhle.

Küche
Die Früchte werden zu Quittenpästli (Quittenbroten), Marmelade u. a. verarbeitet.

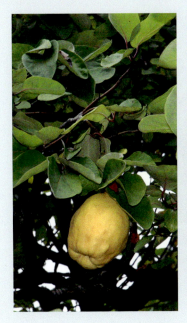
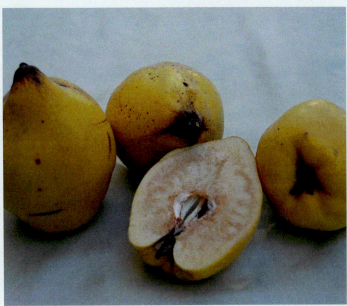

Geschichte

Die Heimat der Quitte liegt ursprünglich wohl in Nordpersien, wo heute noch wilde Quittenbäume wachsen. Im Laufe des 9. Jahrhunderts gelangte die Quitte in die Gärten nördlich der Alpen. Der Quittenbaum ist in der Landgüterverordnung (812 u. Z.) *Capitulare de villis vel curtis imperii* von Karl dem Grossen in der Liste der Obstbäume aufgeführt.

Der griechische Name, der später auch von den Römern übernommen wurde, bedeutete «Apfel aus Kydonia» (antike Stadt auf Kreta). Die Germanen wiederum übernahmen die römische Bezeichnung *cydonia*, das später zu *Quitina* und zur heutigen *Quitte* wurde.

Element und Energetik

«Der Quittenbaum ist mehr kalt, und er gleicht der Schlauheit, die manchmal unnütz ist und manchmal nützlich.»

Hildegard von Bingen Physica, Cap. 3–4

Raute

Ruta graveolens L. Weinraute

Familie der Rautengewächse *Rutaceae*

Weitere Namen: Augenraute, Weinkraut

Droge: Rautenkraut *Rutae herba*

Vorsicht: In grossen Dosen ist das ätherische Öl der Raute giftig.

«Es kann niemand der Rauten Krafft und Tugend/wie sie in der Artzney innerlich und äusserlich zu gebrauchen/genugsam beschreiben»

Jacobus Theodorus Tabernaemontanus, Kreuterbuch (1625)

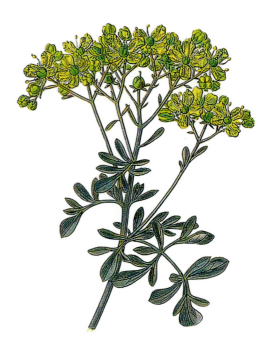

Beschreibung
Die Raute ist eine derbe, ausdauernde Staude mit starren, wenig verzweigten, runden Stängeln und wechselständigen, unpaarig gefiederten, bis 15 cm langen Blättern, deren Fiedern nochmals ein- bis dreifach fiedrig geteilt sind. Die Blätter sind derb und durchscheinend punktiert. Die in einem trugdoldigen Blütenstand stehenden, etwa 12 mm grossen Blüten weisen vier oder fünf grünlich gelbe, löffelartige Kronblätter auf. Geruch herbaromatisch, Geschmack scharf und etwas bitter.

Blütezeit
Juni bis August.

Vorkommen
Die aus dem Mittelmeer stammende Raute ist im Unterwallis und im Tessin eingebürgert und wird in Mitteleuropa oft in Gärten gehalten.

Garten
Die Raute kann durch Aussaat oder Stecklinge vermehrt werden.

Verwendete Pflanzenteile
Das frische oder getrocknete blühende Kraut oder auch nur die Blätter. Einsammlung während der Blüte, Trocknung im Schatten.

Wirkstoffe und Wirkung
Ätherisches Öl, wenig Gerbstoff, Alkaloide, Cumarinderivate und das Flavonoidglykosid Rutin. Raute stärkt die Blutzufuhr zu den Bauchorganen, insbesondere zur Gebärmutter. Sie wirkt überdies krampflösend, örtlich reizend, appetitanregend und harntreibend. Grosse Dosen erzeugen Rauschzustände und Schwindel und sind giftig!

Anwendung
Die Raute wird wegen ihrer starken Nebenwirkungen in der **Phytotherapie** kaum mehr innerlich angewendet, keinesfalls bei Schwangerschaft.
Raute *Ruta graveolens* wird hingegen in der **Homöopathie** angewendet.

Küche
Im Tessin gibt man ein Rautenzweiglein in den Schnaps (Grappa) als magenstärkendes Mittel.

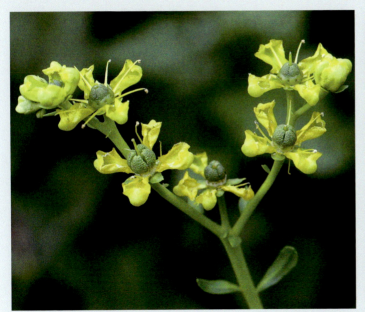
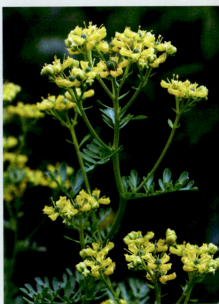

Geschichte

Die Raute war seit der Antike eine hoch geschätzte und vielseitig angewendete Heilpflanze.
Walahfrid Strabo beschreibt im Detail ihre Gestalt: «*Diesen schattigen Hain ziert dunkelfarbige Raute/Grünend Gebüsch. Ihre Blätter sind klein, und so streut sie wie Schirmchen/Kurz ihre Schatten nur hin. Sie sendet das Wehen des Windes/Durch die Strahlen Apolls bis tief zu den untersten Stängeln./Rührt man leicht sie nur an, so verbreitet sie starke Gerüche./Kräftig vermag sie zu wirken, mit vielfacher Heilkraft versehen,/So, wie man sagt, bekämpft sie besonders verborgene Gifte./Reinigt den Körper von Säften, die ihn verderblich befallen.*»

Element und Energetik

«*Die Raute wächst mehr aus dem starken und vollen, d.h. ‹queckin› Grün der Erde als von der Wärme. Und sie hat gemischte Wärme in sich, aber doch mehr Wärme. Sie ist stark an Kräften in der Feuchtigkeit, und sie ist gut gegen die trockenen Bitterkeiten, die in jenem Menschen wachsen, in dem die richtigen Säfte fehlen.*»

Hildegard von Bingen, Physica, Cap. 3–14

«*Die Raute wird von den Ärzten als erwärmend und trocknend angegeben, und zwar soll ihr hierin der dritte Grad zu eigen sein.*»

Macer floridus, Verse 268–269

Garten

Ringelblume

Calendula officinalis L.
Garten-Ringelblume

Familie der Korbblütler *Asteraceae*

Weitere Namen: Gelbsuchtrose, Goldblume, Ingelblume, Rinderblume

Droge: Ringelblumenblüten *Calendulae flos*

«Wohl kaum eine andere Pflanze ist von ihrer Natur her so vorzüglich zum Wundheilkraut geeignet.»
Roger Kalbermatten, Wesen und Signatur der Heilpflanzen

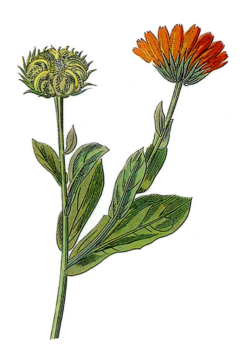

Beschreibung
Die Ringelblume ist eine meist einjährige, seltener zweijährige Pflanze, die einen verzweigten, derben Stängel treibt. Die unteren Blätter sind spatelförmig, die oberen Blätter mehr lanzettlich bis elliptisch, 5 bis 12 cm lang und mehr oder weniger behaart auf beiden Seiten. Die Blütenköpfchen sind ansehnlich gross (3 bis 5 cm). Sie tragen entweder im Zentrum Röhrenblüten und aussen mehrere Kreise von Zungenblüten oder bei den gefüllten Formen oft fast nur Zungenblüten. Die Blütenfarbe ist schwefelgelb, sattgelb oder orange.

Blütezeit
Juni bis September.

Vorkommen
Die Ringelblume stammt aus dem Mittelmeergebiet. Sie wird sehr oft als Zierpflanze in Gärten gezogen. Zu arzneilichem Gebrauch wird die gefüllte Form bevorzugt.

Garten
Die Ringelblume ist eine anspruchslose und beliebte Gartenpflanze. Sie sät sich in der Regel selbst wieder aus. Für den Anbau empfiehlt sich die Aussaat im April ins freie Land in 30 cm entfernten Reihen.

Verwendete Pflanzenteile
Die ausgezupften Einzelblüten ohne den grünen Hüllkelch oder die ganzen Blütenköpfchen, seltener auch die ganze blühende Pflanze. Ernte jeweils, sobald die Köpfe gut aufgeblüht sind. Trocknung am Schatten, bei nicht über 35 °C.

Wirkstoffe und Wirkung
Ringelblumenblüten enthalten Triterpenglykoside, Flavonoide und Carotinoide. Letztere färben die Blütenblätter und die öligen Auszüge gelb/orange. Die Ringelblume fördert die Wundheilung, wirkt entzündungshemmend und granulationsfördernd. Im Gegensatz zu anderen Korbblütlern wie Kamille, Schafgarbe und Arnika enthält die Ringelblume keine Sesquiterpenlactone.

Anwendung
Äusserlich: Äusserlich wird die Droge als Tee in Form von Bädern oder Umschlägen zur Behandlung schlecht heilender Wunden verwendet, auch oft als Salbe zur lokalen Entzündungshemmung.
Tee: 1 bis 2 Teelöffel Ringelbumenblüten werden mit 1 Tasse heissem Wasser übergossen und nach 10 Minuten durch ein Teesieb gegeben. Der noch warme Tee wird zum Gurgeln bei Entzündungen im Mund- und Rachenraum oder für Umschläge auf Wunden verwendet.
In vielen Teemischungen sind Ringelbumenblüten als Schmuckdroge enthalten.

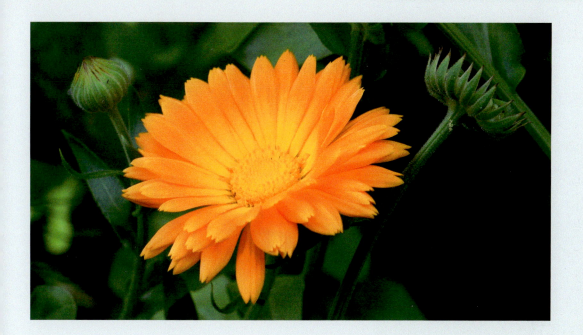

Tinktur: Mit Wasser verdünnt zur Wundheilung.

Rezept
Ringelblumensalbe: 10 Teile Ringelblumenöl-Auszug, 1 Teil Bienenwachs. Öl und Bienenwachs im Wasserbad erwärmen, bis das Wachs schmilzt, gut umrühren und in Salbendosen giessen. Vor dem Verschliessen der Dosen erkalten lassen, damit sich kein Kondenswasser bildet. Diese Salbe kann mit ätherischem Öl, das die Wundheilung und Hautpflege unterstützt, angereichert werden, z. B. 10 Tropfen ätherisches Lavendelöl auf 100 ml Salbe. Das ätherische Öl wird direkt in die Salbendosen gegeben, darüber giesst man die leicht abgekühlte Salbenmasse. Ringelblumensalbe ist ein bewährtes Hausmittel und wirkt hautpflegend und wundheilend.

Geschichte
Die Ringelblume wird erst im 12. Jahrhundert als Heilpflanze erwähnt, erfreute sich aber das ganze Mittelalter hindurch grosser Bekanntheit.

Element und Energetik
«Die Ringelblume ist kalt und feucht, und sie hat starke Grünkraft in sich …»
Hildegard von Bingen, Physica, Cap. 1–122

Garten

Rose

Rosa gallica L. Essigrose und *Rosa centifolia* L.

Familie der Rosengewächse *Rosaceae*

Weitere Namen: Gefüllte Gartenrose

Droge: Rosenblütenblätter *Rosae flos*

«Die Rose ist ohn' Warum, sie blühet, weil sie blühet.»
Angelus Silesius

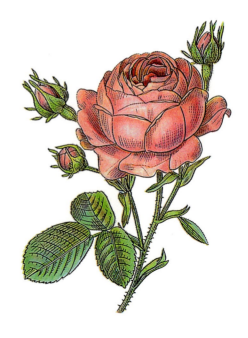

Beschreibung
Unsere gefüllten Gartenrosen und namentlich die rosa und rot blühenden Sorten liefern alle Rosenblätter, die für arzneiliche Verwendung geeignet sind. Von einer Beschreibung der Rose kann hier abgesehen werden. Es sei nur angemerkt, dass die Blumenblätter mit Ausnahme der fünf äussersten, umgewandelte Staubgefässe sind, was man daran erkennt, dass einzelne Blätter gelegentlich nur teilweise als Blumenblatt, teilweise noch als Staubgefäss ausgebildet sind.

Blütezeit
Juni bis Juli.

Vorkommen
Diese Rosen kommen – im Gegensatz zu den Wildrosen (↦ Hagrose, S. 232) – kultiviert in unseren Gärten vor.

Garten
Es gibt eine grosse Vielfalt an Duftrosen, die eine Zierde für jeden Garten sind.

Verwendete Pflanzenteile
Die getrockneten Blumenblätter. Einsammlung vor dem völligen Aufblühen (für den Handel) oder vor dem Verblättern für den Hausgebrauch. Trocknung rasch am Schatten bei nicht über 40 °C.

Wirkstoffe und Wirkung
Wenig Gerbstoffe und ätherisches Öl. Rosenblätter wirken zusammenziehend, entzündungswidrig und leicht stopfend. Diese Wirkungen sind durch die Gerbstoffe bedingt.

Anwendung
Innerlich als **Absud** (1 Handvoll mit ½ Liter Wasser kalt aufsetzen, zum Sieden bringen und 15 Minuten ziehen lassen), gegen Durchfall (besonders bei Kindern).
Äusserlich ein konzentrierter, wässriger Aufguss zum Spülen und Pinseln von entzündeten Mundschleimhäuten (bei Kindern wird gerne der Rosenhonig dazu verwendet) sowie zum Baden von schlecht heilenden Wunden und Verbrennungen.

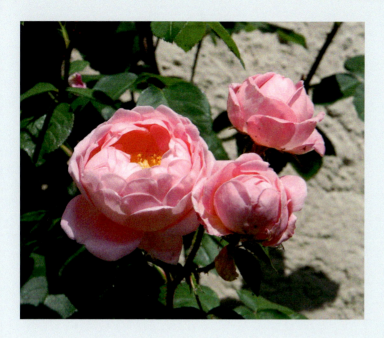

Rezept
Rosenblütensirup: Rosenblütensirup erfrischt und begleitet tröstend durch Zeiten seelischer Not. 1 kg Zucker in 1 Liter Wasser aufkochen und den Sirup auskühlen lassen. 1 Liter duftende Rosenblätter von ungespritzten Rosen in ein Glasgefäss füllen. Zwei kleine, unbehandelte Zitronen in Scheiben schneiden, zu den Rosenblättern geben und mit dem Zuckersirup auffüllen. Zum Schluss 1 Esslöffel Zitronensäure daruntermischen. Das Gefäss mit einem Gazetuch abdecken und drei bis vier Tage an einem kühlen Ort stehen lassen. Den Sirup abfiltrieren und in sauber ausgespülte und getrocknete Flaschen abfüllen.

Geschichte
«Mit Recht scheint uns die Rose die Blüte der Blumen genannt zu werden, weil sie durch Aussehen und Duft alle anderen Blumen übertrifft.»
Macer floridus, Verse 776–778

Rosen sind ein Symbol für Harmonie und Liebe. Die duftenden, leicht vergänglichen Blüten inspirierten Dichter und Poeten unterschiedlichster Kulturkreise und Zeitalter. Rosen gehören zu den alten Kulturpflanzen. Sie wurden bei den Sumerern im heutigen Irak bereits um 2000 v. u. Z. gezüchtet. Über die Rosenzüchtung in den kaiserlichen Gärten Chinas berichtet Konfuzius (551–479 v. u. Z.). Auch die Römer pflegten üppige Rosengärten und nutzten die Rosenblüten für ausgelassene Feiern. Wo die ursprüngliche Heimat der Rosen liegt, die im Laufe der Evolution erstmals vor über 35 Millionen Jahren erblühten, ist bis heute ungeklärt.

Element und Energetik
«Denn der Salbei tröstet, die Rose erfreut.»
Hildegard von Bingen, Physica, Cap. 1–22

«Die Rosen kühlen und adstringieren.»
Dioskurides, De materia medica

Rosmarin

Rosmarinus officinalis L.

Familie der Lippenblütler *Lamiaceae*

Weitere Namen: Anthoskraut, Kid, Hochzeitsmaien, Röselimarie

Droge: Rosmarinblätter *Rosmarini folium*

«*Rosmarin – Pflanze gewordene Wärme.*»
Jürg Reinhard

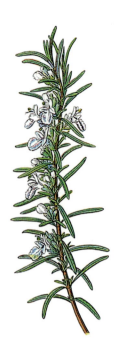

Beschreibung
Die eingerollten, nadelförmigen Blättchen des Rosmarin an den langen, holzigen Zweigen erinnern in der Sommerhitze beinahe an lodernde Feuerzungen. Rosmarin ist ein holziger Kleinstrauch (0,5 bis 2 m hoch), der an den älteren Ästen abblätternde Rinde besitzt. An den langen, behaarten Zweigen sitzen die breit nadelförmigen, nach unten eingerollten Blättchen, die 15 bis 35 mm lang und 1,5 bis 3 mm breit werden. Ihre Oberseite ist grün, die Unterseite filziggrau. Die Blüten sitzen in zwei- bis zehnblütigen Büscheln auf den Blattquirlen. Sie sind blassblau und etwa 1 cm gross. Die Pflanze riecht sehr aromatisch.

Blütezeit
März bis Mai.

Vorkommen
Heimisch im Mittelmeergebiet. Nördlich der Alpen vielfach angebaut und in milderen Lagen winterhart.

Garten
Anbau am besten von Stecklingen, die man bewurzeln lässt, oder von Samen (oft schlecht keimfähig, Keimdauer etwa vier Wochen). Der Rosmarin ist frostempfindlich und benötigt einen sonnigen, geschützten Standort.

Verwendete Pflanzenteile
Das getrocknete, seltener auch das frische Blatt (Letzteres vor allem als Gewürz). Trocknung bei maximal 35 °C. Die Blätter lässt man an den Zweigen trocknen, dann abklopfen oder abstreifen.

Wirkstoffe und Wirkung
Ätherisches Öl, Bitterstoffe und Flavonoide. Hautreizend, desinfizierend, innerlich in kleinen Dosen vor allem die Blutzufuhr zu den Unterleibsorganen und die Abscheidung von Magen- und Darmsaft anregend, schwach galletreibend und harntreibend.

Anwendung
Äusserlich wird das ätherische Öl oder ein Aufguss der Blätter als belebender, anregender Badezusatz eingesetzt; Rosmarinspiritus und -salbe auch als hautreizende, durchblutungsfördernde und schmerzstillende Einreibung bei Rheuma, Migräne, Muskelrheumatismus oder als Bronchialbalsam.
Tee: 1 Teelöffel zerkleinerte Blätter mit heissem Wasser übergiessen und 5 Minuten ziehen lassen; innerlich bei Kreislaufbeschwerden, Erschöpfungszuständen und als schwach galle- und harntreibendes Mittel angewendet. *Vorsicht:* Rosmarin während der Schwangerschaft nur mit Vorsicht anwenden, ätherisches Öl meiden.

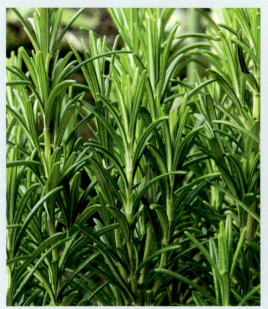
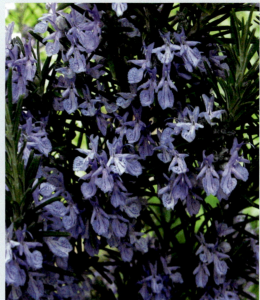

Küche
Rosmarin wird aufgrund seiner antioxidativen Wirkung zum Konservieren von Fleisch und Fett genutzt. Vielfältiges Gewürzkraut in der Küche.

Rezept
Rosmarinfussbad: 50 g zerkleinerte, getrocknete Rosmarinblätter mit 1 Liter heissem Wasser übergiessen und ½ Stunde ziehen lassen. Den Aufguss in ein Waschbecken giessen und mit zusätzlich heissem oder kaltem Wasser auf die gewünschte Temperatur bringen. Die Füsse (oder Hände) während 10 Minuten darin baden, gut trockenreiben und warme (Woll-)Socken anziehen.

Rosmarinbäder beleben bis in die Finger- und Zehenspitzen und durchwärmen den ganzen Körper. Die Bäder helfen bei beginnender Erkältung, um die Abwehrkräfte zu mobilisieren, oder morgens, um den Kreislauf in Schwung zu bringen.

Geschichte
Rosmarin, der im Mittelmeergebiet heimisch ist, war den antiken Ärzten zwar bekannt, er wird jedoch in den Schriften nur knapp erwähnt. Der Rosmarin wurde im frühen Mittelalter im Schutze der Klostermauern auch nördlich der Alpen angebaut. Er wird im *Capitulare de villis,* der Landgüterverordnung Karls des Grossen, erwähnt und erfreute sich nördlich der Alpen bis nach England immer grösserer Beliebtheit. Rosmarin war wichtiger Bestandteil verschiedener Klosterheilmittel (Tinkturen und Liköre).

Element und Energetik
«Rosmarin ist warm und trocken und zerteilet alle grobe Feuchtigkeit in und ausserhalb des Leibes (…) Rosmarin stercket das Hirn und allerley Sinn.»
Jacobus Theodorus Tabernaemontanus, Kreuterbuch (1625)

Rosskastanie

Aesculus hippocastanum L.

Familie der Rosskastaniengewächse

Weitere Namen: Bitterkastanien, Rosschestene, Sauchestene

Droge: Rosskastaniensamen *Hippocastani semen*

Vorsicht: Rosskastaniensamen sind giftig.

«*Die Samenschale der Rosskastanie schützt die Venen und pflegt müde Beine.*»
Anonym

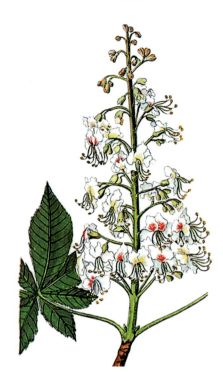

Beschreibung
Die stattlichen Rosskastanienbäume werden oft als Schattenspender in Parks oder als Alleebäume gepflanzt. Die Rosskastanie ist ein bis über 30 m hoher Baum mit anfangs glatter, später abblätternder Rinde. Die Laubblätter sind fünf- bis siebenzählig gefingert und lang gestielt. Die zahlreichen weissen Blüten mit rotem Grund stehen in aufrechten, kegelförmigen Blütenständen. Die Fruchtkapsel ist eine stachelige grüne Kugel und enthält meistens einen braunen Samen.

Blütezeit
April bis Mai.

Vorkommen
Bei uns kultiviert häufig, wild auf dem Balkan.

Verwendete Pflanzenteile
Die geschälten frischen Samen.

Wirkstoffe und Wirkung
Als Hauptwirkstoff wird heute meistens ein als Aescin bezeichneter Komplex von nahe verwandten Saponinen angesehen, doch sind die im Samen enthaltenen Flavonoide, Cumarine und Gerbstoffe ebenfalls an der Wirkung beteiligt. Die hauptsächlichen Wirkungen der Rosskastanie sind: Gefässabdichtung bei erhöhter Gefässbrüchigkeit. Kräftigung der Venen, heilend bei Hämorrhoiden.

Anwendung
Auszüge aus Rosskastaniensamen werden als **Fertigpräparate** verwendet bei Venenentzündungen, Krampfadern und Hämorrhoiden. **Äusserlich** werden die Extrakte auch in Badezusätzen und Einreibungen eingesetzt.
Rosskastanie *Aesculus* wird auch in **homöopathischen** Zubereitungen verwendet.

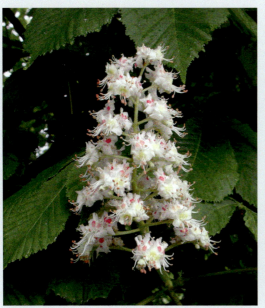
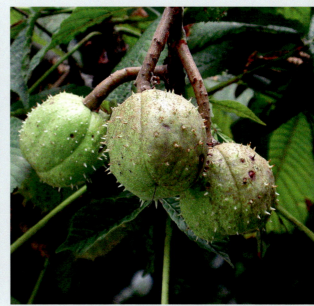

Geschichte

Die Rosskastanie gehört zu den Heilpflanzen mit einer kurzen Geschichte, da sie in der Antike und im Mittelalter nicht zum Heilpflanzenschatz gehörte. Erst seit dem 17. Jahrhundert hat sich die Rosskastanie vom Balkan aus wieder über Mitteleuropa verbreitet, dank der Hilfe von Botanikern und Gärtnern. Vor der letzten Eiszeit war sie auch in Mitteleuropa heimisch. Durch die einsetzende Kälteperiode wurde sie jedoch nach Süden und Osten verdrängt.

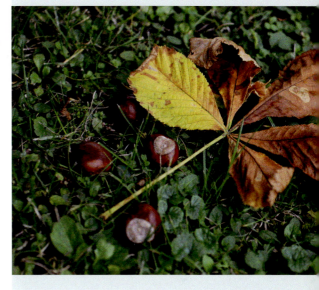

Salbei

Salvia officinalis L. Echter Salbei

Familie der Lippenblütler *Lamiaceae*

Weitere Namen: Chüechlichrut, Kreuzsalbei, Müsliblätter, Salbine

Droge: Salbeiblätter *Salviae folium*

«Leuchtend blühet der Salbei ganz vorne am Eingang des Gartens,/Süss von Geruch, voll wirkender Kräfte und heilsam zu trinken.»
Walahfrid Strabo, Hortulus

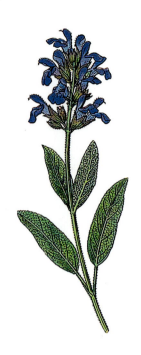

Beschreibung
20 bis 60 cm hoher Halbstrauch, unten holzig, oben mit krautigen, vierkantigen, filzig behaarten Stängeln. Blätter elliptisch, länglich oder eiförmig, dicht filzig behaart, grünlich grau, 3 bis 10 cm lang und 1,5 bis 5 cm breit, gegenständig. Blüte hellblau bis violettblau, 2 bis 3 cm lang, mit verhältnismässig kurzer Oberlippe, in vier- bis achtblütigen Quirlen stehend.
Der auf trockenen Magerwiesen wachsende **Wiesen-Salbei** *Salvia pratensis* wird medizinisch nicht verwendet.

Blütezeit
Juni bis Juli.

Vorkommen
Heimisch in Südeuropa auf trockenen Felsensteppen; als Gartenpflanze über fast ganz Europa verbreitet, stellenweise (z. B. im Wallis) verwildert.

Garten
Anbau vorzugsweise auf kalkhaltigen Böden; Aussaat der gut keimenden Samen im Triebbeet, versetzen auf etwa 30×30 cm Abstand. Blatternte bei beginnender Blüte (Juni und Juli) und eventuell nochmals im September und Oktober. Trocknung am Schatten bei maximal 35 °C.

Verwendete Pflanzenteile
Das frische und das getrocknete Blatt.

Wirkstoffe und Wirkung
Ätherisches Öl, Gerbstoff, Flavonoide; in kleineren Dosen entzündungswidrig, besonders auf Schleimhäuten, ferner die Schweissabsonderung vermindernd. Das ätherische Öl ist in hohen Dosen giftig, die Blutzufuhr zu den Bauchorganen fördernd und das Zentralnervensystem schädigend.

Anwendung
Tee (1 bis 2 Esslöffel klein geschnittene Droge mit 1 Liter Wasser anbrühen und ziehen lassen) vor allem als Spül- und Gurgelmittel bei Entzündungen der Mund- und Rachenhöhle (Angina, entzündetes Zahnfleisch).
Äusserlich als Bademittel und in Umschlägen bei schlecht heilenden Wunden; innerlich zur Verminderung der Schweissabsonderung (insbesondere in der Menopause), gegen Durchfall und Magenverstimmung sowie als galletreibendes Mittel.

Küche
Salbei ist ein vielfältig einsetzbares Gewürzkraut.

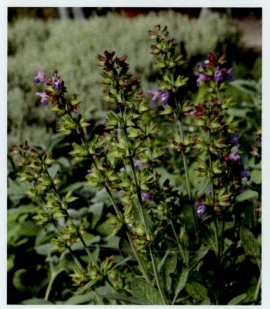
Echter Salbei *Salvia officinalis* L.

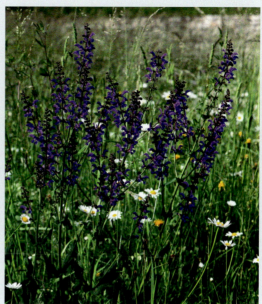
Wiesen-Salbei *Salvia pratensis*

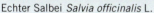

Geschichte
Salbei gilt seit der Antike als bedeutende Heilpflanze. In verschiedenen Schriften wird sie umfassend gelobt, so auch in folgendem Vers aus der Medizinschule von Salerno:

«*Cur moritur homo, cui Salvia crescit in horto? (…)/ Contra vim mortis non est medicamen in hortis. (…)/ Salvia salvatrix, naturae conciliatrix.*»
[Warum stirbt der Mensch, in dessen Garten der Salbei wächst?/(…)/Gegen die Macht des Todes gibt es kein Heilmittel in den Gärten./(…)/Salbei, du Heilerin, Vermittlerin der Natur.»

Element und Energetik
«Der Salbei ist von warmer und trockener Natur, und er wächst mehr infolge der Sonnenwärme als infolge der Feuchtigkeit der Erde. Und er ist sehr nützlich gegen die kranken Säfte, weil er trocken ist.»
Hildegard von Bingen, Physica, Cap. 1–63

Schwarze Johannisbeere

Ribes nigrum L.

Familie der Stachelbeergewächse
Grossulariaceae

Weitere Namen: Cassisblätter, Gichtbeerblätter

Droge: Schwarze Johannisbeerblätter
Ribes nigri folium

«Johannisbeeren heissen sie, weil sie gewöhnlich um das Fest Johannes des Täufers (24. Juni) herum reif sind.»
Pfr. Joh. Künzle

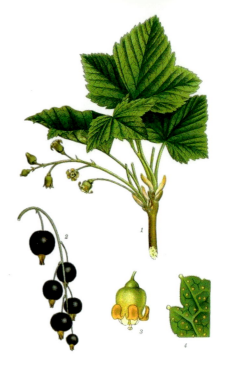

Beschreibung
Der Strauch der Schwarzen Johannisbeeren verströmt einen charakteristischen intensiven Duft. Die gezähnten Blätter sind drei- bis fünflappig und unterseits drüsig punktiert. Die grünlich weissen fünfzähligen Blüten sind in hängenden Trauben angeordnet. Die braunen Kelchblätter sind zurückgebogen, dicht und kraus behaart. Die Früchte sind glatte, schwarze, kugelige Beeren.

Blütezeit
April bis Mai.

Vorkommen
Die Schwarze Johannisbeere wird als Beerenstrauch kultiviert und ist gelegentlich verwildert. Ursprünglich stammt sie aus Asien und Osteuropa.

Garten
Die Johannisbeersträucher bevorzugen sonnige bis halbschattige Standorte, auch Hanglagen und stellen keine besonderen Ansprüche an den Boden.

Verwendete Pflanzenteile
Die getrockneten Blätter; Ernte der Blätter vor oder nach der Blütezeit.

Wirkstoffe und Wirkung
Flavonoide sowie wenig ätherisches Öl. Eine gewisse antioxidative und antimikrobielle Wirkung ist nachgewiesen.
Die Früchte der Schwarzen Johannisbeere enthalten mehr Vitamin C als die roten und weissen Johannisbeeren.

Anwendung
Der **Tee** aus den Blättern wird in der **Volksheilkunde** als Diuretikum eingesetzt, ausserdem bei Gicht, rheumatischen Beschwerden und Durchfall. 1 bis 2 Teelöffel der getrockneten und fein geschnittenen Blätter mit heissem Wasser übergiessen und 5 bis 10 Minuten ziehen lassen. Die (fermentierten) Blätter werden verschiedenen Teemischungen auch als Aromatikum beigegeben und sind Bestandteil von Haus- und Familientees.
Die vitaminreichen **Früchte** werden als Saft und Sirup verwendet, im Winter und bei beginnenden Erkältungskrankheiten zur allgemeinen Stärkung.
Als Nahrungsergänzungsmittel wird auch das aus den Samen gewonnene fette Öl verwendet, das reich an Gamma-Linolensäure ist.

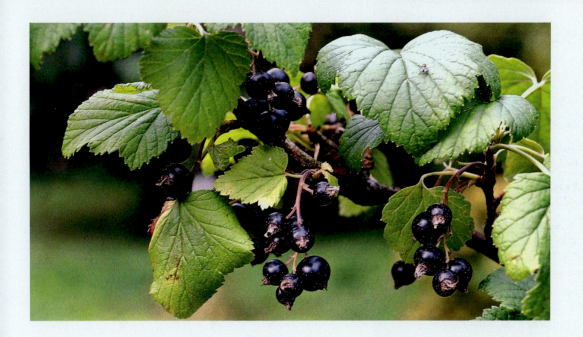

Küche
Als Cassissirup oder Cassislikör sind die Beeren Bestandteil verschiedener Getränke und Desserts.

● Garten

Sonnenhut

Roter Sonnenhut *Echinacea purpurea* (L.) Moench.

Familie der Korbblütler *Asteraceae*

Weitere Namen: Kegelblume, Igelblume, Rote Rudbeckie

Droge: Sonnenhutkraut und -wurzel *Echinaceae purpureae herba/radix*

«*In der amerikanischen Volksmedizin ist Echinacea schon lange als Antiseptikum bekannt.*»
Gerhard Madaus

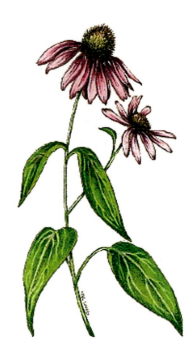

Beschreibung
Der Sonnenhut ist eine kräftige Staude mit rauen Blättern und dekorativen, grossen Blüten. Beim **Roten Sonnenhut** sind die Stängel meist verzweigt, die eiförmig-lanzettlichen Blätter am Rand gesägt. Die Blütenköpfe haben 2 bis 4 cm lange rosarote Zungenblüten, die anfangs abstehen und später nach unten hängen.
Ebenfalls arzneilich verwendet werden kann der **Bleiche Sonnenhut** *Echinacea pallida*. Seine Stängel sind, anders als beim Roten Sonnenhut, meist unverzweigt, und die Blätter sind immer ganzrandig. Die blassrosa Zungenblüten sind wesentlich länger (4 bis 9 cm), sehr schmal und immer herabhängend.
Sehr ähnlich ist auch der **Schmalblätterige Sonnenhut** *Echinacea angustifolia*, aber seine Zungenblüten sind nur 2 bis 4 cm lang und abstehend.

Blütezeit
Juli bis September.

Vorkommen
Ursprüngliche Heimat ist Nordamerika. Der Rote Sonnenhut wurde im 18. Jahrhundert in Mitteleuropa als Gartenpflanze eingeführt und kultiviert. Der Bleiche Sonnenhut wird als Arzneipflanze in Europa angebaut, spielt in der Schweiz allerdings keine Rolle.

Garten
Der Sonnenhut ist eine anspruchslose Gartenpflanze und verlangt tiefgründigen Boden und einen sonnigen Standort.

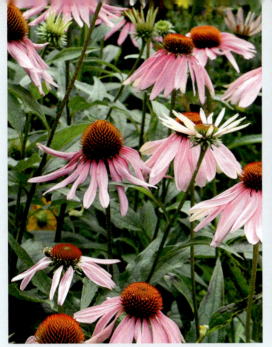 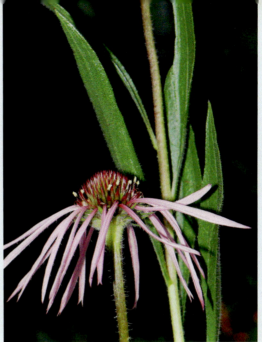

Roter Sonnenhut *Echinacea purpurea* (L.) MOENCH   Bleicher Sonnenhut *Echinacea pallida*

Verwendete Pflanzenteile
Es werden sowohl oberirdische als auch unterirdische Pflanzenteile frisch oder getrocknet verwendet. Die Pflanzenteile werden selten direkt als Drogen eingesetzt. In der Regel werden daraus Extrakte hergestellt.

Wirkstoffe und Wirkung
Polysaccharide, Kaffeesäurederivate, Alkamide, Flavonoide, ätherisches Öl, Polyine. Sonnenhutextrakte haben eine allgemein immunstimulierende Wirkung.

Anwendung
Extrakte werden zur Steigerung der körpereigenen Abwehrkräfte eingesetzt. Es ist eine recht grosse Zahl an Arzneimitteln auf dem Markt. Die immunstimulierende Wirkung wird zum Schutz vor wiederkehrenden Infekten der oberen Atemwege oder der Harnwege genutzt.

Geschichte
Sonnenhut ist im europäischen Heilpflanzenschatz noch nicht sehr lange verankert. Er wird seit dem 20. Jahrhundert in Europa als Heilpflanze angewendet und ist heute sehr beliebt.

Von Indianern Nordamerikas wurden Sonnenhutarten traditionell bei Infektionskrankheiten und Schlangenbissen eingesetzt. Im Namen *Echinacea* ist das griechische Wirt *echinos* = Igel enthalten. Der stachelige Blütenboden erinnert an einen zusammengerollten Igel.

Garten

Stockrose

Alcea rosea L.

Familie der Malvengewächse *Malvaceae*

Weitere Namen: Baummalve, Grosse Malve, Halsrose, Herbstrose, Pappelrose, Weinrose

Droge: Stockrosenblüten *Malvae arboreae flos, Alceae flos*

«Erndt/Herbst/oder Winter-Rosen werden wie andere zame blumen inn den Gärten auffgepflantzet.»
Hieronymus Bock, Kreutterbuch

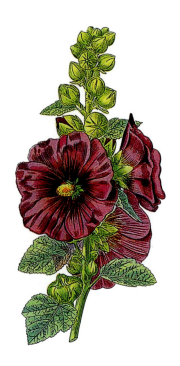

Beschreibung
Die Stockrose ist eine zweijährige bis ausdauernde Pflanze, die vom zweiten Jahre an jedes Jahr einen bis über 2 m hohen, derben, rauhaarigen und wenig verzweigten Blühstängel bildet. Die Blätter sind lang gestielt, von fünf- bis siebeneckigem Umriss und gelegentlich mehr oder weniger tief gelappt. Die Spreite ist rauhaarig, und der Rand ist gekerbt. Die bis über 10 cm grossen Blüten stehen an kurzen Stielen in den Blattachseln und sind entweder einfach oder gefüllt. Sie führen, wenn sie einfach sind, fünf grosse Kronblätter und sehr viele Staubgefässe. Die Blütenfarbe variiert vom hellen Rosa oder Gelb bis zum Schwarzviolett. Der Handel bevorzugt die gefüllten Blüten und schwarzviolette Farben.

Blütezeit
Juni bis Oktober.

Vorkommen
Die Stockrose ist eine aus dem Nahen Osten stammende alte Kulturpflanze, die wild bei uns nicht vorkommt.

Garten
Anbau erfolgt durch Aussaat und Versetzen der jungen Pflanzen im ersten Herbst auf 50 bis 60 cm Abstand an windgeschützte Orte. Ernte ab zweitem Jahr an trockenen Tagen, Trocknung am Schatten bei maximal 60 °C.

Verwendete Pflanzenteile
Die getrocknete Blüte mit oder ohne Kelch, hauptsächlich von den schwarzroten Sorten.

Wirkstoffe und Wirkung
Stockrose enthält Schleim und Gerbstoff und in den dunkelblütigen Sorten einen anthocyanartigen Farbstoff. Sie wirkt entzündungswidrig und leicht abführend. Die Wirkungen sind schwächer als beim Käslikraut, der Kleinen Malve (→ S. 134).

Anwendung
Fast ausschliesslich als **Tee**, und zwar meist in Mischungen gegen Bronchialkatarrh und gelegentlich zum Spülen bei entzündeter Mund- und Rachenhöhle, selten auch als leichtes Abführmittel, hier jedoch nur von schwacher Wirkung.
Die Stockrose wird hauptsächlich noch in der **Volksheilkunde** angewendet oder als Schmuckdroge den Teemischungen beigegeben. Ausserdem dienten die schwarzviolett gefärbten Blüten früher zum Färben des Weines.

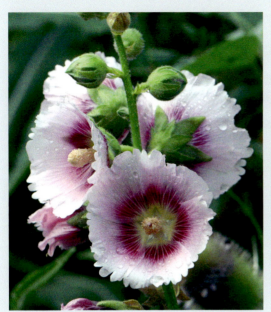 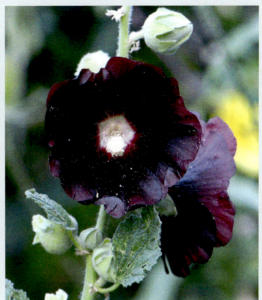

Geschichte
Die Stockrose stammt ursprünglich von der wilden Malve ab und wird seit dem Spätmittelalter in den Gärten gezogen.

Element und Energetik
↪ Käslikraut, S.134.

Süssholz

Glycyrrhiza glabra L.

Familie der *Fabaceae*
Schmetterlingsblütler

Weitere Namen: Lakritzenwurzel, Süssholzstängel, Zuckerholz

Droge: Süssholzwurzel *Liquiritae radix*

«Süssholz ist jedem Kind bekannt, wenigstens indirekt durch ihren verdickten Saftauszug, die Lakritze oder Bärendreck.»
Pfr. Joh. Künzle

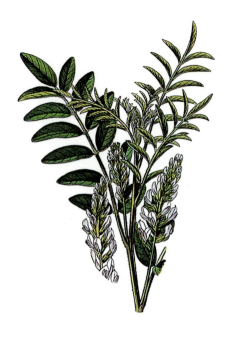

Beschreibung
Süssholz ist eine mehrjährige, 1 bis 1,5 m hohe, holzige Staude mit einem ausgedehnten Wurzelsystem, das aus Pfahlwurzeln, Nebenwurzeln und zahlreichen, bis zu 8 m langen, verholzten Ausläufern besteht. Die Laubblätter sind unpaarig gefiedert (vier bis acht Paare), oval bis eiförmig und kurz stachelspitzig. Aus den Blattachseln entspringen die aufgerichteten Blütentrauben, die zwanzig bis dreissig blaulilafarbene Einzelblüten tragen.

Blütezeit
Mai bis September.

Vorkommen
Süssholz kommt in Mitteleuropa kaum wild vor, am häufigsten in den Mittelmeerländern und östlich bis in die Mandschurei; an Ödplätzen, Wegrändern, auf verlassenen Äckern usw. Das gelegentliche «wilde» Vorkommen in Mitteleuropa rührt von früheren Kulturen her.

Verwendete Pflanzenteile
Die getrockneten Ausläufer und Wurzeln. Die Ausläufer und Wurzeln werden im Spätherbst ausgegraben, gewaschen und an der Sonne getrocknet. Süssholzsaft wird durch Auskochen der ungeschälten, getrockneten Wurzeln gewonnnen, durch Eindicken entsteht Lakritze.

Wirkstoffe und Wirkung
Die Hauptwirkstoffe sind Saponine, v. a. Glycyrrhizin, das fünfzigmal süsser als Rohrzucker ist, daneben kommen noch Flavonoide und Cumarine vor. Süssholz wirkt schleimverflüssigend und auswurffördernd bei Bronchialkatarrh, ausserdem leicht abführend, harntreibend, entzündungswidrig und krampflösend. Süssholz kann Magengeschwüre günstig beeinflussen.

Anwendung
Tee: ½ Teelöffel klein geschnittene Wurzel mit 1 Tasse kaltem Wasser zum Kochen bringen, kurz kochen lassen und abgiessen. Drei- bis fünfmal täglich eine Tasse Tee trinken bei Bronchialkatarrh oder auch bei leichter Verstopfung und bei Krämpfen der Därme und Harnwege. Süssholzwurzel wird häufiger in Teemischungen und nicht als Einzeltee verwendet. *Vorsicht:* Bei längerer Anwendung in grösseren Mengen (wie z. B. bei Magengeschwüren) können cortisonähnliche Nebenwirkungen auftreten; daher ist ärztliche Kontrolle notwendig.

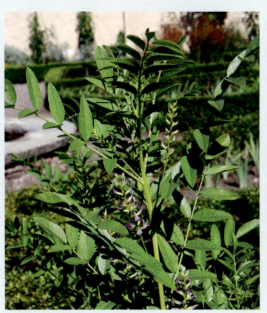
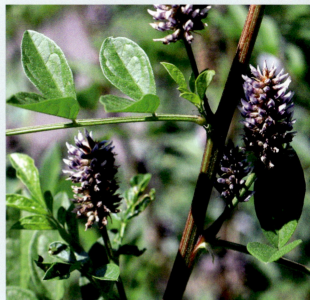

Rezept
Brusttee: 10 g Anisfrüchte, 10 g Süssholzwurzel, 20 g Isländisches Moos, 30 g Eibischwurzel, 30 g Malvenblätter. 3 Esslöffel klein geschnittene Pflanzen auf 1 Tasse Wasser als Kaltauszug, nach 2 bis 3 Stunden abseihen; 3 Esslöffel klein geschnittene Pflanzen mit 1 Tasse kochendem Wasser überbrühen, 10 Minuten ziehen lassen und beide Flüssigkeiten zusammengeben. Der Brusttee wird vor allem bei trockenen Schleimhäuten eingesetzt (Rezept nach Weiss/Fintelmann).

Geschichte
Seit der Antike wird Süssholz erfolgreich bei Sodbrennen eingesetzt.

Element und Energetik
«*Das Süssholz ist von gemässigter Wärme und bereitet dem Menschen eine klare Stimme, auf welche Weise auch immer es gegessen wird, und es macht seinen Sinn mild und erhellt seine Augen und erweicht seinen Magen zur Verdauung.*»

Hildegard von Bingen, Physica, Cap. 1–19

Garten

Thymian

Thymus vulgaris L. Gewürz-Thymian

Familie der Lippenblütler *Lamiaceae*

Weitere Namen: Echter Thymian, Garten-Thymian, Gemeiner Kölm, Jungferndemut, Römischer Quendel

Droge: Thymiankraut *Thymi herba*

«*Vorzügliche Verwendung findet der Thymian als Gewürz für die Gesunden.*»
Dioskurides, De materia medica

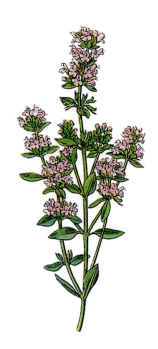

Beschreibung
Der Echte Thymian ist ein aufrechtes, 10 bis 30 cm hohes, meistens ausdauerndes, zierliches Sträuchlein mit holzigen Zweiglein (in kühleren Lagen nicht oder nur unten verholzt) und linealen bis elliptischen, 4 bis 10 mm langen, gegenständigen, am Rande meist eingerollten Blättchen, die oberseits wenig behaart, unterseits filzig behaart sind. Die 3 bis 7 mm langen, rosa- bis lilafarbenen Blüten sitzen in Scheinquirlen in den Achseln der oberen Blättchen. Die ganze Pflanze riecht und schmeckt angenehm aromatisch. Es gibt Rassen, die zitronenartig riechen (Zitronenthymian).

Blütezeit
Juni bis August.

Vorkommen
Heimisch am Mittelmeer; bei uns in Gärten als Gewürz- und Arzneipflanze angepflanzt.

Garten
Aussaat ins Freiland in 25 cm entfernte Reihen, später in den Reihen auf 25 cm ausdünnen; Ernte für die Gewinnung von reiner Blattware vor der Blüte, sonst auch zur Blütezeit möglich. Trocknung am Schatten bei nicht über 35 °C; für Blattware werden die Zweige getrocknet und die Blätter abgeklopft.

Verwendete Pflanzenteile
Die blühenden Zweiglein; die getrockneten Laubblättchen und Blüten.

Wirkstoffe und Wirkung
Ätherisches Öl mit Thymol und Carvacrol sowie wenig Gerbstoffe und Flavonoide. Thymian wirkt desinfizierend, auch auf Darmbakterien, appetitanregend, lösend und beruhigend bei krampfartigem Husten.

Anwendung
Tee (1 bis 2 Esslöffel Blättchen mit 1 Liter Wasser anbrühen und ziehen lassen) innerlich vor allem bei Husten (gut wirkt hier Thymiansirup), ferner gegen Durchfall und Magenverstimmungen.
Tinktur: Die Tinktur wird gleich wie der Tee eingesetzt.
Äusserlich zum Baden schlecht heilender Wunden sehr geeignet.

Küche
Oft als Gewürz zu Fleisch oder mediterranen Speisen verwendet.

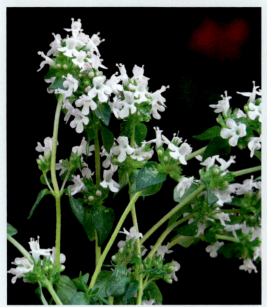
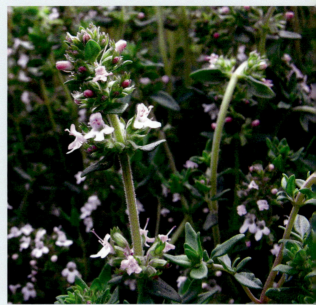

Geschichte

Der bei den Griechen und Römern beliebte Thymian lässt sich nördlich der Alpen erst ab dem 11./12. Jahrhundert nachweisen. Er wurde vermutlich wie viele andere wärmeliebende Mittelmeerpflanzen erstmals innerhalb der schützenden Klostermauern angebaut.

Element und Energetik

«Der Thymian ist warm und trocken.»
Hildegard von Bingen, Physica, Cap. 1–223

Garten

Ysop

Hyssopus officinalis L. Echter Ysop

Familie der Lippenblütler *Lamiaceae*

Weitere Namen: Chilchsuppe, Chirchesürpfli, Eiserigkraut, Isop, Ispen, Kilchenschoppen, Söpli

Droge: Ysopkraut *Hyssopi herba*

«*Entsündige mich mit Ysop, dass ich rein werde; wasche mich, dass ich weisser werde als Schnee.*»
Psalm 51,9

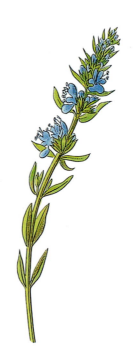

Beschreibung
Ysop ist ein Halbstrauch mit kurzen, holzigen, überwinternden Trieben und meist absterbenden, 25 bis 60 cm hohen, vierkantigen, behaarten Stängeln. Die Laubblätter sind gegenständig lineal-lanzettlich, 1 bis 3 cm lang und 2 bis 8 mm breit, beiderseits dicht behaart. Die Blüten sitzen gehäuft in den Blattachseln, und der Blütenstand ist deutlich einseitswendig. Die einzelne Blüte führt eine blaue bis violettblaue (selten rosa bis weisse) Krone. Die ganze Pflanze riecht angenehm und stark aromatisch und schmeckt scharf und leicht bitter.

Blütezeit
Juli bis August.

Vorkommen
Wild in Mitteleuropa nur in einigen warmen, südlichen Gebieten; hie und da auch aus Kulturen verwildert.

Garten
Anbau durch Stockteilung oder durch Aussaat. Auspflanzen auf 30 × 30 cm. Die Pflanzen bleiben vier bis zehn Jahre ertragsfähig.

Verwendete Pflanzenteile
Das getrocknete, blühende Kraut. Trocknung am Schatten, bei nicht über 35 °C.

Wirkstoffe und Wirkung
Ätherisches Öl, Flavonoide und wenig Gerbstoff. Ysop wirkt vor allem anregend auf die Verdauungssaftdrüsen (appetitanregend), ferner lösend bei Bronchialkatarrh, krampflösend und leicht harntreibend.

Anwendung
Der **Tee** (1 Handvoll mit 1 Liter Wasser anbrühen und ziehen lassen) wird vor allem als appetitanregendes Mittel verwendet, gelegentlich auch als lösendes Mittel bei Bronchialkatarrh sowie gegen Durchfall und Blähungen. Ysop ist in Teemischungen zuweilen als Geschmackskorrigens beigefügt.

Küche
Ysop wird oft als Gewürz sowie in der Likörfabrikation verwendet.

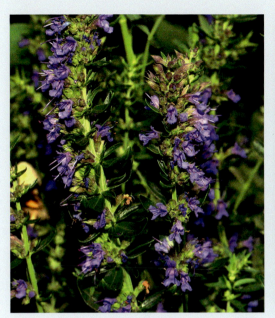 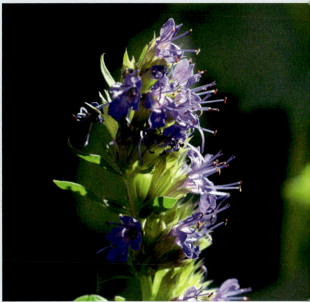

Geschichte

«Ysop» wird im Alten Testament der Bibel als Spreng- oder Weihbüschel erwähnt. Vermutlich handelt es sich dabei um den **Syrischen Ysop** *Origanum syriacum*, da der Europäische Ysop *Hyssopus officinalis* in Israel und auf dem Sinai nicht wild wächst. Trotzdem wird auch der Europäische Ysop immer mit dem Symbol der Entsühnung, der Reinigung, in Verbindung gebracht.

Element und Energetik

«Der Ysop ist von trockener Natur und ist gemässigt warm, und er ist von so grosser Kraft, dass sogar der Stein nicht widerstehen kann, der dort wächst, wo der Ysop hingesät wird.»

Hildegard von Bingen, Physica, Cap. 1–65

«… der Ysop sey gar einer subtielen Substantz/ warm und trucken im dritten Grad. Er macht dünne/öffnet/durchtringet unnd säubert.»

Jacobus Theodorus Tabernaemontanus, Kreuterbuch (1625)

• Garten

Zitronenmelisse

Melissa officinalis L.

Familie der Lippenblütler *Lamiaceae*

Weitere Namen: Englische Melisse, Frauenkraut, Gartenmelisse, Gewöhnliche Melisse, Zitronelle, Zitronenkraut

Droge: Melissenblätter *Melissae folium*

«... ein Mensch, der sie [die Melisse] isst, lacht gern, (...) weil das Herz erfreut wird.»
Hildegard von Bingen, Physica, Cap. 1–59

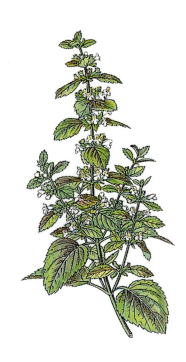

Beschreibung
Ausdauernde Staude, die von Jahr zu Jahr stark wächst, mit 30 bis 100 cm hohen, vierkantigen, wenig behaarten Stängeln, die anfangs wenig, zur Blütezeit jedoch stark verzweigt sind. Blätter gegenständig, kurz bis länger gestielt, eiförmig bis dreieckig, 3 bis 5 cm lang (an Blühtrieben bedeutend kleiner), schwach behaart, mit gesägtem Rande. Blüten 0,8 bis 1,5 cm lang, unscheinbar, mit weisser Krone, auf kurzen Stielchen zu drei bis sechs in Büscheln in den Blattachseln sitzend.

Blütezeit
Juni bis August.

Vorkommen
Aus dem östlichen Mittelmeergebiet stammend, bei uns nur in Gärten; in den wärmeren Gebieten (Wallis, Tessin usw.) gelegentlich verwildert an steinigen Plätzen.

Garten
Anbau entweder aus Sämlingen (Aussaat der langsam keimenden Samen ins Triebbeet) oder besser durch Stockteilungen auf gutem, nicht zu trockenem Boden. Pflanzweite 30×40 cm. Ernte zwei- bis dreimal jährlich, sobald die Triebe jeweils ca. 30 cm hoch geworden sind. Stöcke bleiben 4 bis 8 Jahre ertragsfähig.

Verwendete Pflanzenteile
Das frische oder getrocknete Blatt. Trocknung am Schatten bei nicht über 35 °C, möglichst rasch, da sich bei langsamer Trocknung die Blätter leicht braun färben.
Das durch Wasserdampfdestillation gewonnene ätherische Öl aus den Blättern.

Wirkstoffe und Wirkung
Ätherisches Öl mit aromatisch zitroniger Note, Gerbstoff und Flavonoide. Das ätherische Öl wirkt vor allem beruhigend und krampflösend, die Gerbstoffe haben eine antivirale Wirkung und Extrakte werden bei Fieberbläschen *(Herpes labialis)* eingesetzt.

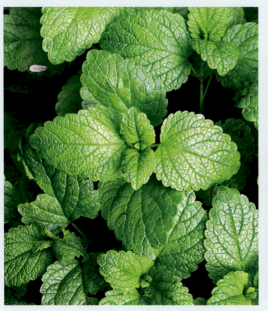
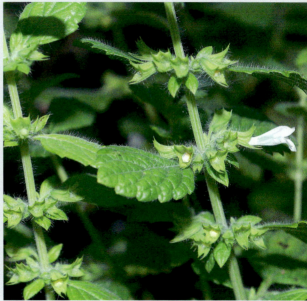

Anwendung

Tee: 1 bis 2 Teelöffel Melissenblätter mit einer Tasse heissem Wasser übergiessen. Der Tee wird traditionell empfohlen bei verschiedenen Magenbeschwerden, Brechreiz, Krämpfen der Bauchorgane, als Beruhigungsmittel bei Erregungszuständen, bei nervös bedingten Einschlafstörungen.

Zitronenmelisse wird oft zusammen mit ähnlich wirkenden Pflanzen angewendet.

In der **Volksheilkunde** ist der Melissentee besonders in der Frauenheilkunde beliebt:

«*Der Melissentee ist der Trost der Frauen: Er macht leicht ums Herz und wird daher vor allem den Kindbettfrauen als Herzstärkung verabreicht, er nimmt die Herzbeklemmung, Schwindelgefühle, Schwermut, Migräne.*»

Pfr. Joh. Künzle

Rezept

Beruhigungstee: Baldrianwurzel 40 g, Orangenschale 10 g, Hopfenzapfen 20 g, Melissenblätter 15 g, Pfefferminzblätter 15 g. 1 bis 2 Teelöffel auf eine grosse Tasse heisses Wasser, 5 bis 7 Minuten ziehen lassen. Dosierung: 3-mal täglich 1 bis 2 Tassen (Standardzulassung 1993).

Melissentee schmeckt gut mit Honig gesüsst.

Geschichte

Zum Namen Melisse (von griechisch *melissa* = Biene) heisst es bei Dioskurides:

«*Melissophyllon; es wird so genannt, weil die Bienen sich daran ergötzen.*»

Dioskurides, De materia medica

Im Garten ist die Zitronenmelisse zusammen mit anderen Lippenblütlern eine wichtige Bienenweide.

Element und Energetik

«*Die Melisse ist warm …*»

Hildegard von Bingen, Physica, Cap. 1–59

• Wegrand, Schuttplätze, Mauern

Entlang von Wegen und Strassen, zwischen Haustür und Gartentor, auf Brachflächen und an sogenannten Ruderalstandorten wachsen anspruchslose, oft wenig beachtete Arzneipflanzen. Sie gedeihen da, wo sich die grüne Pflanzendecke noch nicht vollständig über die offene Erde gelegt hat. Steinig, trocken, dicht liegt der brache Boden und bietet allen anspruchslosen und widerstandsfähigen Pflanzen Lebensraum. Wegränder, Schuttplätze und Ödflächen wandeln sich rasch, es braucht Pflanzen, die sich gut anpassen, die Extreme wie Frost und glühende Sonnenhitze ertragen, die sich stark ausbreiten und vermehren können.

Pflanzen der Wegränder brauchen weder Gärtner noch Pflege. Sie gesellen sich von allein zu den Menschen, oft handelt es sich um typische Unkräuter. Viele dieser Pflanzen, die in enger Gesellschaft mit den Menschen leben, wie Brennnessel, Gänsefingerkraut oder Breit-Wegerich, wurden mit den Wanderbewegungen der Menschen weltweit verschleppt und verbreitet. Pflanzen, die in der Nähe menschlicher Behausungen leben, zehren oft von den hier im Überfluss vorhandenen Nährstoffen.

Heilpflanzen entlang von Wegen, auf Schuttplätzen, an Mauern

Beifuss
Bilsenkraut
Brennnessel
Bruchkraut
Gänsefingerkraut
Grosse Klette
Hirtentäschel
Honigklee
Huflattich
Königskerze
Malve, Käslikraut
Mauerpfeffer
Nelkenwurz ↪ Hecke, Waldrand
Pestwurz
Quecke ↪ Acker
Rainfarn
Schachtelhalm
Schöllkraut
Seifenkraut
Stechapfel

Storchschnabel, Ruprechtskraut
Wegwarte
Wermut

Wegrand, Schuttplätze, Mauern

Beifuss

Artemisia vulgaris L. Gemeiner Beifuss

Familie der Korbblütler *Asteraceae*

Weitere Namen: Roter Buckele, Weisser Buckele, Weiberwermut

Droge: Beifusskraut *Artemisiae herba*

«*Una heisst du, das älteste der Kräuter*»
Angelsächsischer Kräutersegen (11. Jahrhundert)

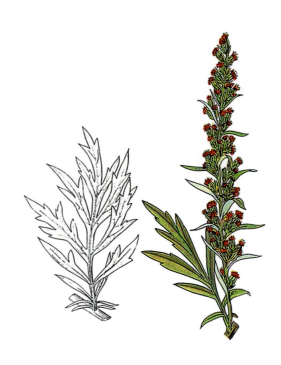

Beschreibung
Der Beifuss wird bis über 2 m hoch und besitzt derbe, kantige, oft rötlich angelaufene Stängel. Die Blätter sind fiederteilig, oberseits dunkelgrün und nicht oder schwach behaart, unterseits dagegen weissfilzig behaart. Die Blütenköpfchen sitzen in langen Rispen, sind klein, länglich-oval, bis 4 mm lang. Sie bestehen aus mehreren kleinen, rotbraunen oder gelblichen Blüten. Beifuss ist eine ausdauernde Staude, die keine Ausläufer treibt.

Blütezeit
Juli bis September.

Vorkommen
Beifuss kommt in Mitteleuropa häufig vor – an Wegrändern, auf Schuttplätzen, an Bach- und Flussufern oder in der Umgebung von Ställen. Er bevorzugt eher stickstoffreiche Böden.

Garten
Anbau ist möglich durch Stockteilung oder Aussaat auf ein Saatbeet und späteres Verpflanzen auf 40×40 cm Abstand. Grössere Ernte ist vom zweiten Jahr an möglich.

Verwendete Pflanzenteile
Die blühenden, getrockneten Stängelspitzen und die Laubblätter. Trocknung am Schatten.

Wirkstoffe und Wirkung
Beifuss enthält ätherisches Öl (mit je nach Herkunft unterschiedlicher Zusammensetzung) und wenig Bitterstoffe. Er regt die Verdauungstätigkeit an. Beifuss ist schwächer in der Wirkung als Wermut.

Anwendung
Tee: Beifuss wird vor allem als Tee (1 bis 2 Esslöffel geschnittene Droge mit ½ Liter Wasser anbrühen und ziehen lassen) bei Appetitlosigkeit und gegen ungenügende Verdauung verwendet, ausserdem als Gewürz.
Volksheilkunde: Seit der Antike sind verschiedene Beifussarten auch sehr geschätzte Frauenheilpflanzen. Die Volksheilkunde schätzt den Beifuss auch heute noch bei allen Beschwerden, die durch «Kälte im Unterleib» hervorgerufen werden, etwa bei Menstruationsbeschwerden.

Küche
Als leicht bitteres Gewürz zu fettigen Speisen wie Gänsebraten usw.

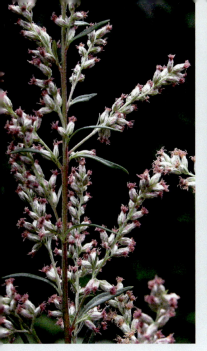
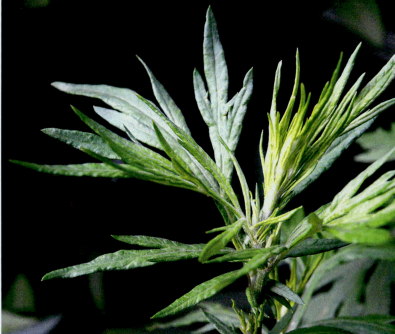

Rezept
Kräuterfussbad mit Beifuss: Eine Handvoll getrocknetes Beifusskraut mit 1 Liter Wasser kalt aufsetzen, zum Sieden bringen und 15 Minuten ziehen lassen. Den Absud dem Wasser für ein Fussbad zusetzen, und die Füsse während 10 Minuten darin baden. Das Kräuterfussbad wird zur allgemeinen Durchwärmung angewendet sowie zur Entspannung der Unterleibsorgane bei schmerzhafter Menstruation.

Geschichte
Im *Macer floridus* steht der Beifuss an erster Stelle des Kräutergedichtes:
«*Kräuter und Kräfte im Liede besingend, erachte ich's für recht und billig, die Mutter aller Kräuter an den ersten Platz zu stellen, welcher die griechische Sprache den Namen Artemisia verlieh.*»
Macer floridus, Verse 1–4

Der Beifuss gehört nicht nur zum Pflanzenschatz der Volksheilkunde, sondern auch zu den Pflanzen, die als Räucherpflanzen oder Kränze bei Ritualen und Jahreszeitenfesten eingesetzt werden:
«*Andere machen Kräntz darauss/unnd gürten es umb den Leib/werffen es darnach mit jhren besondern Reymen unnd Sprüch in S. Johanns Fewer auff S. Johannsen dess heiligen Täuffers Tag/vermeinen darmit alles jhres Unglücks entledigt zu werden.*»
Jacobus Theodorus Tabernaemontanus, Kreuterbuch (1625)

Element und Energetik
«*Die Beyfusskreuter/Nemlich der Rot und Weiss/dessgleichen auch der klein oder Welsch Beyfuss/unnd die Meterkreuter/haben eine Krafft zu erwärmen unnd zu trücknen/ machen dünn/und tringen durch/und zertheilen/seynd warm im dritten/und trucken im zweyten Grad.*»
Jacobus Theodorus Tabernaemontanus, Kreuterbuch (1625)

«*Der Beifuss ist sehr warm und sein Saft ist sehr nützlich.*»
Hildegard von Bingen, Physica, Cap. 1–107

● Wegrand, Schuttplätze, Mauern

Bilsenkraut

Hyoscyamus niger L. Schwarzes Bilsenkraut

Familie der Nachtschattengewächse *Solanaceae*

Weitere Namen: Apolloniakraut, Schlafkraut, Zigeunerkraut

Droge: Bilsenkrautblätter *Hyoscyami folium*

Vorsicht: Die ganze Pflanze ist stark giftig.

«Das Bilsenkraut war schon bei den vorindogermanischen Völkern Mitteleuropas eine Ritualpflanze.»
Christian Rätsch, Enzyklopädie der psychoaktiven Pflanzen

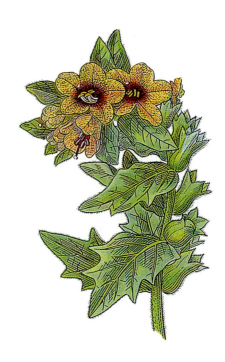

Beschreibung
Das Bilsenkraut ist selten anzutreffen, und wenn man ihm begegnet, dann fasziniere es sogleich mit seiner auffallend dunkel geaderten Blüte.
Bilsenkraut ist ein- oder zweijährig. Die zweijährigen Formen bilden im ersten Jahr eine Blattrosette und im zweiten Jahr einen 30 bis 150 cm hohen, unverzweigten bis stark verzweigten Blühtrieb. Die Blätter sind länglich-oval, grobbuchtig gezähnt, stark behaart und an Wildstandorten etwa 6 bis 15 cm lang. Gewisse Kulturrassen besitzen bis 40 cm lange Blätter. Die Blüten stehen in einem langen rispenartigen, einseitswendigen, behaarten Blütenstand und sind trichterförmig, weissgelb bis schmutzig gelb mit braunen oder violetten Adern. Die Frucht ist eine mit einem Deckel sich öffnende Kapsel.

Blütezeit
Mai bis August.

Vorkommen
Das Bilsenkraut wächst auf Schuttplätzen und an Wegrändern, von der Ebene bis gegen 1800 m Höhe, besonders in zentralalpinen Tälern. Es ist selten anzutreffen, und die Vorkommen sind nur unbeständig.

Anbau
Zum arzneilichen Gebrauch wird Bilsenkraut vor allem durch direkte Aussaat auf 30 bis 50 cm entfernte Reihen angebaut.

Verwendete Pflanzenteile
Das getrocknete Blatt, seltener auch das ganze blühende Kraut und die reifen Samen.

Wirkstoffe und Wirkung
Bilsenkraut enthält stark wirkende Alkaloide, v. a. Hyoscyamin und Scopolamin. Die Wirkung ist derjenigen der Tollkirsche ähnlich, aber schwächer.

Anwendung
Bilsenkraut als solches darf nur vom Arzt angewendet werden und dient ähnlichen Zwecken wie die Tollkirsche. **Bilsenöl** (pharmazeutisch Grünöl) ist ein öliger Auszug aus dem Kraut, der die stark wirksamen Alkaloide enthält und deshalb nur äusserlich angewendet werden darf. Grünöl wird heute in erster Linie zur Behandlung von Narben z. B. nach Operationen verwendet. Als Einreibung kaum mehr im Einsatz.
Bilsenkraut *Hyoscyamus* wird auch in **homöopathischen** Zubereitungen angewendet.

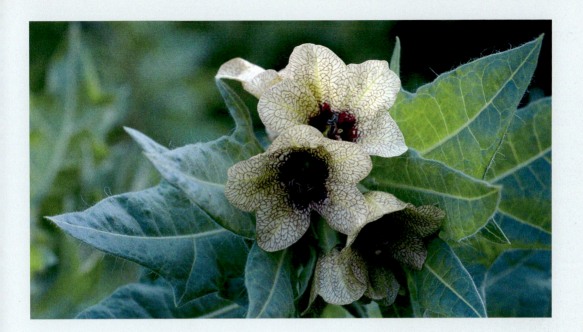

Geschichte
«Bei den Kelten hiess das Schwarze Bilsenkraut beleno und war dem Orakel- und Sonnengott Belenos geweiht. Ihm zu Ehren wurde es geräuchert.»
Christian Rätsch, Enzyklopädie der psychoaktiven Pflanzen

Ausserdem wird das Bilsenkraut als wichtiger Bestandteil von Hexensalben genannt.

Element und Energetik
«Das Bilsenkraut ist kalt und weich und ohne (heilende) Kräfte.»
Hildegard von Bingen, Physica, Cap. 1–110

«Galenus sagt ob wol das weisse Bilsenkraut/besser als die andere können in Leib gebrauchet werden/so soll man sie doch allzumal gleich wie ein Gifft fliehen und meiden/ dann sie ein Natur an sich haben/die Menschen doll und unsinnig zu machen.»
Jacobus Theodorus Tabernaemontanus, Kreuterbuch (1625)

Wegrand, Schuttplätze, Mauern

Brennnessel

Urtica dioica L. Grosse Brennnessel und
Urtica urens L. Kleine Brennnessel

Familie der Nesselgewächse *Urticaceae*

Droge: Brennnesselkraut *Urticae herba*

«Die Brennnessel gleicht einem ‹ruchen Cholderi›, einem Mann mit grimmigem Gebaren, aber mit hilfreichem Herzen. Sie ist wohl das einzige Kraut, das allen Leuten bekannt ist; denn ihr ‹Händedruck› ist unvergesslich.»
Pfr. Joh. Künzle

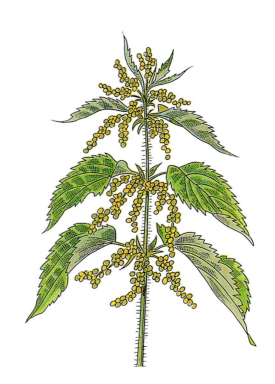

Beschreibung
In der Brennnessel zeigt sich das Blattgrün (Chlorophyll) eindrücklich in den unzähligen Blättern, im kräftigen Stängel und sogar in den unscheinbaren Blüten und den Früchten. Wichtigstes Erkennungsmerkmal sind die Brennhaare, die bei Berührung mit der Haut starken Juckreiz und Rötung verursachen.
Unterscheidungsmerkmale der beiden Brennnesselarten: Beide Arten ähneln sich stark. Die **Grosse Brennnessel** *Urtica dioica* ist aber mehrjährig (mit Wurzelstock), besitzt grössere Blätter und ist von höherem Wuchs (bis 1,5 m); männliche und weibliche Blüten (beide unscheinbar) kommen auf verschiedenen Pflanzen vor (diözisch). Die **Kleine Brennnessel** *Urtica urens* ist hingegen einjährig, ihre Blätter sind kleiner, und sie wird weniger hoch (bis 60 cm) – ausserdem kommen bei ihr männliche und weibliche Blüten auf derselben Pflanze vor (monözisch).

Blütezeit
Juni bis Oktober.

Vorkommen
Die Brennnessel wächst als treue Begleiterin in der Nähe der Menschen. Sie gedeiht weltweit überall dort, wo Mensch und Tier ein üppiges Nährstoffangebot (Harnstoffe) im Boden zurückgelassen haben – in der Nähe von Behausungen, entlang von Weiden und Wegen, um Alphütten, an Ödplätzen und Mauern und bei Steinhaufen. In den Alpen wächst sie bis 2500 m. Die Kleine Brennnessel ist mehr auf die wärmeren Gebiete beschränkt.

Garten
Die Brennnessel gedeiht oft als Unkraut im Garten oder in grösseren Beständen in der Nähe von Tierställen.
Brennnessel wird als *Kräuterjauche* (1 kg frische Pflanzen in 10 Liter Wasser vergären, bis beim Umrühren kein Schaum mehr entsteht, und zwanzigfach verdünnen) zur Wachstumsförderung ganzjährig auf den Boden ausgebracht.

Verwendete Pflanzenteile
Von der Brennnessel wird die ganze Pflanze von der Wurzel, über die Blätter bis zu den Früchten genutzt: die ganze junge Pflanze, der Presssaft der jungen Pflanzen, die getrockneten Blätter, die getrockneten Wurzeln samt Wurzelstock (der Grossen Brennnessel).
Einsammeln zur Blattgewinnung, sobald die Pflanzen etwa 30 bis 50 cm hoch sind; Trocknung am Schatten möglichst rasch, bei Temperaturen nicht über 50 °C.

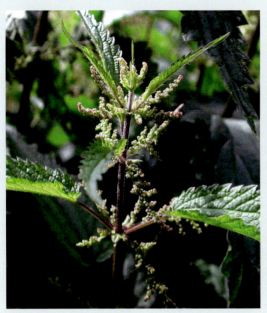
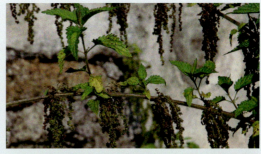
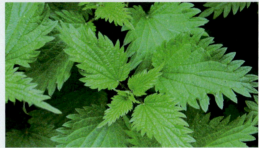

Grosse Brennnessel, männlicher Blütenstand (links), weiblicher Fruchtstand (oben), Blätter (unten)

Wirkstoffe und Wirkung
Im *Kraut* v. a. Flavonoide, Triterpene und Sterole. In den *Brennhaaren* Histamin und andere Amine. In der *Wurzel* Gerbstoffe, Cumarinderivate, Sterole, Sterylglykoside und Lignane. Kraut und Wurzel wirken leicht harntreibend und allgemein stoffwechselanregend.

Anwendung
Das Kraut und die Wurzel als **Tee** zur Anregung der Harnabsonderung bei Harnwegsinfekten und Rheuma. Es werden 3 bis 4 Teelöffel getrocknetes Brennnesselkraut mit 1 Tasse heissem Wasser übergossen und nach ca. 10 Minuten abgesiebt. Täglich 3 bis 4 Tassen frisch aufgebrühten Tee trinken.
Äussere Anwendung: Die Volksheilkunde kannte auch die direkte Anwendung frischer Brennnesselstauden bei rheumatischen Beschwerden. Die Brennhaare bewirken eine verstärkte lokale Hautdurchblutung und können dadurch zur Linderung von Schmerzen beitragen.
Pflanzliche Arzneimittel: Die Wurzel wird als Extrakt bei Prostatabeschwerden im Frühstadium eingesetzt.

Küche
Die frischen Blätter dienen als Spinatersatz. Gequetschte frische oder getrocknete Früchte als Brotbelag oder in Honig zur allgemeinen Belebung bei Müdigkeit (Winter oder Frühjahr).

Rezept
Brotaufstrich aus frischen Brennnesseln: 1 Handvoll frische Brennnesselblätter fein hacken. 1 kleine Zwiebel und 1 Essiggurke feingehackt dazugeben. Die Mischung mit Sojasauce und wenig Pfeffer würzen. Die Paste schmeckt fein auf Butterbrot oder auf kleinen Cherry-Tomaten.

Hinweis: Wenn die Grossen Brennnesseln gelegentlich zurückgeschnitten werden, bilden sich immer wieder frische Blätter.

Geschichte
Die Brennnessel spielt seit dem Altertum als Heilpflanze und zur Gewinnung von Fasern eine wichtige Rolle. Vor allem in der Volksheilkunde geniesst sie einen guten Ruf als Wildgemüse und Heilpflanze, die überall zur Verfügung steht.

Element und Energetik
«*Die Brennnessel ist in ihrer Art sehr warm ... Aber wenn sie frisch aus der Erde spriesst, ist sie gekocht nützlich für die Speisen des Menschen, weil sie den Magen reinigt und den Schleim aus ihm wegnimmt.*»
Hildegard von Bingen, Physica, Cap. 1–100

Wegrand, Schuttplätze, Mauern

Bruchkraut

Herniaria glabra L. Kahles Bruchkraut
und *Herniaria hirsuta* L. Behaartes
Bruchkraut

Familie der Nelkengewächse
Caryophyllaceae

Weitere Namen: Guggerseife

Droge: Bruchkraut *Herniariae herba*

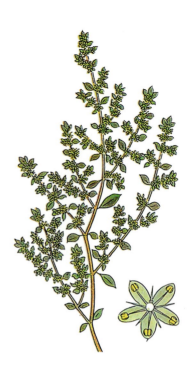

Beschreibung
Das Kahle Bruchkraut ist ein meist ausdauerndes, kleines Kraut mit verzweigten, meist flach am Boden kriechenden, kahlen Stängeln, an denen die kleinen (0,3 bis 1 cm langen), spitz elliptischen oder lanzettlichen kahlen Blättchen gegenständig stehen. Die winzig kleinen (nur etwa 1 mm grossen) grünlich gelben Blüten sitzen in fünf- bis zehnblütigen Knäuelchen in den Blattachseln. Das Behaarte Bruchkraut gleicht dem Kahlen Bruchkraut sehr stark, es unterscheidet sich von ihm durch die borstige Behaarung von Blatt und Stängeln.

Blütezeit
Juni bis Oktober.

Vorkommen
Das Kahle Bruchkraut und das Behaarte Bruchkraut wachsen in Mitteleuropa auf trockenen, sandigen und steinigen Plätzen (Bahnareale, Brachfelder, Schlackenböden und Steppen). Das Kahle Bruchkraut kommt fast nur auf Kieselboden vor, das Behaarte Bruchkraut dagegen auf Kalk- und Kieselboden. In der Schweiz kommen beide verstreut vor, am häufigsten in den südlichen Gebieten (Wallis, Tessin), bis 2000 m hoch steigend.

Verwendete Pflanzenteile
Das getrocknete, blühende Kraut. Einsammlung zur Blütezeit, Trocknung am Schatten.

Wirkstoffe und Wirkung
Saponine, Flavonoide, Cumarine und wenig Gerbstoffe. Dem Bruchkraut wird eine schwach krampflösende und harntreibende Wirkung zugeschrieben.

Anwendung
Tee: Zur Vorbeugung und unterstützenden Behandlung von Blasenentzündung. 2 bis 3 Teelöffel getrocknetes Kraut mit 1 Tasse heissem Wasser angiessen. Das Bruchkraut wurde gelegentlich in Blasenteemischungen verwendet, zusammen mit Bärentraubenblättern, Acker-Schachtelhalm oder Brennnessel. Das Bruchkraut gilt in der **Volksheilkunde** als «Blutreinigungsmittel».
Bruchkraut wird auch in der **Homöopathie** angewendet.

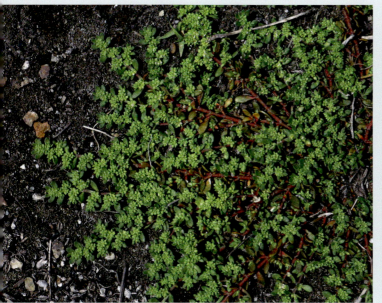
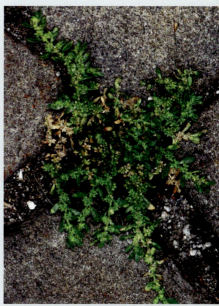

Kahles Bruchkraut *Herniaria glabra* L.

Behaartes Bruchkraut *Herniaria hirsuta* L.

Geschichte

Der Name Bruchkraut ist auf die mittelalterliche Verwendung der Pflanze bei Bruchleiden zurückzuführen. Eine gesicherte Anwendung des Bruchkrautes ist erst seit dem Mittelalter nachgewiesen.

Wegrand, Schuttplätze, Mauern

Gänsefingerkraut

Potentilla anserina L.

Familie der Rosengewächse *Rosaceae*

Weitere Namen: Anserine, Gänsekraut, Gänserich, Krampfkraut, Silberchrut

Droge: Gänsefingerkraut *Anserinae herba*

«*Das Gänsefingerkraut verdient den Namen ‹Krampfkraut›.*»
Sebastian Kneipp

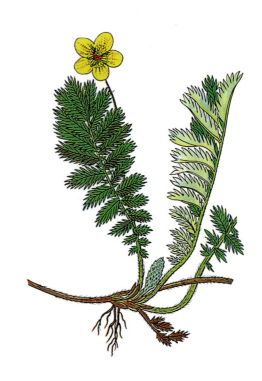

Beschreibung
Das Gänsefingerkraut bildet mit seinen silbrig weichen Blättern ganze Teppiche entlang von Wegrändern und auf gut gedüngten, festgetretenen Böden. Es ist eine ausdauernde Staude mit kurzem, oft knolligem, holzigem Wurzelstock und weithin kriechenden Stängeln, die an den Knoten wurzeln. Die bis 20 cm langen Blätter sind unpaarig gefiedert (elf bis einundzwanzig Fiedern), und die Fiederblättchen sind lineal-länglich, am Rande scharf gesägt, oberseits lebhaft grün und wenig behaart, unterseits meist dicht weissfilzig behaart. Die auffälligen, goldgelben Blüten sitzen einzeln auf langen Stielen und messen bis 2 cm im Durchmesser.

Blütezeit
Juni bis Herbst.

Vorkommen
Stark wucherndes Unkraut, auf Ödplätzen, verlassenen Äckern, an Wegrändern und auf Gänsewiesen (von daher der Name), von der Ebene bis gegen 2000 m ansteigend und überall verbreitet.

Garten
Das Gänsefingerkraut lässt sich problemlos im Garten an einer gut gedüngten Stelle ziehen. Wenn ihm der Platz zusagt, kann es rasch zu einem wuchernden, jedoch sehr dekorativen Unkraut werden.

Verwendete Pflanzenteile
Das getrocknete, blühende Kraut. Einsammlung zur Blütezeit, womöglich vor August. Trocknung an der Sonne oder am Schatten.

Wirkstoffe und Wirkung
Viel Gerbstoffe, Flavonoide. Eine krampflösende Wirkung wird beschrieben.

Anwendung
Tee: Für innere und äussere Anwendung wird ein 1 Handvoll Kraut mit 1 Liter Wasser kalt aufgesetzt, 2 Minuten kochen und ziehen lassen. Traditionell ist das Gänsefingerkraut eine Frauenheilpflanze mit krampflösenden Eigenschaften. Sie wird daher vor allem bei schmerzhaften Monatsblutungen und bei krampfartigen Regelschmerzen eingesetzt. Wirksamer als der Tee sei ein Auszug mit Milch. Ähnlich wie die anderen *Potentilla*-Arten (→ Blutwurz, S. 180) wird das milde Gänsefingerkraut auch bei krampfartigen Durchfällen innerlich als Tee angewendet. Da es milder ist als die anderen Fingerkrautarten, wird es gern bei leichten Beschwerden von Kindern und Erwachsenen eingesetzt.
Bad: Bei schlecht heilenden Wunden.
Veterinärmedizin: Wichtiges Mittel bei Krämpfen und Wunden.

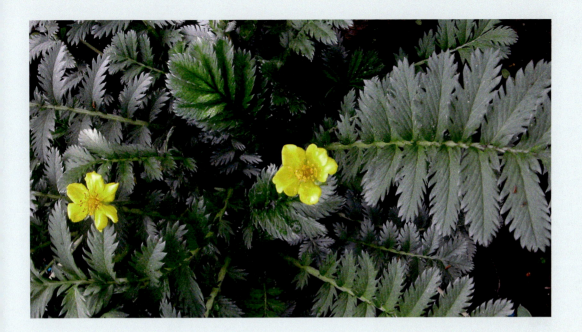

Geschichte
Das Gänsefingerkraut ist eine wichtige Heilpflanze der Volksheilkunde, es ist jedoch unsicher, ob es in antiken Schriften schon erwähnt ist. Kneipp lobte das Gänsefingerkraut und hat es damit wieder in die moderne Volksheilkunde eingeführt, wie so manche andere Pflanze auch.

Element und Energetik
«Das Genserichkraut hat eine trucknende Eygenschafft/mit einer zusammenziehung/dann es stopffet sehr/so seynd alle Gewächs die stopffen truckner Art unnd Natur/wie das Galenus klärlich beweiset.»

Jacobus Theodorus Tabernaemontanus, Kreuterbuch (1625)

● Wegrand, Schuttplätze, Mauern

Grosse Klette

Arctium lappa L.

Familie der Korbblütler *Asteraceae*

Weitere Namen: Bardane, Chläbere, Haarballe, Haarwachswürze, Klibere, Rossklettenwurz

Droge: Klettenwurzel *Bardanae radix*

«Bittere Wurzeln wie Klette, Löwenzahn und Wegwarte unterstützen die Leber und helfen, mit der Bitterkeit des Lebens besser umzugehen.»
Volksmund

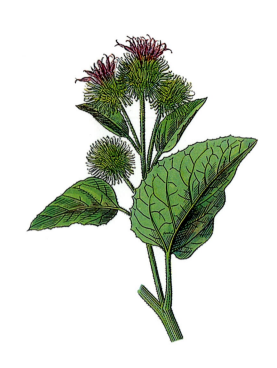

Beschreibung
Die Kletten sind stattliche, 50 cm bis 2 m hohe, zweijährige Stauden, die im ersten Jahre eine Blattrosette und im zweiten Jahre die Blühtriebe bilden. Die Wurzel ist bis über 1 m lang, bis 5 cm dick und wenig verzweigt, senkrecht in den Boden wachsend. Die Blätter sind gross, eiförmig mit entfernt gezähntem oder gewelltem Rand und gestielt. Die roten Blüten sitzen in 2 bis 5 cm grossen Köpfchen, deren Hüllkelchblätter an der Spitze einen kleinen Haken haben,
Weitere arzneilich verwendete Klettenarten: **Kleine Klette** *Arctium minus* mit auffällig aufrecht abstehenden Ästen. Die Blüten sind kleiner (1,5 bis 2,5 cm) als bei der Grossen Klette, die Hüllblätter durchwegs hakig gekrümmt, und die Stängel der Grundblätter sind hohl.
Filzige Klette *Arctium tomentosum* Mill. mit charakteristisch dicht behaarten Hüllblättern, die sowohl gekrümmt als auch gerade sein können. Der Stiel der Grundblätter ist markig.

Blütezeit
Juli bis September.

Vorkommen
An Wegrändern, auf Ödplätzen, um Ställe usw.

Garten
Anbau durch Aussaat direkt ins Feld mit 50 cm Abstand.

Verwendete Pflanzenteile
Die frische und die getrocknete Wurzel der einjährigen Pflanze, seltener auch die Blätter und die Früchte. Gewinnung muss im ersten Herbst oder im zweiten Frühjahr erfolgen. Trocknung nach Längsspaltung bei nicht über 70 °C.

Wirkstoffe und Wirkung
Die Klette enthält v. a. Inulin, Schleimstoffe, Bitterstoffe; sie wirkt leicht harn- und galletreibend.

Anwendung
Tee: 1 bis 2 Teelöffel getrocknete Pflanzenteile mit 1 Tasse kaltem Wasser ansetzen und während 2 Minuten kochen, abgiessen und bei leichten Gallenstörungen sowie als schwach wassertreibendes Mittel trinken.
Äusserlich: Als Klettenwurzelöl *Bardanae oleum* für Einreibungen und Badeöle bei rheumatischen Muskel- und Gelenkerkrankungen sowie gegen Kopfschuppen und Haarausfall.

Küche
Wurzel und Blätter können als Wildgemüse verwendet werden.

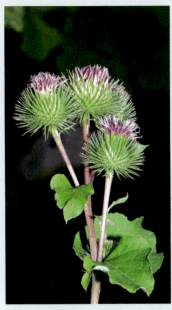 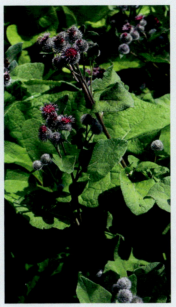 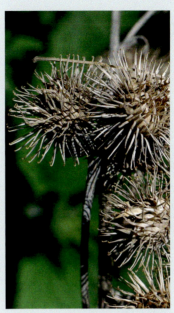

Grosse Klette *Arctium lappa* L.   Filzige Klette *Arctium tomentosum*   Fruchstände Grosse Klette *Arctium lappa*

Geschichte
Die Klettenwurzel wird bereits bei Dioskurides erwähnt: Die Wurzel ist gross, innen weiss und aussen schwarz.

Element und Energetik
«Das Kraut, das Klette genannt wird, hat etwas entgegengesetzte Wärme und wächst aus dem Saft und Schweiss der Erde, und es ist nützlich und unnütz.»

Hildegard von Bingen, Physica, Cap. 1–98

• Wegrand, Schuttplätze, Mauern

Hirtentäschel

Capsella bursa-pastoris [L.] MEDIKUS
Gemeines Hirtentäschel

Familie der Kreuzblütler *Brassicaceae*

Weitere Namen: Bettseikerli, Beutelkraut, Löffeli, Löffelischelm, Schüfelichrut, Secklichrut, Täschelkraut

Droge: Hirtentäschelkraut *Bursae pastoris herba*

«*Ein rechtes ‹Unkraut› ist das Hirtentäschel; von allen Kreuzblütlern hat es sich am weitesten über die ganze Erde verbreitet.*»
Wilhelm Pelikan, Heilpflanzenkunde

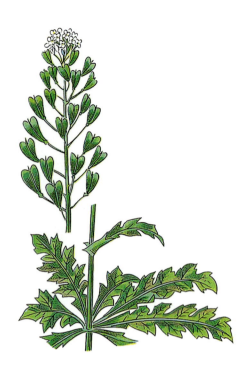

Beschreibung
Das Hirtentäschel ist eine ein- bis zweijährige, 10 bis 60 cm hohe Staude, die zuerst eine Grundrosette und später einen unverzweigten bis wenig verzweigten Blühstängel treibt. Die Blätter sind stets behaart, sehr wechselnd in der Form, länglich, obere Blätter ungeteilt und ganzrandig, untere meist gelappt. Die Blüten stehen in gedrängt-traubigen Blütenständen, sie sind weiss, etwa 3 bis 4 mm gross, mit vier Kronblättern. Die Frucht ist gestielt, 6 bis 9 mm lang, dreieckig-verkehrt-herzförmig. Diese typischen Früchte stellen ein sicheres Unterscheidungsmerkmal gegenüber anderen weiss blühenden Kreuzblütler unserer Flora dar, die meist lang gestreckte Früchte haben.
Während der ganzen Vegetationsperiode von März bis Oktober/November finden sich Blattrosetten, blühende und fruchtende Pflanzen. Das Hirtentäschel bildet sehr viele Samen aus, die noch im gleichen Jahr keimen können und selbst wieder zu einer fruchtenden Pflanze heranwachsen.

Blütezeit
Blüht und fruchtet von Frühling bis Herbst.

Vorkommen
Überall verbreitet, von der Ebene bis über 2000 m, auf Schuttplätzen, Strassenpflastern, auf Äckern und Wiesen.

Garten
Das Hirtentäschel gedeiht oft als «Unkraut» im Garten und kann sich da stark vermehren. Die Blattrosette lässt sich als Wildgemüse verwenden.

Verwendete Pflanzenteile
Das getrocknete, blühende Kraut. Einsammlung März bis Oktober; Trocknung am Schatten bei 30 bis 45 °C.

Wirkstoffe und Wirkung
Hauptsächlich Flavonoide. Hirtentäschel wirkt gefässverengend und dadurch lokal blutstillend, besonders auf die Gebärmutter.

Anwendung
Tee: Für äussere und innere Anwendungen 1 bis 2 Teelöffel Hirtentäschelkraut mit 1 Tasse siedendem Wasser übergiessen und 15 Minuten ziehen lassen.
Volksheilkunde: Hirtentäscheltee wird äusserlich bei oberflächlich blutenden Wunden sowie bei Zahnfleischbluten und Nasenbluten angewendet. Die Frauenheilkunde setzt das Kraut auch bei übermässigen Monatsblutungen ein. Bei länger anhaltenden Blutungen ist unbedingt ein Arzt aufzusuchen.

Küche
Die frischen Blätter der Blattrosetten werden Wildsalaten und Kräutersuppen zugegeben.

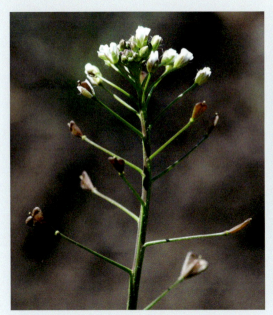 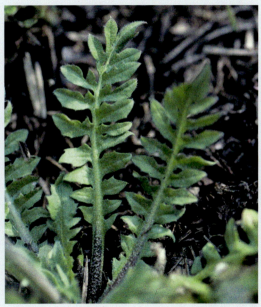

Gemeines Hirtentäschel *Capsella bursa-pastoris* [L.] Medikus, Blattrosette (rechts)

Geschichte
In der Antike wurden hauptsächlich die Samen des Hirtentäschelkrauts genutzt, bei Dioskurides wird der Samen als scharf, wärmend beschrieben, der die Galle nach oben und unten abführt.

Element und Energetik
«Der Geruch und Geschmack dess Teschelkrauts unentpfindtlich/allein dass man ein Astriction und Zusammenziehung vermercket mit einer Trückne/ derwegen dieses Kraut truckener unnd küler Natur ist/welches dann auch die tägliche Erfahrung bezeuget.»
Jacobus Theodorus Tabernaemontanus, Kreuterbuch (1625)

«Der liebe Gott hat dieses Kräutlein extra mit vielen kleinen Taschen, ähnlich den Taschen der Schafhirten, ausgestattet. Der gütige Schöpfer gibt jedoch keine leeren Taschen, sondern legt immer etwas Gutes hinein. Und in diese Taschen hat er Kraft der Kühlung hineingelegt gegen inneren und äusseren Brand, besonders in Nieren und Unterleib und dortigen Blutungen und Beschwerden.»
Pfr. Joh. Künzle

Wegrand, Schuttplätze, Mauern

Honigklee

Melilotus officinalis L. (Lam.) Echter Honigklee und *Melilotus altissimus* Thuill. Hoher Honigklee

Familie der Schmetterlingsblütler
Fabaceae

Weitere Namen: Steinklee, Guldenklee, Mottenklee, Siebenklee

Droge: Honigkleekraut *Meliloti herba*

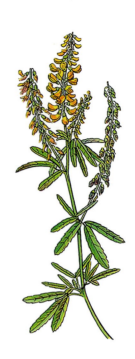

Beschreibung
Der Honigklee ist eine hohe, feingliedrige Pflanze mit unzähligen kleinen Blüten und Blättern. Der **Echte Honigklee** M. officinalis und der **Hohe Honigklee** M. altissimus unterscheiden sich äusserlich nur ganz wenig voneinander (Behaarung der Früchte, Blütenform) und dürften arzneilich gleichwertig sein. Sie bilden ein- bis zweijährige stattliche Stauden, die bis 130 cm hoch werden können. Am reich verästelten, derben, meist aufrechten Stängel sitzen die dreizähligen Laubblätter, deren Teilblättchen verkehrt-eiförmig bis schmal-länglich sind und etwa 1 bis 2 cm lang werden. Der Rand ist gezähnelt. Die gelben Blüten sitzen in langen, schlanken Trauben, die den Blattachseln entspringen.

Blütezeit
Juni bis August.

Vorkommen
In der Ebene und in den Voralpen auf kiesigen Plätzen, Schutthalden und an Wegrändern.

Garten
Ein Anbau ist möglich durch Aussaat an Ort und Stelle in etwa 40 cm entfernten Reihen. Honigklee wird auch der Gründüngung beigemischt.

Verwendete Pflanzenteile
Das getrocknete Kraut und die getrockneten Blüten von *Melilotus officinalis* und/oder *Melilotus altissimus*. Einsammlung zur Blütezeit. Trocknung bei maximal 40 °C. Die Trocknung darf nicht allzu rasch erfolgen, da sich das Aroma erst bei der Trocknung allmählich entfaltet.

Wirkstoffe und Wirkung
Der duftende Wirkstoff Cumarin ist bereits in der frischen Pflanze vorhanden und wird noch vermehrt beim Trocknen freigesetzt; ferner Flavonoide und Saponine. Die arzneiliche Wirkung des Honigklees besteht vor allem in einer Gefässerweiterung; ausserdem wirkt er schwach auswurffördernd. In hohen Dosen kann er brecherregend wirken.

Anwendung
Tee: Honigklee wird vor allem als Venentee (1 Esslöffel voll klein geschnittene Droge mit ½ Liter Wasser anbrühen) sowie als aromatisiernder Zusatz (Corrigens) Teemischungen beigefügt.
Bad: Honigklee wird als Bademittel und als Zusatz zu Wickeln und Kompressen bei Verstauchungen und Prellungen verwendet.

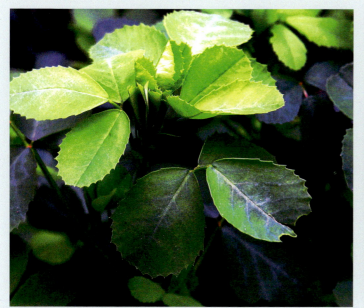
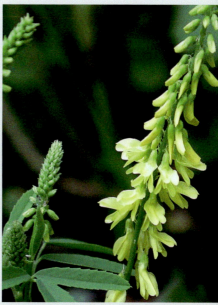

Echter Honigklee *Melilotus officinalis* L. (Lam.) Echter Honigklee *Melilotus officinalis* L. (Lam.)

Rezept
Duftkissen mit Honigklee: Ein ca. 15×15 cm grosses Stoffsäcklein wird mit getrocknetem Honigkleekraut gefüllt.
Für Duftkissen kann auch der **Weisse Honigklee** *Melilotus albus* verwendet werden, der sich im Wesentlichen durch die weisse Blütenfarbe vom Echten Honigklee unterscheidet.
Wem der Steinklee zu streng riecht, der mischt Lavendel, Rosenblätter oder Waldmeisterkraut dazu.
Das Kräuterkissen wirkt entspannend und dient als Schlafkissen bei Nervosität und Anspannung.

Geschichte
Verschiedene Honigkleearten werden bereits bei den Hippokratikern erwähnt und gerühmt, darunter wohl auch der Honigklee. Die Pflanze wird also seit der Antike, durch das Mittelalter bis heute genutzt.

Element und Energetik
«*Der Steinklee hat die Kraft zu adstringieren und jede Geschwulst zu erweichen …*»
Dioskurides, De materia medica

«*Der Honigklee ist so feingliedrig gestaltet, dass man ihn beinahe übersieht, beziehungsweise hindurchsieht. Er scheint fast abzuheben und zu schweben, gut, dass er mit einer langen Pfahlwurzel im Boden verankert ist.*»
Susanne Fischer-Rizzi, Medizin der Erde

● Wegrand, Schuttplätze, Mauern

Huflattich

Tussilago farfara L.

Familie der Korbblütler *Asteraceae*

Weitere Namen: Berglätschen, Brandlattich, Brustlattich, Chappeler, Dokterblüemli, Märzblueme, Rossblacke, Sandblacke, Zytröseli

Droge: Huflattichblüten *Farfarae flos*; getrocknete Laubblätter *Farfarae folium*

«*Das kleine gelbe Blümlein des Huflattichs ist die erste Frühlingsmedizin aus des Herrgotts Hausapotheke.*»
Pfr. Joh. Künzle

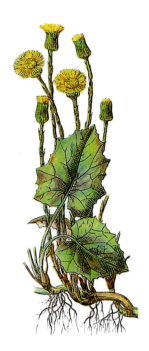

Beschreibung
Der Huflattich gehört zu den ersten farbenfrohen Vorfrühlingsboten, seine sonnengelben Blüten setzen Farbakzente auf öden Flecken und zwischen Steinen. Der Huflattich ist eine ausdauernde Pflanze, die oft ganze Plätze überdeckt, weil sie sich mit ihren wuchernden, unterirdischen Ausläufern sehr rasch ausbreitet. Sie treibt zunächst die bis 20 cm hohen Blühstängel, die mit linealen, meist purpurvioletten Blättchen schuppenartig bedeckt sind. Die Blütenköpfchen sind bis etwa 1,5 cm gross und bestehen aus sehr vielen flachen Strahlenblüten von tief goldgelber Farbe. Die Blätter sind oberseits stark grün und wenig behaart. Unterseits sind sie stark weissfilzig. Ihr Umriss ist rundlich herzförmig, mit lappigen, zugespitzten Abschnitten und entfernt gezähntem Rand.

Blütezeit
März bis April, lange vor dem Erscheinen der Blätter.

Vorkommen
Huflattich wächst überall auf sandigen und tonigen Böden, vor allem auf Ödplätzen, in Kiesgruben, an Fluss- und Seeufern, an Rainen und Dämmen, von der Ebene bis über 2000 m Höhe.

Verwendete Pflanzenteile
Das getrocknete Blatt, auch die getrockneten Blütenköpfchen. Einsammlung der Blütenköpfchen im frühen Frühjahr, der Blätter im Mai bis Juni. Trocknung der Blüten am Schatten, Trocknung der Blätter auch an der Sonne möglich.

Wirkstoffe und Wirkung
Huflattichblüten und -blätter enthalten Schleim und Flavonoide. Beide Drogen wirken schleimlösend bei zähem Husten, bei Heiserkeit und verhocktem Bronchialkatarrh. Äusserlich beschleunigt Huflattich die Wundheilung.

Anwendung
Die Einnahme von Huflattich (vor allem selbst gesammelt) wird nicht mehr empfohlen. Die in der Droge – allerdings nur in geringen Mengen – vorhandenen Pyrrolizidinalkaloide gelten als leberschädigend und krebsauslösend.
Äusserlich: Aufguss aus Huflattichblättern vor allem als Bademittel für schlecht heilende Wunden.

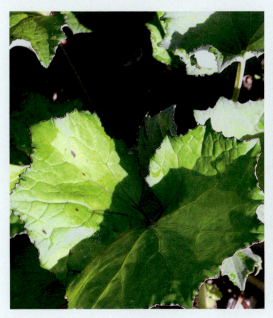
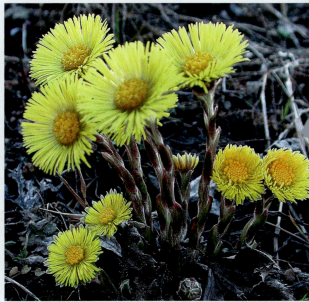

Geschichte
Bereits Dioskurides erwähnt den Huflattich und beschreibt vor allem die botanische Besonderheit: *«Der Huflattich entwickelt im Frühling eine gelbe Blüte, wirft Blüte und Stängel aber bald ab, weshalb einige glaubten, die Pflanze habe weder Blüten noch Stängel.»*

Dioskurides, De materia medica

Element und Energetik
«Der kleine Huflattich ist warm.»

Hildegard von Bingen, Physica, Cap. 1–211

• Wegrand, Schuttplätze, Mauern

Königskerze

Verbascum densiflorum Bertol. [= *V. thapsiforme* Schrad.] Grossblütige Königskerze und *Verbascum phlomoides* L. Filzige Königskerze

Familie der Rachenblütler
Scrophulariaceae

Weitere Namen: Wollblume, Fackelblume, Himmelskerze, Königskerze, Wetterblume

Droge: Wollblumen *Verbasci flos*

Naturschutz: Die Filzige Königskerze ist gemäss Roter Liste in der Schweiz stark gefährdet.

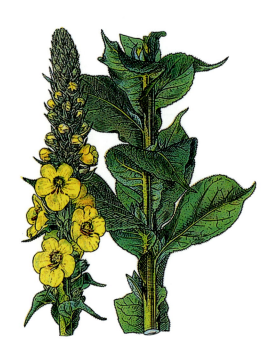

Beschreibung
Den verschiedenen Königskerzen ist gemeinsam, dass ihre Blütenstände wie stolze Fackeln aufrecht auf Schuttplätzen oder an Wegrändern stehen. Grossblütige Königskerze und Filzige Königskerze sind zweijährig und bilden im ersten Jahre eine Grundrosette mit bis 30 cm langen, länglichen und stark behaarten Blättern und im zweiten Jahre einen bis 3 m hohen Blühtrieb, an dem die grossen Blüten in einem bis über 1 m langen, verzweigten Blütenstand sitzen. Die Blumenkrone ist hellgelb, radförmig, fünflappig (aus fünf verwachsenen Blütenblättern), 3 bis 5 cm gross. Die beiden grossblütigen Königskerzen-Arten bastardieren oft miteinander. *V. phlomoides* ist in wärmeren Lagen zu finden als *V. densiflorum*.

Die beiden arzneilich verwendeten Königskerzen (*V. densiflorum* und *V. phlomoides*) unterscheiden sich von den anderen Arten durch die auffallend grossen Blüten (3 bis 5 cm Durchmesser). Die **Echte Königskerze** *Verbascum thapsus* und weitere heimische Königskerzenarten bilden viel kleinere Blüten (1 bis 2 cm Blütendurchmesser) oder haben violette Staubfäden wie die **Dunkle Königskerze** *V. nigrum*.

Blütezeit
Juni bis September.

Vorkommen
An steinigen, unbebauten Orten, Böschungen usw. durch fast ganz Europa, besonders in wärmeren Gebieten.

Garten
Anbau durch Aussaat ins Triebbeet, Verpflanzen im Herbst auf etwa 60×70 cm Abstand auf lockere Böden.

«Die Königskerzen geniessen als Hustenmittel einen besonderen und wohlbegründeten Ruf.»
R. F. Weiss,/V. Fintelmann, Lehrbuch der Phytotherapie

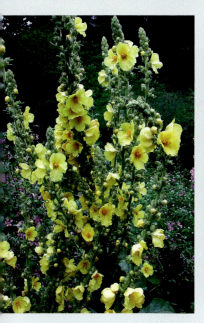 Grossblütige Königskerze *Verbascum densiflorum*

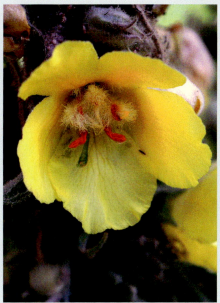 Filzige Königskerze *Verbascum phlomoides* L.

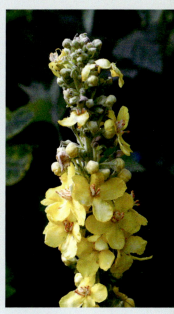 Echte Königskerze *Verbascum thapsus*

Verwendete Pflanzenteile
Verbasci flos von *V. densiflorum* und *V. phlomoides*. Die getrocknete Blumenkrone samt den Staubgefässen. Die grünen Kelchblätter werden nicht verwendet. Die Blüten der kleinblütigen anderen Arten sind ebenfalls wirksam, im Handel aber nicht erhältlich. Ernte im zweiten Jahr von Juli bis September fast täglich, weil die Blüten nacheinander aufgehen und rasch abfallen. Trocknung nur bei ganz trockenem Wetter an freier Luft im Schatten, sonst bei 35 bis 40 °C. Bei langsamem Trocknen verfärbt sich die Droge braun.

Wirkstoffe und Wirkung
Reizmildernde Schleimstoffe, Iridoide, Flavonoide, Saponine. Königskerze wirkt bei Husten auswurffördernd und zugleich reizmildernd, ebenfalls bei Entzündungen der Mund und Rachenhöhle. Braun verfärbte Blüten sind weniger wirksam.

Anwendung
Tee: Für den Königskerzentee 2 Teelöffel getrocknete Blüten mit 1 Tasse heissem Wasser übergiessen.

Rezept
Bronchialtee: Je nach Erkrankung der Atemwege werden die Königskerzenblüten mit verschiedenen anderen Bronchialpflanzen gemischt, zum Beispiel mit Eibisch (schleimlösend und auswurffördernd), Malve (schützt die gereizten Schleimhäute) und Thymian (schleimlösend, krampflösend, antibakteriell).
Königskerzenblüten, Bibernellwurzel und Huflattich bilden eine gute Teemischung bei chronischem Rachenkatarrh.

Geschichte
Die christliche Mythologie kennt die Königskerze als Marienpflanze. Als «Himmelsbrand» spielt sie in ländlichen Gegenden, wo an Mariä Himmelfahrt noch Kräuterbüschel geweiht werden, eine wichtige Rolle. Sie bildet das Zentrum der Kräuterbüschel, darum herum werden je nach Ort und Tradition weitere heilkräftige Pflanzen gebunden.
Für den Namen «Königskerze» gibt Otto Brunfels, einer der «Väter der Botanik», folgende Erklärung: *«so mans mit hartz oder bech überstreychet, brennt es wie ein kertz.»*

Element und Energetik
«Die Königskerze ist warm und trocken und etwas kalt ...»
Hildegard von Bingen, Physica, Cap. 1–123

● Wegrand, Schuttplätze, Mauern

Malve, Käslikraut

Malva neglecta WALLR. Kleine Malve und
Malva sylvestris L. Wilde Malve

Familie der Malvengewächse *Malvaceae*

Weitere Namen: Feld-Malve, St. Johannispappel, Käsepappel, Nüsserli, Rosspappel, Zigerli

Droge: Malvenblätter *Malvae folium*

«Die wilde Malve gedeiht als ‹Unkraut› in der Nähe der Häuser und Ställe, in vielen Bauerngärten wird sie aber auch als wertvolles Heilkraut gepflegt.»
Pfr. Joh. Künzle

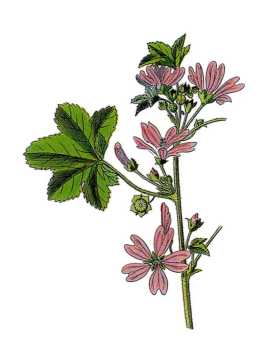

Beschreibung
Die unverwechselbaren, zartrosa Blüten, mit fünf Kronblättern und zu einer Säule verwachsenen Staubblättern verwandeln sich bei der Fruchtbildung in runde, flache Käsli.
Die **Kleine Malve** *Malva neglecta* bildet meist niederliegende 10 bis 15 cm hohe Stauden mit behaarten, verzweigten Stängeln, lang gestielten, nierenförmigen bis runden, fünf- bis siebenlappigen, behaarten Blättern und etwa 15 mm grossen, rosaroten Blüten.
Die **Wilde Malve** *Malva sylvestris* ist eine meist ausdauernde, 30 bis 150 cm hohe, aufrechte Staude mit behaarten, verzweigten Stängeln und im Umriss nierenförmigen bis runden, behaarten Blättern, die bedeutend tiefer gelappt sind als bei der Kleinen Malve. Die Blüten sind gross (bis 4 cm) und rosarot. Die Frucht ist bei beiden Arten flach, käseartig, mit vielen Abschnitten. Der Geruch ist schwach aromatisch, der Geschmack schleimig.

Weitere einheimische Malvenarten wie die **Sigmarswurz** *Malva alcea* und die **Bisam-Malve** *Malva moschata* werden nicht arzneilich verwendet. Diese beiden Arten haben im Gegensatz zur Kleinen Malve deutlich geteilte Blätter, im oberen Bereich mit stumpf gezähnten oder fiederteiligen Blättern.
Botanisch nahe verwandt und auch in Wirkung und Anwendung sehr ähnlich wie die Malve sind Eibisch (↦ S. 308) und Stockrose (↦ S. 102).

Blütezeit
Mai bis September.

Vorkommen
Beide Arten wachsen an Ödplätzen, Schutthaufen, Wegrändern, um Ställe, auf Äckern von der Ebene bis gegen 1500 m (selten noch höher).

Garten
Die Malve ist anspruchslos und lässt sich gut aus Samen ziehen.

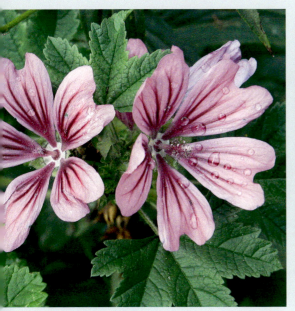
Wilde Malve *Malva sylvestris* L.

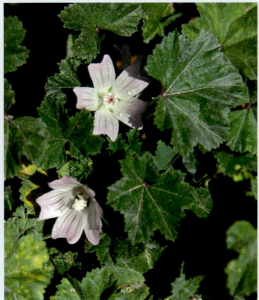
Kleine Malve *Malva neglecta* L.

Verwendete Pflanzenteile
Die getrockneten Blätter von *Malva neglecta* und *Malva sylvestris* und die getrockneten Blüten von *Malva sylvestris*. Einsammlung von Blättern und Blüten im Juni bis August. Trocknung rasch, am Schatten, da die Blätter anfällig für Fäulnis sind. Malvenblätter sind oft von einem Pilz befallen, der sich in bräunlichen Flecken zeigt. Solche Blätter sollten nicht verwendet werden.

Wirkstoffe und Wirkung
Die Malve wird als Muzilaginosum (Schleimdroge) eingestuft. Wenn man frische Malvenblätter und Blüten zwischen den Fingern zerreibt, ist der reichhaltige Pflanzenschleim deutlich spürbar. Beide Arten enthalten zusätzlich Flavonoide und wenig Gerbstoff. Sie wirken entzündungswidrig und leicht abführend.

Anwendung
Tee: 1 Teelöffel Blätter oder Blüten mit 1 Tasse heissem Wasser übergiessen und 5 bis 10 Minuten ziehen lassen, Verwendung als Husten- und Bronchialtee. Malven werden häufig in Hustenteemischungen eingesetzt.
1 Teelöffel Malvenblätter mit 1 Tasse kaltem Wasser ansetzen und 1 bis 2 Stunden ziehen lassen, zum Gurgeln und Spülen bei Schleimhautentzündungen in Mund- und Rachenraum, zur Reizlinderung bei Schleimhautentzündungen im Magen-Darm-Bereich.

Äusserlich: 1 bis 2 Handvoll mit 1 Liter Wasser kalt aufsetzen, 2 bis 3 Minuten kochen lassen als Absud zum Baden von Furunkeln sowie als Umschlag (Kataplasma) bei Entzündungen und Geschwüren.

Küche
Im Lebensmittelhandel werden als (Afrikanischer) Malventee häufig Hibiskusblüten angeboten, die den Tee stark rot färben.

Geschichte
Malven zählen zu den ältesten von Menschen genutzten Pflanzen. Überreste wurden in Gräbern der Jungsteinzeit gefunden. Auch die antiken Ärzte schätzen die Malve als wichtige Heilpflanze, weil sie «den harten Leib erweicht».

Element und Energetik
«Die Malve hat mässige Kälte in sich wie der Tau, und wie die Luft ist sie am morgen mässig.»
Hildegard von Bingen, Physica, Cap. 1–97

● Wegrand, Schuttplätze, Mauern

Mauerpfeffer

Sedum acre L. Scharfer Mauerpfeffer

Familie der Dickblattgewächse
Crassulaceae

Weitere Namen: Gälbs Biberli, Steirügeli, Vogelbrot, Warzenkraut

Droge: Mauerpfeffer *Sedi acris herba*

Naturschutz: Der Scharfe Mauerpfeffer steht in einzelnen Regionen teilweise unter Schutz.

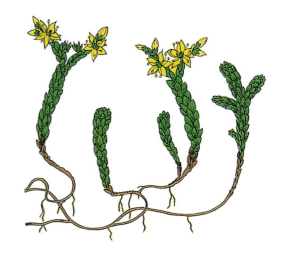

Beschreibung
Der Scharfe Mauerpfeffer ist eine ausdauernde, 5 bis 15 cm hohe, oft rasenbildende Pflanze mit aufsteigenden, dicht beblätterten Stängeln. Die Blättchen sind klein (3 bis 4 mm lang), ungestielt, walzenförmig-fleischig und schmecken scharf und sauer. Die in einem endständigen Blütenstand stehenden, intensiv gelben Blüten haben fünf Kelchblätter und fünf Kronblätter und messen 1 bis 1,5 cm im Durchmesser.
Verwechslungsmöglichkeiten: Der **Milde Mauerpfeffer** *Sedum sexangulare* L. ist dem Scharfen Mauerpfeffer sehr ähnlich. Die Blätter sind jedoch zylindrisch und meist auffallend sechszeilig angeordnet. Die Blätter schmecken nicht scharf und werden nicht verwendet.

Blütezeit
Mai bis August.

Vorkommen
Mauerpfeffer gedeiht an trockenen, sonnigen Standorten, auf Sandböden, Mauern, Felsen, Äckern, Dämmen, Dächern und an Wegrändern. Er wächst vom Flachland bis gegen 2000 m.

Verwendete Pflanzenteile
Das frische und das getrocknete Kraut. Am wirksamsten scheinen angewelkte Blätter zu sein.

Wirkstoffe und Wirkung
Die Wirkstoffe sind nur teilweise bekannt. Nachgewiesen sind Alkaloide, die nach kurzer Erregung schwach narkotisch wirken, die Pupille erweitern und den Blutdruck senken. Ferner kommen reichlich organische Säuren vor. Zerstossene Blätter bewirken Rötung der Haut. In grösseren Dosen erzeugt Mauerpfeffer Kopfschmerzen, Brechreiz und einen leichten Rausch und kann Vergiftungen hervorrufen.

Anwendung
Früher wurde Mauerpfeffer als zerstossenes Kraut zur Heilung schlecht heilender Wunden aufgelegt. Heute wird der Mauerpfeffer *Sedum acre* noch in der **Homöopathie** angewendet.

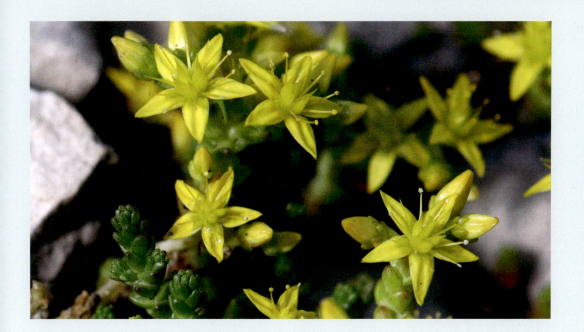

Geschichte
Der Mauerpfeffer gehört zu den sehr alten Heilpflanzen. Dioskurides erwähnt eine Art Mauerpfeffer mit seiner erwärmenden, scharfen, Geschwüre erzeugenden Kraft, die auf geschwollene Drüsen aufgelegt wird.

Wegrand, Schuttplätze, Mauern

Weitere arzneilich verwendete Sedum-Art

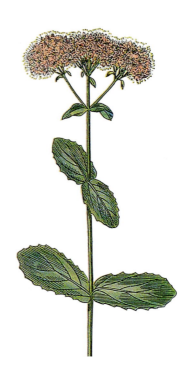

Purpurrotes Fettkraut (Fetthenne)
Sedum telephium L. s.l.

Beschreibung
Die Fetthenne ist eine stattliche, 20 bis 60 cm hohe, ausdauernde Pflanze mit rübchenförmigen Wurzeln und derben, unverzweigten oder wenig verzweigten, bläulich grünen oder rötlichen Stängeln. Die Blätter sind gegenständig, quirlständig oder wechselständig, bis 6 cm lang, eiförmig, elliptisch bis lanzettlich, fleischig, mit flach gezähntem, seltener mit ganzem Rand. Die Blüten sitzen in grossen, ebenen, doldigen Blütenständen und sind rosarot, gelblich rot, weisslich oder gelblich grün.

Blütezeit
Juni bis September.

Anwendung
Wie beim Mauerpfeffer wurden in der **Volksheilkunde** die frischen Blätter der Fetthenne als Auflage bei schlecht heilenden Wunden verwendet. Die Fetthenne *Sedum telephium* wird heute noch **homöopathisch** verwendet.

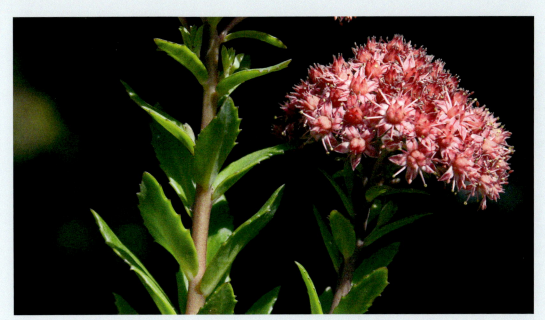
Purpurrotes Fettkraut *Sedum telephium* L.

● Wegrand, Schuttplätze, Mauern

Pestwurz

Petasites hybridus (L.) Gaertner et al.
Rote Pestwurz oder Gemeine Pestwurz

Familie der Korbblütler *Asteraceae*

Weitere Namen: Huetblacke, Kropfenwurz, Sandblacke

Droge: Pestwurzel *Petasitidis radix (rhizoma)*

«Wie der Name sagt, wurde die Pestwurzel früher als Mittel gegen Pest und Seuchen verwendet.»
Pfr. Joh. Künzle

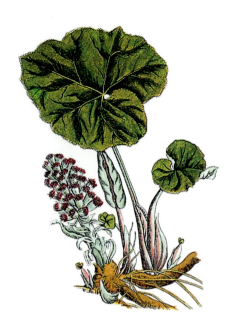

Beschreibung
Die Pestwurz ist ein zweihäusiges, ausdauerndes Kraut mit sehr grossen, rundlich-nierenförmigen, am Grunde tief herzförmig ausgeschnittenen Blättern (bis 1 m lang, 30 bis 60 cm breit). Auf der Unterseite sind die Blätter grauwollig behaart. Der knollig verdickte Wurzelstock führt fingerdicke Ausläufer. Die rosafarbenen oder schmutzig purpurnen Blüten bilden dichte Trauben.

Weitere Pestwurzarten: Die **Weisse Pestwurz** *Petasites albus* ist der **Gemeinen Pestwurz** sehr ähnlich, hat jedoch weisse Röhrenblüten. Die Weisse Pestwurz und die **Alpen-Pestwurz** *Petasites paradoxus* mit verhältnismässig kleinen Blättern werden nicht arzneilich verwendet.

Vorkommen
Die Pestwurz kommt in feuchten Wiesen, Gräben und an Bachufern vor.

Verwendete Pflanzenteile
Die getrockneten Ausläufer, Wurzelstöcke und Wurzeln oder die getrockneten Blätter. Die verwendeten Organe werden während des Sommers ausgegraben und am Schatten oder an der Sonne getrocknet.

Wirkstoffe und Wirkung
In den verwendeten Organen kommen neben Schleim und wenig ätherischem Öl hauptsächlich krampflösende Stoffe vor, vor allem Petasol, Petasin und Spuren von Pyrrolizidinalkaloiden. Die Wirkung von Pestwurz ist intensiv krampflösend.

Anwendung
Heute nur noch in pyrrolizidinalkaloidfreien **Fertigpräparaten** als effiziente Migräneprophylaxe für Erwachsene und Kinder, ausserdem bei Krampf- und Schmerzzuständen im Bereich der ableitenden Harnwege, Muskelverspannungen im Schulter-Nacken-Bereich und Asthma.

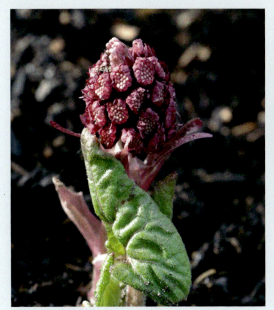
Rote Pestwurz *Petasites hybridus*

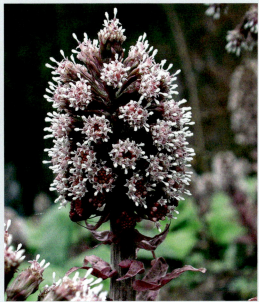
Rote Pestwurz *Petasites hybridus*

Geschichte
Der Name Petasites kommt von griechisch *petasos* (d. h. grosser, breitkrempiger Hut). Die griechischen Hirten sollen die schirmartigen Blätter einst als Kopfbedeckung getragen haben.

Element und Energetik
«Der grossblättrige Huflattich (Pestwurz) ist kalt und feucht, und deswegen wächst er stark.»
Hildegard von Bingen, Physica, Cap. 1–210

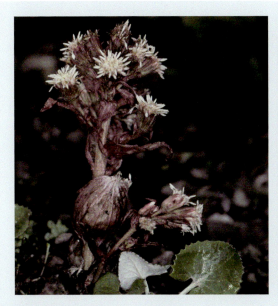
Alpen-Pestwurz *Petasites paradoxus*

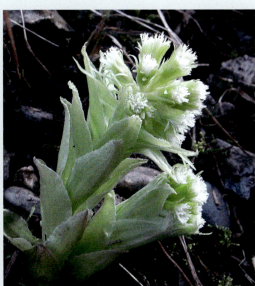
Weisse Pestwurz *Petasites albus*

• Wegrand, Schuttplätze, Mauern

Rainfarn

Tanacetum vulgare L.
[= *Chrysanthemum vulgare* BERNH.]
Rainfarn

Familie der Korbblütler *Asteraceae*

Weitere Namen: Michelkraut, Rehfarn, Reifene, Revierblume, Tannkraut, Wurmkraut

Droge: Rainfarnblüten *Tanaceti flos*

«*Befeuernde Anregung der ganzen Stoffwechselregion sind dieser Pflanze zuzuschreiben, die sehr vorsichtig gehandhabt werden muss.*»
Wilhelm Pelikan, Heilpflanzenkunde

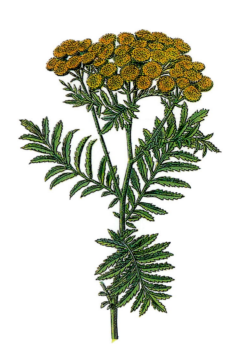

Beschreibung
Der Rainfarn ist eine stattliche, ausdauernde Staude, die aus einem kurzen Wurzelstock mehrere bis über 1 m hohe Stängel treibt. Die Blätter sind einfach bis doppelt fiederschnittig geteilt, die kleinsten Abschnitte sind am Rande gezähnt. Die Blätter sind deutlich behaart. Die 1 cm grossen Blütenköpfchen bilden ziemlich flache, doldige Blütenstände und sind von intensiv goldgelber Farbe. Sie führen keine Strahlenblüten, sondern nur kurze röhrige Blüten. Die ganze Pflanze riecht sehr stark aromatisch.

Blütezeit
Juni bis September.

Vorkommen
Rainfarn wächst vor allem an Wald- und Strassenrändern, auf sonnigen Rainen und Dämmen, von der Ebene bis auf etwa 1200 m Höhe in ganz Mitteleuropa.

Garten
Rainfarn-Aufguss (300 g frische Pflanzen auf 10 Liter Wasser) wird zur Schädlingsabwehr (Lauchmotten, Läuse usw.) auf die Pflanzen gesprüht.

Verwendete Pflanzenteile
Die getrockneten Blütenköpfchen, seltener auch das getrocknete blühende Kraut. Einsammlung zur Blütezeit; Trocknung am Schatten bei nicht über 35 °C.

Wirkstoffe und Wirkung
Hauptwirkstoff ist das ätherische Öl, das oft sehr viel giftiges Thujon enthält. Das Öl wirkt wurmtreibend vor allem auf Spulwürmer und Faden-(After-)Würmer. Überdies vermehrt Rainfarn die Blutzufuhr zu den Bauchorganen. Hohe Dosen erzeugen Schwindel, Krämpfe und Leibschmerzen.

Anwendung
Da es äusserlich nicht erkennbare Rassen mit sehr hohem Thujongehalt gibt, sollten Rainfarnblüten nicht mehr arzneilich verwendet werden, sondern nur noch in **homöopathischen** Zubereitungen. Gegen Würmer gibt es heute wirksamere, weniger giftige Mittel.

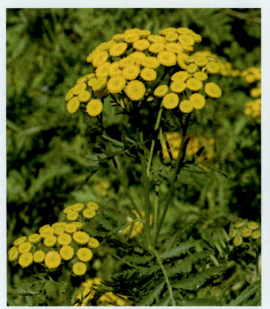 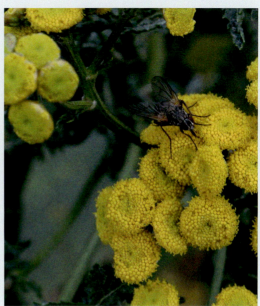

Geschichte
Der Rainfarn galt in Mitteleuropa von alters her als Schutz- und Zauberpflanze, sie wurde für Räucherungen eingesetzt.

Element und Energetik
«Der Rainfarn ist warm und etwas feucht, und er ist gut gegen alle überfliessenden und ausfliessenden Säfte.»

Hildegard von Bingen, Physica, Cap. 1–111

● Wegrand, Schuttplätze, Mauern

Schachtelhalm

Equisetum arvense L.
Acker-Schachtelhalm

Familie der Schachtelhalmgewächse
Equisetaceae

Weitere Namen: Zinnkraut, Hartheu, Kannenkraut, Katzenschwanz, Schaftelen

Droge: Schachtelhalmtriebe *Equiseti herba*

«*Das Zinnkraut hat eine vielseitige und vorzügliche Wirkung.*»
Sebastian Kneipp

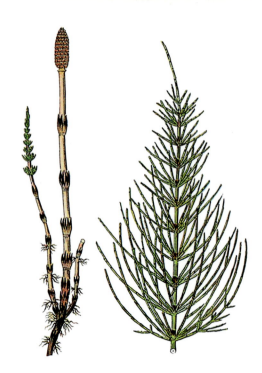

Beschreibung
Der Acker-Schachtelhalm treibt im Frühjahr von einem dünnen Wurzelstock aus zuerst einen graubraunen Fruchttrieb mit endständiger Sporenähre. Der unfruchtbare, grüne Trieb erscheint später und besteht aus einem etwa 20 bis 30 cm hohen Stängel, dessen unverzweigtes oberes Ende die Seitenäste weit überragt. Diese stehen in Quirlen am Stängel und sind gegliedert. Das unterste Glied ist länger als die häutige, sechs- bis zwölfzähnige Scheide, die den Stängel an der Verzweigungsstelle umschliesst.
Mögliche Verwechslung mit dem Sumpf-Schachtelhalm: Beim **Sumpf-Schachtelhalm** *Equisetum palustrae* ist das erste Seitenglied deutlich kürzer als die zugehörige Scheide. Beim Sumpf-Schachtelhalm sind Giftwirkungen auf Rinder und Pferde beobachtet worden. Jüngere Untersuchungen zeigen, dass das Enzym Thiaminase einen Vitamin B1-Mangel hervorruft, der für die Symptome verantwortlich ist. Hinweise für eine Giftwirkung auf den Menschen gibt es nicht, dennoch ist ausschliesslich der Acker-Schachtelhalm als Bestandteil von Tees zugelassen.

Vorkommen
Auf Schutt- und Ödplätzen, Sandböden, feuchten Wiesen und an Wegrändern in der ganzen Schweiz bis 2000 m verbreitet.

Garten
Der Schachtelhalm breitet sich durch Rhizome stark aus und gilt als äusserst zähes Gartenunkraut.
Acker-Schachtelhalm-Brühe: (1 kg frischer Schachtelhalm in 10 Liter Wasser vergären, bis beim Umrühren kein Schaum mehr entsteht, fünffach verdünnt anwenden) stärkt Pflanzen bei Pilzkrankheiten wie Schorf, Rost, Mehltau usw. Brühe während des ganzen Jahres auf Pflanzen und Boden ausbringen.

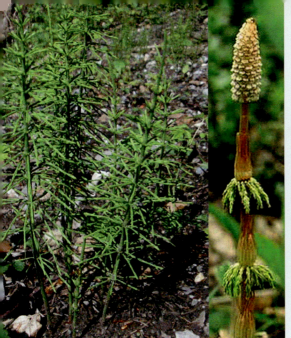
Acker-Schachtelhalm *Equisetum arvense*

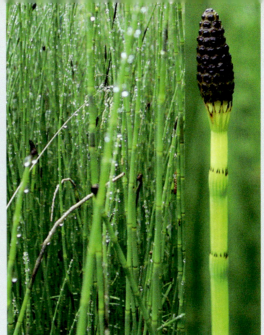
Sumpf-Schachtelhalm *Equisetum palustrae*

Verwendete Pflanzenteile
Die getrockneten, grünen Triebe. Einsammlung am besten im Sommer.

Wirkstoffe und Wirkung
Der Acker-Schachtelhalm enthält Kieselsäure und Flavonoide; er wirkt leicht harntreibend.

Anwendung
Tee: Zur Durchspülungstherapie bei Reizungen und Entzündungen der ableitenden Harnwege; 2 Teelöffel klein geschnittener Schachtelhalm mit 1 Tasse kaltem Wasser aufsetzen und zum Kochen bringen. Mindestens 20 Minuten ziehen lassen. Nicht anwenden bei Wasserstauungen infolge eingeschränkter Nieren- und Herztätigkeit!
Volksheilkunde: Der Schachtelhalm wird auch bei rheumatischen Beschwerden eingesetzt, früher wegen des hohen Kieselgehaltes auch bei Tuberkulose, heute auch zur Stärkung des Bindegewebes.

Geschichte
Die Tatsache, dass der Schachtelhalm zur Reinigung von Zinngeschirr verwendet wurde, hat ihm den Namen Zinnkraut eingetragen.

Element und Energetik
«Der Schachtelhalm hat weder vollkommene Wärme noch vollkommene Kälte in sich; in beidem ist er lau.»
Hildegard von Bingen, Physica, Cap. 1–216

● Wegrand, Schuttplätze, Mauern

Schöllkraut

Chelidonium majus L.

Familie der Mohngewächse *Papaveraceae*

Weitere Namen: Gelbkraut, Geschwulstkraut, Teufelsmilchkraut, Warzenkraut

Droge: Schöllkraut *Chelidonii herba*

Vorsicht: Alle Pflanzenteile enthalten einen scharfen, orangefarbenen Milchsaft. Das Schöllkraut gilt als schwache Giftpflanze.

«Die wichtigste Heilpflanze unter den Mohngewächsen nach und neben dem Schlafmohn ist das von alters her hoch geschätzte Schöllkraut.»
Wilhelm Pelikan, Heilpflanzenkunde

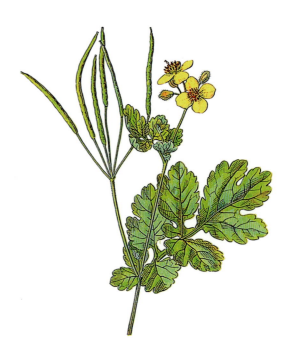

Beschreibung
Das Schöllkraut ist eine ausdauernde, 30 bis 100 cm hohe Staude mit bis fingerdickem Wurzelstock, der wie alle anderen Teile der Pflanze beim Brechen einen scharfen, orangegelben Milchsaft austreten lässt. Die verzweigten Stängel sind weichhaarig, und die wechselständigen, ebenfalls behaarten Blätter sind unten am Stängel gefiedert, oben nur fiedrig gelappt mit runden Einzelabschnitten. Die goldgelben Blüten stehen in doldigen Blütenständen, sie besitzen vier Kronblätter und viele Staubgefässe.

Blütezeit
Mai bis Juni.

Vorkommen
Entlang von Mauern und in Hecken, auf Schuttplätzen bis auf 1500 m Höhe verbreitet. Schöllkraut ist überall dort zu finden, wo ein gewisser Abbau und Verfall stattfindet, z.B. bei alten Gemäuern und Ruinen.

Verwendete Pflanzenteile
Das frische und das getrocknete, blühende Kraut; Einsammlung zur Blütezeit; Trocknung an der Sonne und im Schatten möglich.

Wirkstoffe und Wirkung
Die ganze Pflanze enthält einen gelben Milchsaft, der mehrere krampflösende (spasmolytische) Alkaloide (Coptisin, Chelidonin) enthält.

Anwendung: Schöllkraut wirkt allgemein krampflösend auf die glatte Muskulatur, besonders auf Galle, Magen und Darm, und schmerzlindernd bei krampfartigen Beschwerden der Gallenwege und des Magen-Darm-Traktes. Hohe Dosen erzeugen Vergiftungen. Anwendung innerlich heute hauptsächlich in **homöopathischen** Zubereitungen.
Die Anwendung des frischen Milchsaftes zur Behandlung von Warzen ist in der **Volksheilkunde** verbreitet.

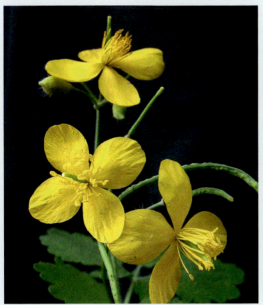
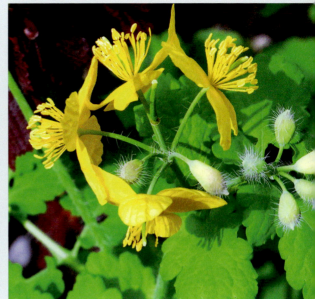

Geschichte

Seit der Antike wurde das Schöllkraut nicht nur als Leber- und Gallenheilmittel eingesetzt, sondern auch in der Augenheilkunde.

Im *Macer floridus,* einem der weitestverbreiteten Bücher der Klostermedizin, heisst es, dass bereits in der griechischen Antike das Schöllkraut wohlbekannt war.

«Ihren Küchlein, wenn sie erblindet sind, gibt die Schwalbenmutter, wie Plinius darstellt, durch dieses Kraut das Augenlicht zurück, selbst wenn die Augen ganz vernichtet sind. Ferner erzählt er, dass die Pflanze aufwächst, sobald die Schwalben kommen, und dass sie austrocknet, wenn diese Zugvögel, ihrer Gewohnheit folgend, wieder wegziehen. Daher hat unser Kraut den (lateinischen) Namen Chelidonia, denn die Schwalbe pflegt griechisch Chelidon genannt zu werden.»

Macer floridus, Verse 1692–1698

Element und Energetik

«Der starcke Geruch/und scharpff/bitter unnd hannig Geschmack dieses Krauts/geben gnugsame Anzeigungen/dass er hitziger unnd truckner Complexion seye. Jst heiss unnd trucken im dritten Grad/hat sonderliche Krafft zu reinigen/lösen und zu säubern.»

Jacobus Theodorus Tabernaemontanus, Kreuterbuch (1625)

Wegrand, Schuttplätze, Mauern

Seifenkraut

Saponaria officinalis L. Echtes Seifenkraut

Familie der Nelkengewächse
Caryophyllaceae

Weitere Namen: Rote Seifenwurzel, Speichelwurz, Waschwurz

Droge: Rote Seifenwurzel *Saponariae rubrae radix*

«*Das Struthion [Seifenwurzel] ist bekannt. Die Wollwäscher gebrauchen es zum Reinigen der Wolle.*»
Dioskurides, De materia medica

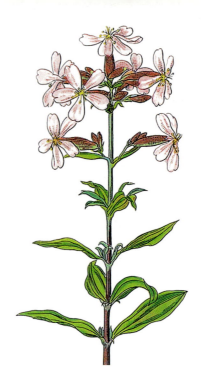

Beschreibung
Das Seifenkraut ist eine kräftige, 30 bis 80 cm hohe, ausdauernde Staude, mit stark verzweigtem bis fingerdickem, rundem Wurzelstock, der blühende und nicht blühende Stängel austreibt. Der Stängel ist rund, wenig behaart bis kahl, unverzweigt bis wenig verzweigt. Die Blätter sind gegenständig, elliptisch bis lanzettlich, zugespitzt, wenig behaart bis kahl, von drei Längsnerven durchzogen. Die Blüten werden bis über 4 cm lang, sie sind ansehnlich, mit röhrigem Unterteil und fünfzipfliger ausgebreiteter, rosafarbener bis weisser Krone.
Ähnlich ist das **Rote Seifenkraut** *Saponaria ocymoides* L. Es ist kleiner und wächst niederliegend auf Geröll, Fels und Mauern.

Blütezeit
Juli bis September.

Vorkommen
In Mitteleuropa, vor allem in den westlichen und südlichen, wärmeren Gebieten sowie in einzelnen Föhngebieten der nördlichen Alpen, bis 1600 m steigend. Im übrigen Gebiet eher selten.

Verwendete Pflanzenteile
Wurzelstock und Wurzel (im Handel als sogenannte Rote Seifenwurzel erhältlich); ebenfalls das getrocknete Kraut. Einsammlung der Wurzel im Frühjahr oder Herbst, des Krautes zur Blütezeit. Trocknung an der Sonne möglich; günstiger bei etwa 50°C.

Wirkstoffe und Wirkung
Saponine, von denen die Wurzel bedeutend mehr enthält als das Kraut. Wirkung auswurffördernd bei Bronchialkatarrh und schwach harntreibend.

Anwendung
In der **Volksheilkunde** noch gelegentlich als Abkochung (½ Teelöffel fein geschnittenes Seifenkraut mit 1 Tasse Wasser kalt ansetzen, mehrere Stunden ziehen lassen, aufkochen und erkalten lassen); innerlich bei Bronchialkatarrh.

Geschichte
Dioskurides erwähnt unter dem Stichwort Seifenkraut neben den Heilwirkungen (u. a. bei Leberleiden, Husten und Gelbsucht) auch, dass die Wollwäscher die Pflanze zum Reinigen der Wolle benutzten. Seifenwurzel wurde lange Zeit als Waschmittel für farbige Textilien genutzt.

Element und Energetik
«*Das Seifenkraut ist warm und feucht.*»
Hildegard von Bingen, Physica, Cap. 1–201

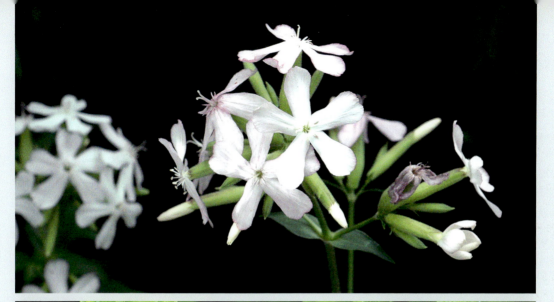

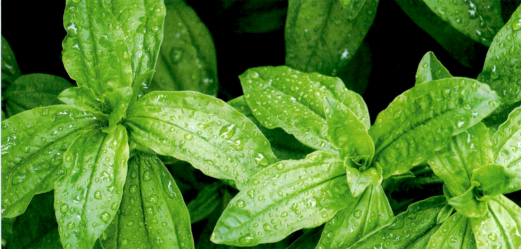

Echtes Seifenkraut *Saponaria officinalis* L.

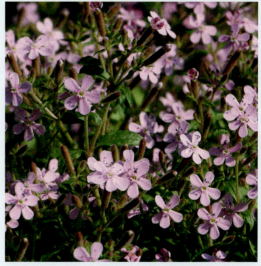

Rotes Seifenkraut *Saponaria ocymoides*

Stechapfel

Datura stramonium L.

Familie der Nachtschattengewächse
Solanaceae

Weitere Namen: Dornapfel, Kratzkraut, Stachelnuss, Tobkraut

Droge: Stechapfelblätter *Stramonii folium*

Vorsicht: Die ganze Pflanze ist sehr giftig!

«Man benützt den Samen zu Räucherungen, um Gespenster zu verscheuchen oder um Geister herbeizurufen.»
Ritter Anton von Perger (1864)

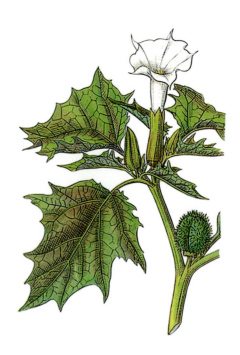

Beschreibung
Der Stechapfel ist eine einjährige Staude, die 30 bis 120 cm hoch werden kann. Sie ist sparrigästig verzweigt und besitzt derbe, runde Stängel. Die Blätter sind gestielt, bis über 20 cm gross, im Umriss eiförmig bis dreieckig und grobbuchtig gezähnt. Die Blüten stehen einzeln in Blattachseln und besitzen eine grosse, trichterförmige, weisse Krone. Die Frucht ist eine grobstachlige (seltener stachellose), ovale, an vier Längsspalten aufspringende Kapsel, die eine grosse Menge schwarzer Samen enthält. Die ganze Pflanze riecht unangenehm.

Blütezeit
Juli bis September.

Vorkommen
Die ursprüngliche Heimat des Stechapfels ist unklar; genannt werden der Vordere Orient oder Mexiko. Im Vorderen Orient ist der Stechapfel heimisch. Bei uns kommt er seit Jahrhunderten verwildert auf Schuttplätzen und Äckern vor.

Verwendete Pflanzenteile
Das getrocknete Blatt, seltener der reife Samen.

Wirkstoffe und Wirkung
Der Stechapfel enthält im Wesentlichen die gleichen Wirkstoffe wie die Tollkirsche, jedoch in einem etwas anderen Verhältnis. Die Wirkung auf den Magen-Darm-Kanal, die Schweiss- und Verdauungsdrüsen und die Pupille sind derjenigen der Tollkirsche sehr ähnlich. Die ganze Pflanze ist sehr giftig!

Anwendung
Stechapfelblatt und -samen dürfen nur **ärztlich** angewendet werden. Heute ist Stechapfel nur noch in wenigen standardisierten Fertigpräparaten enthalten. Früher war die Anwendung in Tinkturen oder Asthmazigaretten gebräuchlich, die Dosierung ist jedoch oft nur schwer einzustellen.
Stechapfel *Stramonium* wird auch in **homöopathischen** Zubereitungen angewendet.

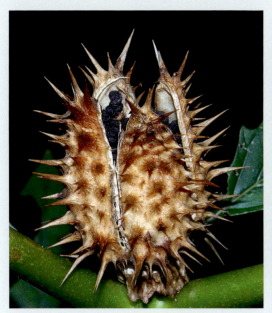
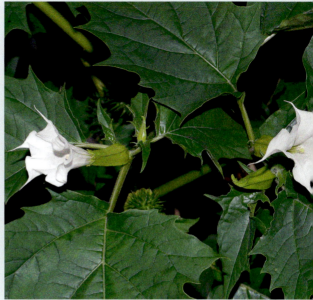

Geschichte

Es ist nicht ganz gewiss, ob die antiken Ärzte den Stechapfel bereits kannten und nutzten. Unter dem Namen *Strychnos maniko* wird eine psychoaktive Pflanze beschrieben, bei der es sich vermutlich um den Stechapfel oder um die in der Wirkung sehr ähnliche Tollkirsche handelt. Dioskurides weist insbesondere auf die Dosisabhängigkeit der Wirkung hin:

«Die Wurzel, in der Menge von 1 Drachme mit Wein getrunken, hat die Kraft, nicht unangenehme Fantasiegebilde zu schaffen, 2 Drachmen getrunken, halten sie bis zu drei Tagen an, 4 Drachmen getrunken, töten gar.»

Dioskurides, De materia medica

Der Stechapfel wird in der älteren Literatur als Bestandteil von Hexenritualen und Hexensalben erwähnt.

• Wegrand, Schuttplätze, Mauern

Storchschnabel, Ruprechtskraut

Geranium robertianum L. s.l. Stinkender Storchschnabel

Familie der Storchschnabelgewächse
Geraniaceae

Weitere Namen: Geraniumkraut, Kopfwehblüemli, Rotlaufkraut, Wäntelebruet, Wanzenkraut

Droge: Storchschnabelkraut *Ruperti herba, Geranii robertiani herba*

«*[Ruprechtskraut] ist ein berühmbdes Wundtkraut/das nicht allein zu Wunden/sonder auch zu alten Schäden nützlich mag gebraucht werden.*»
Jacobus Theodorus Tabernaemontanus, Kreuterbuch (1625)

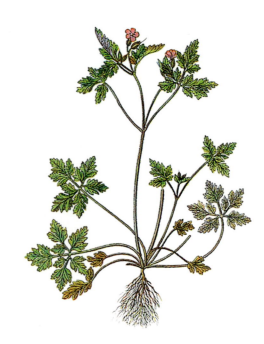

Beschreibung
Entlang von feuchten Mauern und Wegrändern gedeiht das Ruprechtskraut üppig und verströmt seinen herb-aromatischen Duft. Das Ruprechtskraut scheint beinahe über dem Boden zu schweben, denn seine Wurzeln sind nur ganz locker mit der Erde verbunden.
Das Ruprechtskraut ist eine einjährige, niederliegende oder aufrechte, 15 bis 50 cm hohe, oft an allen Teilen rot überlaufene, herb duftende Pflanze. Die Stängel sind sparrig verzweigt und weichhaarig. Die gegenständigen, weich behaarten Blätter besitzen drei bis fünf bis zum Grunde getrennte Lappen, die nochmals zweifach fiederschnittig geteilt sind. Die 8 bis 15 mm grossen, rosaroten Blüten sitzen zu zwei bis vier an den Stielen, und die Früchte sind 2 cm lang, schnabelförmig und zugespitzt. Der Geruch ist herb-aromatisch, der Geschmack zusammenziehend-bitter.

Blütezeit
Mai bis Oktober.

Vorkommen
An Mauern und Felsen, in Hecken, auf Waldschlägen, Ödplätzen und Äckern in Mitteleuropa bis etwa 1800 m verbreitet.

Verwendete Pflanzenteile
Das blühende, frische und getrocknete Kraut. Einsammlung den ganzen Sommer möglich; Trocknung am Schatten.

Wirkstoffe und Wirkung
Gerbstoffe. Ruprechtskraut wirkt zusammenziehend, blutstillend, stopfend und leicht harntreibend.

Anwendung
Tee: Innerlich heute als Tee kaum mehr angewendet (da wenig wirksam).
Tinktur: Bei Drüsenschwellungen, Entgiftung über die Lymphe, bei Hautkrankheiten, Ekzemen und Insektenstichen.
Bad: Tee als Bademittel bei schlecht heilenden Wunden, leichten Ausschlägen und zum Spülen bei Entzündungen der Mundhöhle.

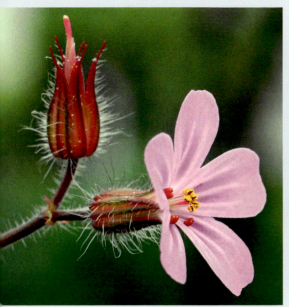
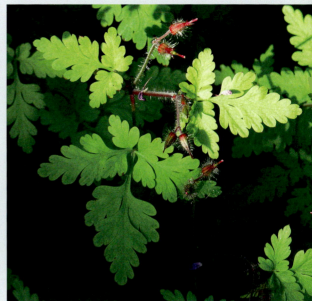

Geschichte

Im Altertum werden verschiedene Geranium-Arten erwähnt, ob es sich dabei allerdings um das hier vorgestellte Ruprechtskraut handelt, ist nicht mit Sicherheit belegt. Ab dem Mittelalter wird das Ruprechtskraut mit seinen Heilwirkungen dann eindeutig beschrieben.

Element und Energetik

«*Der Storchschnabel ist mehr kalt als warm.*»
Hildegard von Bingen, Physica, Cap. 1–162

«*Das erst Geschlecht/ Ruprechtskraut genannt/hat ein mittelmässige wärmende und kühlende/unnd auch ein trucknende krafft unnd wirckung mit einer Astrictio.*»
Jacobus Theodorus Tabernaemontanus, Kreuterbuch (1625)

Wegrand, Schuttplätze, Mauern

Wegwarte

Cichorium intybus L.

Familie der Korbblütler *Asteraceae*

Weitere Namen: Sunnewirbel

Droge: Wegwartenwurzel *Cichorii radix*

«Die blaue Wegwarte und der gelbe, strahlende Löwenzahn, die beiden Korbblütler ergänzen sich wie die gelbe Sonne und der blaue Himmel.»
Jürg Reinhard

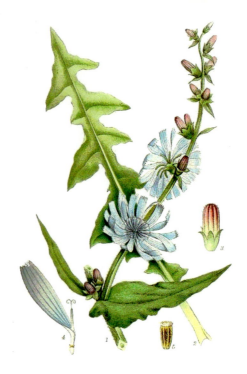

Beschreibung
Die Wegwarte bildet im Frühling eine Blattrosette, die dem Löwenzahn ähnlich ist. Sie entwickelt sich zu einer sparrig verzweigten Staude, die 20 bis 120 cm gross werden kann. Die unteren Blätter sind meist fiederteilig, mit grossem Endabschnitt. Die oberen Blätter sind lanzettlich, sitzend. Die Blüten sitzen in den oberen Blattachseln und haben einen Durchmesser von 3 bis 5 cm. Die Köpfchen mit den blauen Zungenblüten öffnen sich jeweils vormittags, immer nur wenige aufs Mal, doch während des ganzen Sommers bis in den Herbst. Die ausdauernde Staude enthält in allen Pflanzenteilen einen weissen Milchsaft.
Weitere Formen: Neben der wild wachsenden Wegwarte *Cichorium intybus var. Intybus* gibt es auch Zuchtformen mit fleischig ausgebildeter Wurzel *var. sativum* zur Gewinnung von Kaffee-Ersatz aus der gerösteten Wurzel und var. *foliosum*, bekannt als Chicoree-Salat.

Blütezeit
Juli bis Oktober.

Vorkommen
Die Wegwarte gedeiht entlang von Wegrändern und auf Schuttplätzen. Sie ist häufig und in fast ganz Europa verbreitet.

Verwendete Pflanzenteile
Die getrocknete Wurzel oder das Kraut der wild wachsenden Wegwarte. Die Wurzel wird im späten Herbst oder im frühen Frühling gegraben. Die jungen frischen Blätter werden als leicht bitterer Wildsalat verwendet.

Wirkstoffe und Wirkung
Die Wegwarte enthält viele bitter schmeckende Sesquiterpenlactone, die typisch für diese Untergruppe der Korbblütler sind, ausserdem Cichoriensäure sowie Flavonoide. Gartenformen der Cichorien können in der Wurzel 50 bis 60 Prozent Inulin enthalten.

Anwendung
Tee: Die Wegwarte, eine Bitterpflanze, wird eingesetzt als kräftigende, verdauungsstärkende Pflanze, die den Gallenfluss fördert. 1 Teelöffel zerkleinerte Wurzeln mit 1 Tasse heissem Wasser übergiessen und 5 Minuten ziehen lassen. Täglich 2 Tassen Wegwartentee trinken. Die Wegwarte ist milder als andere Bitterpflanzen und deshalb vor allem bei einer Abneigung gegen die Geschmacksrichtung bitter geeignet.
Volksheilkunde: Wegwarte wird gern mit dem botanisch nahe verwandten Löwenzahn und der Grossen Klette als Wurzeltee angewendet.

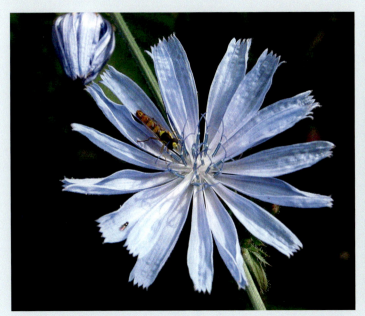
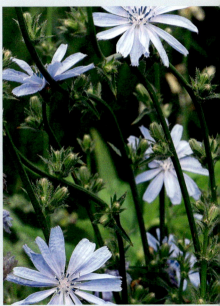

Geschichte

Der Legende nach ist die Wegwarte eine verwandelte Prinzessin, die im Staub der Strasse jeden Tag aufs Neue ihre blauen Augen öffnet und vergeblich den ganzen Tag auf die Rückkehr ihres Bräutigams wartet. Am Abend schliesst sie die müden Augen, und die Blüten verwelken. Die Wegwarte ist bereits in der Antike sowohl als wild wachsende Heilpflanze als auch als kultiviertes Gartengemüse bekannt.

Element und Energetik

«Alle [die wilde Wegwarte und Gartenformen] sind sie adstringierend, kühlend und gut für den Magen.»
Dioskurides, De materia medica

Nach Tabernaemontanus schadet die Wegwarte trotz kalter Qualität nicht dem Magen oder der Leber:
«Alle Geschlecht der gemeldten Wegwarten/sind kalt und trucken im andern Grad/ mit einer Astriction oder Zusammenziehung/ kühlen aber/ doch also/dass sie weder den kalten Magen oder Leber nicht verletzen.»
Jacobus Theodorus Tabernaemontanus, Kreuterbuch (1625)

• Wegrand, Schuttplätze, Mauern

Wermut

Artemisia absinthium L. Echter Wermut

Familie der Korbblütler *Asteraceae*

Weitere Namen: Aberraute, Arute, Eberreis, Gartenheil, Garthan, Gürtelkraut, Schweizertee, Wärmüete

Droge: Wermutkraut *Absinthii herba*

Naturschutz: Der Wermut ist in einzelnen Regionen teilweise geschützt.

«Der Wermut ist der wichtigste Meister gegen alle Erschöpfungen.»
Hildegard von Bingen, Physica, Cap. 1–109

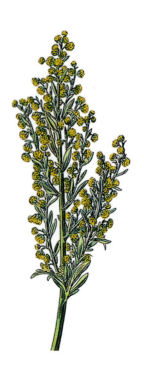

Beschreibung
Wermut ist ein Halbstrauch mit holzigem Grundstock und bis 1 m hohem, reich beblättertem, graufilzig behaartem Blühstengel. Die unteren Laubblätter sind dreifach fiederteilig, die oberen weniger unterteilt. Alle Blätter sind dicht graufilzig behaart und haben lanzettliche Blattzipfel. Die Blüten sitzen in kugeligen, 3 bis 4 mm breiten, von graugrünen Hüllkelchblättern umgebenen Köpfchen und sind winzig klein und gelb.

Blütezeit
Juli bis September.

Vorkommen
In Mitteleuropa, besonders in wärmeren, trockenen Gebieten, z. B. im Wallis, im Churer Rheintal und im Unterengadin häufig, von der Ebene bis 2000 m steigend; auf Ödplätzen, an Mauern und auf trockenen Felsensteppen. Sehr häufig als Arznei- und Gewürzpflanze in Gärten angebaut.

Garten
Wermut wird häufig in Kräuter- und Bauerngärten angebaut. Er bevorzugt lockeren Boden und einen sonnigen Standort.

Verwendete Pflanzenteile
Die blühenden Zweigspitzen und die Blätter. Einsammlung der Blätter vor dem Austreiben der Stängel (Mai) und der Zweigspitzen mit Blütenkörbchen im Juli und August. Grobe Stängelteile werden durch Kämmen entfernt. Trocknung am Schatten.

Wirkstoffe und Wirkung
Wermut enthält Bitterstoffe und ätherisches Öl mit Thujon. Beide Wirkstoffgruppen regen die Absonderung der Verdauungssäfte stark an und wirken dadurch appetitanregend. Das ätherische Öl ist in grösseren Dosen toxisch. Es bewirkt Schwindel, Krämpfe und rauschartige Delirien sowie übermässige Blutzufuhr in die Bauchgegend.

Anwendung
Tee: Der Wermuttee (¼ bis 1 Teelöffel getrocknetes Kraut mit 1 Tasse heissem Wasser übergiessen und 3 bis 7 Minuten ziehen lassen) wird bei Appetitlosigkeit, träger Magentätigkeit und Bauchkoliken eingesetzt. Je nach Dosierung wird der Wermuttee als unterschiedlich bitter empfunden. Bis 3 Tassen täglich sind bezüglich des Thujon-Gehaltes unbedenklich. Früher auch als wurmtreibendes Mittel eingesetzt, wozu jedoch so grosse Dosen eingenommen werden mussten, dass Vergiftungen entstanden. Während der Schwangerschaft nicht verwenden!

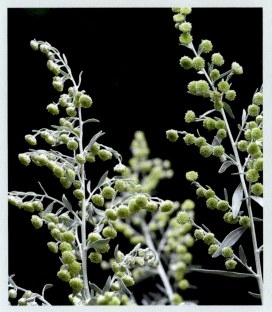
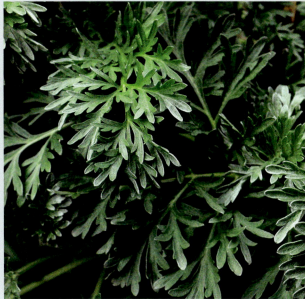

Absinth, der aus Wermut und weiteren Kräutern (Fenchel, Anis, Ysop u.a.) gebrannte Schnaps (45–75 Volumenprozent Alkohol), war während fast hundert Jahren verboten und ist erst seit einigen Jahren wieder frei verkäuflich. Es konnte nachgewiesen werden, dass der Thujongehalt, der für die gesundheitsschädigenden Wirkungen bei regelmässigem Konsum verantwortlich gemacht wurde, im Absinth weit geringer ist als bisher angenommen.

Geschichte

Dass der Wermut eine seit alters hoch geschätzte Heil- und Ritualpflanze ist, beschreibt Tabernaemontanus in seinem Kräuterbuch:

«Jewol der Wermuth ein unachtsam/gemein und jedermenniglich bekannt Kraut ist/so ist es doch bey den Alten vorköstlich/ herzlich/in hohem Werth/ sonderlich aber bey jhren Triumphen und heydnischen Gottsdiensten gehalten worden/welcher Gebrauch vielleicht auch von jhnen/auff unsere Weiber geerbt und herkommen/die noch heutigs Tags dieses Kraut in jhre Würtzwüsche mit andern Kräuter samlen/und viel selzamer abgöttischer Phantaseyen und Narrenwercke darmit treiben.»

Jacobus Theodorus Tabernaemontanus, Kreuterbuch (1625)

Element und Energetik

«Der Wermut ist sehr warm und sehr kräftig und ist der wichtigste Meister gegen alle Erschöpfungen.»

Hildegard von Bingen, Physica, Cap. 1–109

«Der Wermuth ist scharpff unnd bitter mit einer zusammenziehenden Krafft. Er erwärmet/trucknet/ abstergirt zertheilet und stercket.»

Jacobus Theodorus Tabernaemontanus, Kreuterbuch (1625)

• Acker

Äcker und bewirtschaftete Felder waren früher wichtige Lebensräume für «Unkräuter» wie die Kamille, die Kornblume, die Kornrade und andere. Seit Mitte des letzten Jahrhunderts haben es die Ackerunkräuter zunehmend schwer in der intensivierten Landwirtschaft. Konsequente Saatgutreinigung und der zunehmende Einsatz von Dünger- und Herbiziden liessen viele dieser Pflanzen verschwinden. Um ihnen neue Lebensräume mitten im Kulturland zu bieten, werden heute sogenannte Buntbrachen oder Ackerschonstreifen angesät. Da gedeihen wieder einige der gefährdeten Arten. In diesen Lebensräumen sind auch verschiedene Heilpflanzen zu finden, die in den Kapiteln ↦ Wegrand und ↦ Wiese aufgeführt werden.
Auch im Garten lassen sich auf offenen Flächen ohne viel Aufwand Ackerunkräuter ziehen. Diese Kräuter bieten im Sommer oft eine bunte Farbenpracht, und einzelne davon dienen zugleich als Heilkräuter.

Heilpflanzen auf Äckern und Buntbrachen

Acker-Stiefmütterchen

Hafer

Kamille

Lein

Mutterkorn

Quecke

Schafgarbe ↦ Wiese

Spitzwegerich ↦ Wiese

Acker-Stiefmütterchen

Viola arvensis MURRAY

Familie der Veilchengewächse *Violaceae*

Weitere Namen: Fälddänkeli, Jesuslein, Sammetblüemli, Schwögerli

Droge: Stiefmütterchenkraut *Violae tricoloris herba*

«*Gegen den Milchschorf ist das Stiefmütterchen wohl die wirksamste Heilpflanze.*»
Pfr. Joh. Künzle

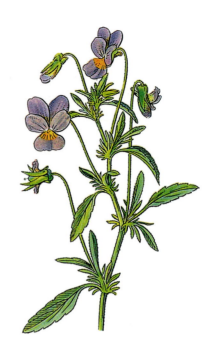

Beschreibung
Das Acker-Stiefmütterchen ist eine einjährige Pflanze mit bis zu 35 cm hohen, sparrigen Stängeln und 4 bis 10 cm langen herzförmigen bis lanzettlichen Blättern mit entfernt gesägtem Rand. Die Laubblätter sind am Stängel stets begleitet von grossen, leierförmig geteilten Nebenblättchen. Die oberen Kronblätter sind weiss bis bläulich, oft mit einem violetten Fleck, die unteren Kronblätter sind hell- bis dunkelgelb.
Verwechslungsmöglichkeiten: Das **Echte Stiefmütterchen** *Viola tricolor* L. unterscheidet sich vom Acker-Stiefmütterchen oft durch violette, blaue oder gelb gescheckte Blüten, ist sonst aber sehr ähnlich. Auch das Echte Stiefmütterchen wird arzneilich verwendet.

Blütezeit
Mai bis August.

Vorkommen
Das Acker-Stiefmütterchen ist ein häufiges Unkraut, besonders auf Getreideäckern. In der Bergregion (800 bis 1300 m) kommen sowohl Acker- als auch Echtes Stiefmütterchen in Magerwiesen häufig vor.

Garten
Anbau ist möglich durch Aussaat im März und April in 15 bis 25 cm weit entfernten Reihen, wobei man dann die Möglichkeit hat, nur die eine oder andere Blütenfarbe zu erhalten.

Verwendete Pflanzenteile
Das getrocknete blühende Kraut oder (für den Hausgebrauch) die ganze getrocknete Pflanze samt den Wurzeln. Einsammlung zur Blütezeit, Trocknung am Schatten, möglichst rasch.

Wirkstoffe und Wirkung
Stiefmütterchen enthält in allen Teilen Saponine, Salicylate, Cumarine, Schleim und Flavonoide. Es wirkt schweisstreibend und günstig bei Katarrh und Rheumatismus.

Anwendung
Stiefmütterchen wird innerlich und äusserlich als **Tee** und **Bad** verwendet, bei leichten Erkrankungen der Haut mit Schuppenbildung, Akne, Milchschorf der Kinder.
In der **Volksheilkunde** ausserdem bei Katarrhen der Luftwege und gelegentlich auch bei Rheumatismus.
Tee: 1 Teelöffel Kraut mit 1 Tasse heissem Wasser übergiessen und 5 Minuten ziehen lassen.
Bad: 2 bis 3 Esslöffel Kraut mit 1 Liter kochendem Wasser übergiessen, nach 15 Minuten abgiessen und dem Badewasser zugeben.

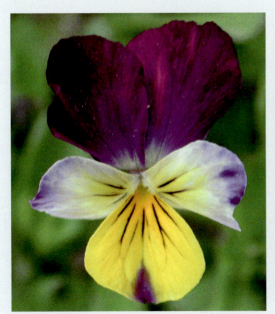 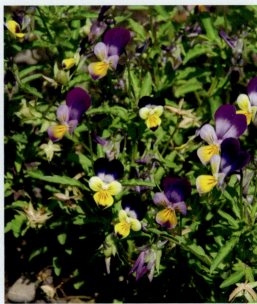

Geschichte
Stiefmütterchenkraut gehörte vermutlich nicht zum antiken Heilpflanzenschatz. Es wird in der Literatur erst seit dem 16. Jahrhundert erwähnt.

Element und Energetik
«Es schreibt Galenus dass die Violen an jhrer Substantz oder complexion [Qualität] kalt und feucht seyen.»
Jacobus Theodorus Tabernaemontanus, Kreuterbuch (1625)

● Acker

Hafer

Avena sativa L. Saat-Hafer

Familie der Süssgräser *Poaceae*

Weitere Namen: Haber

Droge: Haferkraut, Grüner Hafer *Avenae herba*, Haferstroh *Avena stramentum*, Haferflocken *Avenae fructus exorticatus*

«… Der Hafer ist eine beglückende und gesunde Speise für gesunde Menschen, und er bereitet ihnen einen frohen Sinn und einen reinen und klaren Verstand … »
Hildegard von Bingen, Physica, Cap. 1–3

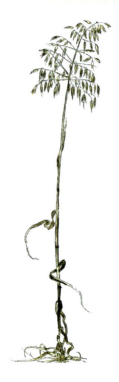

Beschreibung
Der Hafer ist im Gegensatz zu den anderen Getreidearten eine sehr elastische Pflanze und wird 60 bis 150 cm hoch. Die Blätter sind 5 bis 12 mm lang, die Blattspreite ist am Grunde ohne Öhrchen. Der Blüten- und Fruchtstand ist eine allseits wendige, lockere Rispe mit meist zweiblütigen, über 2 cm langen Ährchen. Nach der Blüte zur Reifezeit des Getreides hängen die Ährchen. Die Deckspelzen sind kahl und an der Spitze zweizähnig.

Blütezeit
Juni bis August.

Vorkommen
Hafer ist ein Getreide, das in den gemässigten Breiten kultiviert wird.

Anbau
Hafer wird als Sommergetreide in Gebieten mit hohen Niederschlägen angebaut, in den Voralpen, den Mittelgebirgen und Küstenregionen. Die Pflanze stellt keine hohen Ansprüche an den Boden.

Verwendete Pflanzenteile
Für den grünen Hafer werden die grünen, oberirdischen Pflanzenteile kurz vor der Vollblüte geerntet und getrocknet. Als Haferstroh werden die getrockneten Blätter- und Stängelteile bezeichnet.

Wirkstoffe und Wirkung
Die Früchte enthalten Stärke, lösliche Polysaccharide, Eiweiss, Sterole, Steroidsaponine sowie diverse Mineralstoffe und Spurenelemente. In der grünen Pflanze sind lösliche Silikate, Flavonoide und Steroidsaponine zu finden. Haferschleim absorbiert Flüssigkeit und kann helfen, Durchfall zu reduzieren.

Anwendung
Tee: Die Volksheilkunde kennt den Haferstrohtee bei Zuständen nervöser Erschöpfung, Schlaflosigkeit, als Beruhigungsmittel und Tonikum für ältere Menschen. Er wird auch als stärkendes Herz- und Kreislaufmittel eingesetzt. Der alkoholische Auszug aus Hafer wird ebenso eingesetzt.
Bäder: Bei rheumatischen Erkrankungen und Hautleiden werden Bäder aus Haferstroh angewendet.

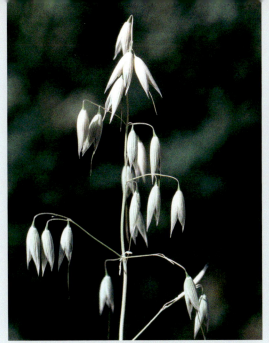
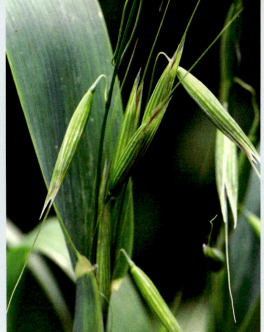

Küche
Haferschleim wird als Diätkost eingesetzt bei Durchfall und Entzündungen der Magen-Darm-Schleimhaut. Haferkleie gilt als unterstützendes Mittel zur Senkung der Cholesterinwerte. Ausserdem ist Hafer seit jeher ein wichtiges Grundnahrungsmittel.

Rezept
Hafer-Stärkungsgetränk: 6 Esslöffel Haferflocken in 1 Liter Wasser 20 Minuten köcheln lassen, absieben und kaltstellen. Eine zerdrückte Banane, 2 Löffel Honig, Saft von ½ Zitrone und 4 Esslöffel Rahm (oder ¼ Liter Milch) zugeben. Das Getränk kalt servieren (Rezept nach A. Bohmert).

Geschichte
Die ältestens Spuren von Haferanbau wurden in den bronzezeitlichen Pfahlbausiedlungen in der Schweiz gefunden. Hafer spielte in Mitteleuropa in der täglichen Ernährung eine herausragende Rolle.

Element und Energetik
«Der Hafer ist warm, von scharfem Geschmack und von starkem Rauch …»
Hildegard von Bingen, Physica, Cap. 1–3

● Acker

Kamille

Matricaria recutita L. (= *Matricaria chamomilla* L.) Echte Kamille

Familie der Korbblütler *Asteraceae*

Weitere Namen: Deutsche Kamille, Gemeine Kamille, Garmille, Marienmagdalenenchrut, Mueterchrut

Droge: Kamillenblüten *Matricariae flos*

«Die Kamille darf man füglich den ersten Nothelfer in der häuslichen Gesundheitspflege nennen.»
Pfr. Joh. Künzle

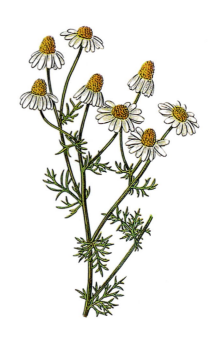

Beschreibung
Die Kamille ist eine einjährige, bis 60 cm hohe Pflanze. Die Stängel sind aufrecht, zart und ästig verzweigt. Die Laubblätter sind doppelt fiederteilig mit meist nadelförmigen Abschnitten. Sie sind häufig ganz kahl. Die Blütenköpfchen sitzen endständig auf dünnen Stielen und sind etwa 1 bis 1,5 cm breit mit einem einfachen Kranz von rein weissen Strahlenblüten und vielen zentralen, sehr kleinen gelben Röhrenblüten, die auf einem emporgewölbten, hohlen Blütenboden stehen.

Blütezeit
Mai bis September.

Vorkommen
Die Echte Kamille kommt von der Ebene bis gegen 1500 m auf Schuttplätzen, Äckern, in Gärten usw. vor. Sie meidet kalte, feuchte Böden.
Die Kamille war einst typische Ackerbegleitflora, heute wird sie wieder in Buntbrachen ausgesät.

Garten
Breitwürfig aussäen im Spätherbst oder zeitigen Frühjahr, da der Frost die Keimung begünstigt. Kamille sät sich oft von selbst wieder aus.

Verwendete Pflanzenteile
Die getrockneten Blütenköpfchen, selten auch das ganze blühende, getrocknete Kraut. Ernten, sobald die Köpfchen voll aufgeblüht sind.

Wirkstoffe und Wirkung
Die Kamille enthält ätherisches Öl (mit u. a. Bisabolol und Chamazulen), Schleim sowie Flavonoide (Apigenin). Sie wirkt in erster Linie entzündungshemmend und desinfizierend, ferner krampflösend auf die verschiedensten Organe und leicht schweisstreibend.

Anwendung
Tee: Innerliche Anwendung vor allem bei Magen-Darm-Störungen, insbesondere bei solchen mit schmerzhaften Erscheinungen (z. B. Blähungen), ferner bei zu träger Magentätigkeit, Durchfall, Brechreiz und bei schmerzhafter Periode.
Äusserlich als Tee und als Kompressen verwendet bei allen schlecht heilenden Wunden und Infektionen der Haut wie Umlauf, Ausschlägen, Hämorrhoiden sowie bei Entzündungen der Mund- und Rachenhöhle.
In der **Volksheilkunde** gilt die Kamille als Heilpflanze für Mutter und Kind. Denn sie umhüllt mit sanfter Wärme und schirmt vor starker Reizüberflutung ab.
Kamille *Chamomilla* wird auch in der **Homöopathie** angewendet.

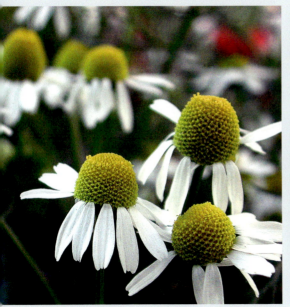
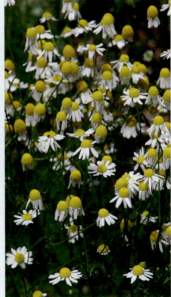
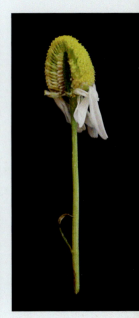

Echte Kamille *Matricaria recutita* L. (= *Matricaria chamomilla* L.)

Rezept

Duftkissen mit Kamillenblüten: Ein ca. 15×15 cm grosses Stoffsäcklein wird mit getrockneten Kamillenblüten gefüllt (ca. 50 bis 100 g) und zugenäht. Das Duftkissen kann zwischen zwei Wärmflaschen vorgewärmt werden. Es hilft bei «Bauchweh», Erkältungen, Kiefer- und Stirnhöhlenentzündungen, Kopfweh, Ohren- und Zahnschmerzen.

Geschichte

Die Kamille ist die wohl bekannteste Heilpflanze, die nicht nur in vielen Küchenschränken vorrätig ist, sondern auch in Spitälern zur Entzündungshemmung verbreitet eingesetzt wird.

Element und Energetik

«Die Wurzeln*, Blüten und das Kraut haben erwärmende und verdünnende Kraft.»

Dioskurides, De materia medica

*vermutlich sind hier Kamille, Färberkamille und Ringelblume gemeinsam gemeint.

Weitere heilkräftige Kamillenarten

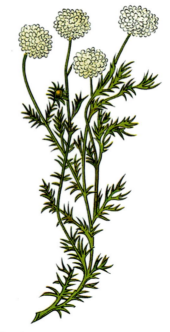

Römische Kamille (gefüllte Sorte)
Chamaemelum nobile «Plena»

Römische Kamille
Chamaemelum nobile (L.) All.
(Grosse Kamille, Gartenkamille, Hundskamille, Zandelkraut)

Die Römische Kamille ist in West- und Südeuropa heimisch. Wirkung und Anwendung entsprechen ungefähr derjenigen der Echten Kamille.

Strahlenlose Kamille
Matricaria discoidea DC.
(*Matricaria suaveolens* [Pursh] Rydb.)

Die Strahlenlose Kamille wurde ursprünglich aus Nordamerika eingeschleppt und wächst sehr zahlreich auf Feldwegen und Schuttplätzen. Sie wird hauptsächlich in der nordamerikanischen Volksheilkunde verwendet.

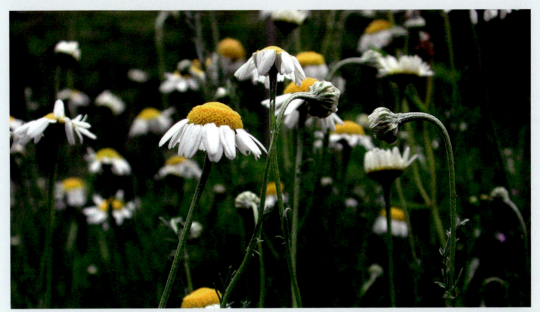
Römische Kamille *Chamaemelum nobile* (L.) Aʟʟ.

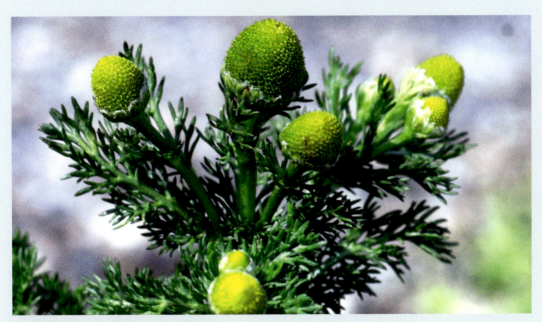
Strahlenlose Kamille *Matricaria discoidea* DC.

- Acker

Lein

Linum usitatissimum L. Flachs

Familie der Leingewächse *Linaceae*

Weitere Namen: Flachsleisi

Droge: Leinsamen *Lini semen*

«*Das Leinen begleitete durch das ganze Leben. Neugeborene wurden in Leinenwindeln gehüllt. Als Leintuch schützte es in dunkler Nacht, und mit dem Totenhemd wird man einst zu Grabe getragen.*»
Annegret Bohmert, Lebendige Ernährung

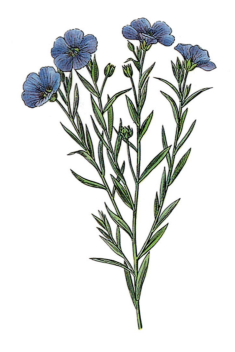

Beschreibung
Lein ist eine der ältesten Kulturpflanzen, die zur Öl- und Fasergewinnung in unzähligen Varietäten und Formen gezüchtet wurde. Er bildet einjährige (einzelne Rassen auch zweijährige), je nach Rasse etwas verschieden aussehende, 20 bis 80 cm hohe Pflanzen. Die Leinsamen liefernden Rassen besitzen verzweigte Stängel, an denen wechselständig die schmal-lanzettlichen, etwa 2,5 cm langen, dreinervigen Blätter stehen. Die endständigen, etwa 1,5 cm grossen Blüten sind meist blau, selten auch weiss oder rot gefärbt und besitzen fünf Kronblätter. Sie blühen meist nur wenige Stunden lang. Die Frucht ist eine kugelige Kapsel, die bei den zur Samengewinnung angebauten Rassen geschlossen bleibt (Dreschlein). Die Samen sind 4 bis 6 mm lang, schlank, glänzend braun, selten auch gelbbraun gefärbt.
Der kultivierte Lein *Linum usitatissimum* stammt wahrscheinlich ursprünglich vom **Wildlein** *Linum bienne* ab, der auf Trockenwiesen und felsigen Hängen (nur Kalk) vorkommt.

Blütezeit
Juni bis Juli.

Vorkommen
Als Faser und Öl liefernde Pflanze in allen Erdteilen angebaut. Der medizinisch gebrauchte Leinsamen stammt u. a. aus Marokko und Argentinien.

Garten
Aussaat im April für Samen- und Fasergewinnung in Reihen in 10 cm Abstand. Ein Aufbinden der biegsamen Pflanzenstängel ist notwendig. Ernte im September bis Oktober. Der Lein ist, was den Boden angeht, relativ anspruchslos, abgesehen von Staunässe, die er nicht verträgt.

Verwendete Pflanzenteile
Leinsamen.

Wirkstoffe und Wirkung
Leinsamen enthält viel Schleim, Ballaststoffe, 30 bis 40 Prozent fettes Öl, Eiweisse und Blausäureglykoside (v. a. Linustatin und Neolinustatin). Leinsamen wirkt abführend, weil der Schleim im Darm das Wasser zurückhält und so den Darminhalt weich erhält. Der aufgequollene Schleim wirkt auch als Schmiermittel im Darm. Äusserlich als warmer Umschlag angewendet, fördert Leinsamen die Heilung von Blutergüssen und Quetschungen.

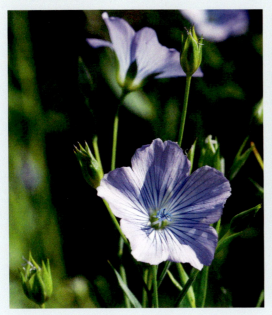
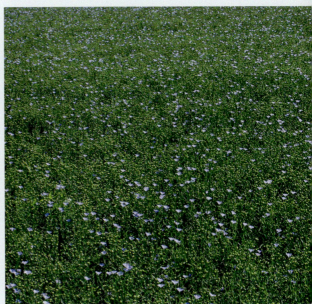

Anwendung
Innerlich zur Stuhlregulierung wird der unzerkleinerte Samen genommen; 1 bis 2 Kaffeelöffel voll mit ½ Glas Wasser 2 bis 4 Stunden aufquellen lassen und entweder nur den entstandenen Schleim oder den Schleim samt den ganzen Samen einnehmen.
Äusserlich als Pulver mit Wasser angerührt zu warmen Umschlägen bei Entzündungen, Infektionen und Quetschungen aller Art.

Küche
Leinsamen sind ein beliebter Zusatz zu Brot oder Müesli. Leinöl enthält einen grossen Anteil an ungesättigten Fettsäuren und wird in kleinen Mengen verwendet.
Leinöl wurde früher vor allem im **technischen** Bereich (Farben, Lacke) eingesetzt.

Rezept
Leinsamen-Kompresse: 1 Teil Leinsamen wird ganz oder geschrotet in einer Pfanne mit 2 Teilen Wasser aufgekocht. Der entstandene Brei wird fingerdick auf ein dünnes Tuch aufgetragen. Die Seitenränder werden zu einem Päckchen eingeschlagen. Dieses wird so heiss wie möglich auf die betroffene Körperstelle gelegt und mit einem Wolltuch bedeckt. Die ausgekühlte Kompresse wird nach einigen Minuten jeweils durch ein neues heisses Päckchen ersetzt, sodass die Anwendung bis zu einer halben Stunde lang dauert. Für sechs bis acht Kompressen benötigt man ca. 300 g Leinsamen. Die heissen Leinsamenkompressen wirken lindernd bei Schnupfen, Stirn- und Kieferhöhlenentzündung (als Nasen- und Stirnkompresse), Husten, oberflächlichen Furunkeln oder werden eingesetzt zur Unterstützung der Leberfunktion.

Geschichte
Der Anbau von Lein ist durch Funde von Samenresten in Schweizer Pfahlbausiedlungen bereits für prähistorische Zeit belegt. Im alten Ägypten war der Flachsanbau bekannt, was bildliche Darstellungen belegen, in den griechischen Heldenepen wird Lein erwähnt, und Plinius berichtet über den Leinanbau bei den Germanen. Lein war damals der Göttin Frigga geweiht, die oft als Flachsspinnerin dargestellt wurde. Auch der europäische Märchen- und Sagenschatz berichtet verschiedentlich von Flachsspinnerinnen. Bis ins 20. Jahrhundert hatte der Leinanbau zur Fasergewinnung einen wichtigen Stellenwert in der Landwirtschaft.

Energetik
«Der Samen so allein zur Artzney gebrauchet wirdt/der ist warm im ersten Grad/in der feuchte unnd trucken mittelmässig/er zertheilt/erweicht unnd lindert.»
Jacobus Theodorus Tabernaemontanus, Kreuterbuch (1625)

● Acker

Mutterkorn

Claviceps purpurea Tul.

Familie der *Ascomycetes* (parasitische Pilze)

Weitere Namen: Brandkorn, Giftkorn, Wolfszahn

Droge: Mutterkorn *Secale cornutum*

Vorsicht: Der Pilz selbst sowie auch Mehl, das von mit Mutterkorn infiziertem Roggen stammt, sind stark giftig.

«Es wütet unter den Menschen eine schreckliche Geissel, ein geheimes Feuer, das, sobald es einen Körper befällt, ihn verzehrt und vom Leben zum Tode bringt.»
Anonymus (995)

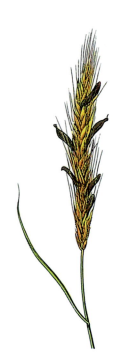

Beschreibung
Mutterkorn ist die Überwinterungsform eines Schmarotzerpilzes, der sich vor allem auf dem Roggen, seltener auch auf andern Getreidearten und Gräsern entwickelt. Durch Infektion der Roggenblüte bildet sich ein schwarzes, getreidekornähnliches Gebilde unter dem absterbenden Fruchtknoten. Es bildet 1 bis 7 cm lange, walzliche, oft gesprungene «Körner» von meist grau schwarzer bis schwarzer Farbe. Das Mutterkorn bleibt in der reifenden Roggenähre stecken.

Vorkommen
Mutterkorn kam früher überall dort vor, wo Roggen angebaut wurde, vor allem in Gebieten mit schlechter Samenkontrolle. Der Befall ist in nassen Jahren häufiger als in trockenen und tritt an den Rändern eines Getreidefeldes eher auf als im Innern des Feldes. In fast allen Ländern ist heute das Roggensaatgut nahezu frei von Mutterkörnern.

Verwendete Pflanzenteile
Früher das ganze vom Pilz befallene Kraut.

Wirkstoffe und Wirkung
Sehr stark wirkende Stoffe (sogenannte Mutterkornalkaloide). In grösseren Dosen ist Mutterkorn sehr giftig und führt bei lang anhaltender Einnahme zum Brandigwerden der Gliedmassen, schweren Krämpfen, Irrsinn und Tod. Diese Wirkung führte in früheren Jahrhunderten, wenn mutterkornhaltiges Mehl verbacken wurde, oft zu seuchenartigen Massenerkrankungen, dem sogenannten Antoniusfeuer *(Ignis sacer)*.

Anwendung
Heute werden nur noch die Reinalkaloide unter ärztlicher Aufsicht angewendet, u. a. in der Geburtshilfe, zur Behandlung von Migräne und bei der Parkinson-Krankheit.
Es werden ebenfalls **homöopathische** Zubereitungen angewendet.

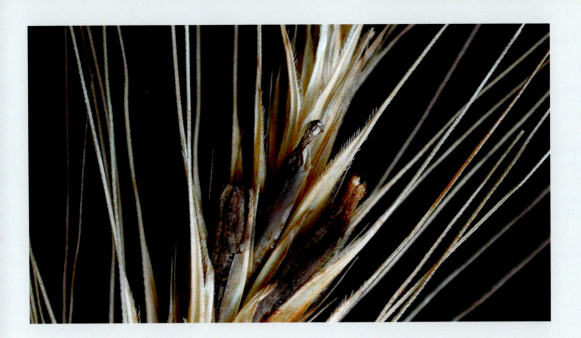

Geschichte

Bereits in der Antike war der Zusammenhang zwischen den seuchenartigen Massenerkrankungen und dem Genuss von mutterkornhaltigem Getreide bekannt, eine deutliche Reduktion der Vergiftungsfälle konnte aber erst im 17. Jahrhundert erreicht werden.

Hippokrates nennt ausserdem die Zubereitung eines Zäpfchens mit Mutterkorn als Emmenagogum (Mittel zur Förderung der Monatsblutung). Die mittelalterlichen Kräuterbücher schenkten dem Mutterkorn als Heilmittel hingegen nur noch wenig Beachtung. Mutterkorn gehörte zum alten Schatz der Frauenheilkräuter, die wegen ihrer starken Wirkung auch als Hexenpflanzen gefürchtet waren. Es diente früher den Hebammen als Wehenmittel.

Der Schweizer Chemiker Albert Hoffmann hat sich ausgiebig mit der Erforschung der Mutterkornalkaloide befasst und in diesem Zusammenhang auch die halluzinogene Droge LSD synthetisiert.

Quecke

Agropyron repens [L.] P.B. Kriechende Quecke

Familie der Süssgräser *Poaceae*

Weitere Namen: Apothekergras, Falchere, Ruchgras, Ryschgras, Schnurgras, Wysswurzgras, Ysegras

Droge: Queckenwurzelstock *Graminis rhizoma, Agropyri repentis rhizoma*

«*Die Schliessgraswurzel oder Echte Quecke ist allen Ackersleuten bekannt als unaustilgbares Unkraut mit langen, weissen Wurzeln.*»
Pfr. Joh. Künzle

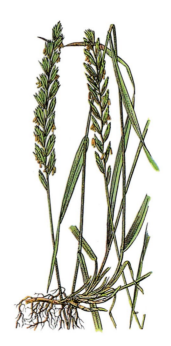

Beschreibung
Die Quecke ist ein ausdauerndes Gras, das eine unterirdische, verzweigte, 1 bis 3 mm dicke, gelblich weisse Grundachse besitzt, die an den Knoten feine Wurzelbüschel trägt. Die Halme sind immer aufrecht, meist kahl. Ihre Blätter sind lebhaft grün oder grau bereift, selten über 15 mm breit. Die Blüten und Früchte stehen in flacher, lockerer Ähre, innerhalb welcher der Halm zickzackartig hin und her gekrümmt ist. Der Wurzelstock schmeckt süsslich-fade.

Blütezeit
Juni bis August.

Vorkommen
Die Quecke ist eines der lästigsten und zähesten Ackerunkräuter, besonders auf lehmigen, fetten Böden. Die Pflanze kommt auch auf Ödplätzen, in Mauern usw. vor und steigt von der Ebene bis etwa 2000 m.

Verwendete Pflanzenteile
Der getrocknete Wurzelstock wird am besten im Frühjahr bei der Feldbestellung oder im Spätherbst eingesammelt, Sammeln ist jedoch auch im Sommer möglich. Das Trocknen der Wurzelstöcke erfolgt am Schatten nach sorgfältigem Waschen.

Wirkstoffe und Wirkung
Polysaccharide, Schleimstoffe, Zuckeralkohole, lösliche Kieselsäure und in geringer Menge ätherisches Öl. Die Wirkung ist nur unzulänglich geprüft. Schwach harntreibend und desinfizierend in den Harnwegen.

Anwendung
Tee: 2 bis 3 Teelöffel des Queckenwurzelstockes werden mit 1 Tasse siedendem Wasser überbrüht; ca. 15 Minuten ziehen lassen. Der Tee wird bei Nieren- und Blasenentzündungen, Hautausschlägen und rheumatischen Erkrankungen angewendet. Über den Tag verteilt 3 bis 5 Tassen Tee trinken. Bei der Durchspülungstherapie ist auf reichliche Flüssigkeitszufuhr zu achten. Nicht anwenden bei Ödemen infolge eingeschränkter Herz- oder Nierenfunktion.

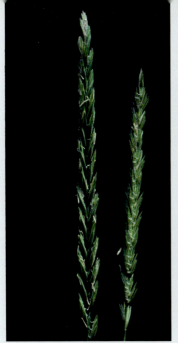
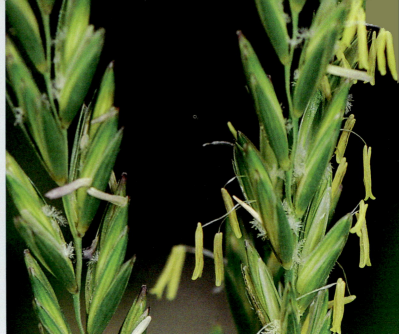

Geschichte
Die Quecke wird erstmals eindeutig bei Tabernaemontanus erwähnt. In den antiken Schriften werden zwar verschiedene Gräser beschrieben, ob es sich dabei allerdings um die Quecke handelte, bleibt unklar. Im 18. Jahrhundert galt die Quecke als eines der stärksten Mittel bei Gallensteinen.

Element und Energetik
«Alle Grassgeschlechter Wurtzeln seyndt ziemlich kalt unnd truckener Natur mit einer Astriction oder zusammenziehung die kümmerlich vermercket wird/…»

Jacobus Theodorus Tabernaemontanus, Kreuterbuch (1625)

Wiese und Weide

Auf Wiesen wachsen Gräser und Sommerblumen in reicher Vielfalt. Offene Grünflächen sind meist vom Menschen geschaffene Lebensräume. Nur durch regelmässige Beweidung oder Grasschnitt bleiben sie frei von Bäumen und Sträuchern.

Es werden zwei verschiedene Typen von Wiesen unterschieden: Auf den *Trocken-* oder *Magerwiesen* blühen bis zum Grasschnitt im Sommer zahlreiche bunte Blumen. Diese artenreichen Wiesen bieten auch vielen Insekten günstige Bedingungen. Durch den jährlichen Grasschnitt werden regelmässig Nährstoffe weggeführt. Deshalb sind solche Wiesen relativ nährstoffarm. In der Schweiz sind sie fast nur noch in höheren Hanglagen zu finden. Im Mittelland sind die Trockenwiesen in den letzten fünfzig Jahren auf ein Zehntel ihrer früheren Fläche zusammengeschrumpft.

Auf Böden, die leicht zu bewirtschaften sind, findet man *Fettwiesen*. Diese üppigen Wiesen leuchten im Frühling einige Tage goldgelb, wenn der Löwenzahn blüht. In der restlichen Zeit sind sie meistens sattgrün, da sie mehrmals gemäht oder regelmässig beweidet werden, sodass Blumen gar nicht erst zum Blühen kommen. Im Vergleich zu den Magerwiesen sind die Fettwiesen artenärmer und wirken eintönig.

Weiden werden je nach Untergrund stark durch den Tritt der Tiere geprägt und sind durch den Dung stellenweise oft sehr nährstoffreich. Es bilden sich sogenannte Lägerplätze rund um die Ställe oder Ruheplätze des Viehs, auf denen typische Pflanzen wie die Brennnessel, die Blacke oder der Gute Heinrich gedeihen.

Heilpflanzen auf Trockenwiesen und Magerwiesen

Heilpflanzen auf Fettwiesen

Arnika ↦ Gebirge
Augentrost
Bibernelle
Blutwurz, Tormentill
Feld-Thymian, Quendel
Hauhechel
Johanniskraut
Küchenschelle
Kümmel
Labkraut
Schlüsselblume
Wundklee

Beinwell ↦ Hecke und Waldrand
Frauenmantel ↦ Hecke und Waldrand
Herbstzeitlose
Kerbel
Löwenzahn
Schafgarbe
Spitzwegerich

Augentrost

Euphrasia rostkoviana Hayne s.str.
Wiesen-Augentrost, Rostkovs Augentrost
(= *Euphrasia officinalis* L.)

Familie der Rachenblütler *Scrophulariaceae*

Weitere Namen: Augendienst, Gibinix, Heuschelm, Zahntrost, Hungerblüemli

Droge: Augentrostkraut *Euphrasia herba*

Naturschutz: Der Augentrost ist in einzelnen Kantonen teilweise geschützt.

«*Augentrost wäre eine an sich unscheinbare Pflanze, würden uns nicht ihre Blüten in einem auffälligen Farbenkontrast entgegenleuchten.*»
Quelle unbekannt

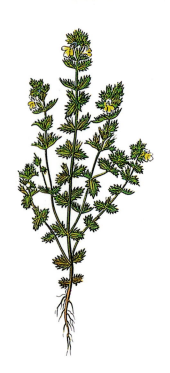

Beschreibung
Der Wiesen-Augentrost ist eine zierliche, einjährige, meist reich verästelte, 5 bis 40 cm hohe Pflanze mit aufrechten, flaumig behaarten Stängeln. Die Blätter sitzen gegenständig und sind 0,5 bis 1 cm lang, spitz-eiförmig, auf allen Seiten mit drei bis sechs spitzen Zähnchen versehen und schwach behaart. Die bis 1 cm langen Blüten sitzen an den Stängelenden in den Blattachseln. Sie sind weiss und haben eine kurze Oberlippe mit blauen bis violetten Längsstreifen und eine dreizipflige Unterlippe, an deren Grund sich ein gelber Fleck befindet.
Der Augentrost lebt als Halbschmarotzer auf den Wurzeln verschiedener Gräser und anderer Wiesenpflanzen.
In der Schweiz kommen über fünfzehn Augentrostarten vor, die sich teilweise sehr ähnlich sind. Der **Berg-Augentrost** *Euphrasia montana*, der dem Wiesen-Augentrost sehr ähnlich ist, hat einen meist unverzweigten Stängel, der Endzahn der Blätter ist breiter als lang, beim Wiesen-Augentrost länger als breit.

Blütezeit
Juni bis Oktober.

Vorkommen
Der Augentrost wächst auf nassen und trockenen Wiesen, besonders auf Magerwiesen, ferner in Mooren, Gebüschen und lichten Wäldern von der Ebene bis gegen 2800 m.

Verwendete Pflanzenteile
Das getrocknete Kraut. Einsammlung zur Blütezeit; Trocknung am Schatten.

Wirkstoffe und Wirkung
Nachgewiesen sind Gerbstoffe, Aucubin und andere Iridoidglykoside. Augentrost wirkt schwach entzündungswidrig, besonders auf Schleimhäute.

Anwendung
Äusserlich: 1 Teelöffel geschnittene Droge mit 1 Tasse Wasser kalt aufsetzen, zum Sieden erhitzen und ziehen lassen; wird hauptsächlich bei leichten Augenentzündungen verwendet in Form von Umschlägen und Augenbädern und gleichzeitig **innerlich** als Tee. Bei stärkeren Augenentzündungen sollte immer ein Augenarzt konsultiert werden. Der Tee wird ausser bei Augenentzündungen in der **Volksheilkunde** auch innerlich bei Husten und Heiserkeit angewendet.
Es werden auch verschiedene **homöopathische** *Euphrasia*-Zubereitungen (z. B. Augentropfen) eingesetzt.

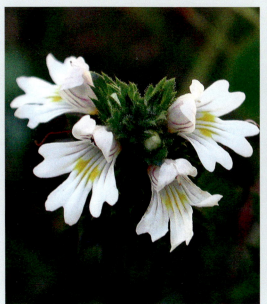
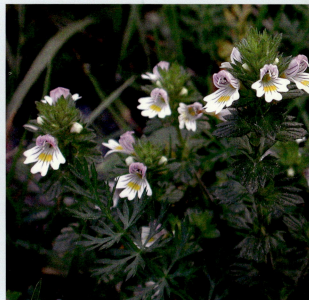

Geschichte

In der antiken Literatur wird der Augentrost nicht erwähnt. Erst seit dem Mittelalter und dann vor allem in den Kräuterbüchern des 16. Jahrhunderts wird der Augentrost ausführlich beschrieben. Damals wurde er ebenfalls als Augenheilmittel gerühmt.
Die Namen Heuschelm, Gibinix und Hungerblüemli weisen auf die halbschmarotzende Lebensweise des Augentrosts hin, der dadurch das Graswachstum und indirekt den Milchertrag einer Weide schmälert.

Wiese und Weide

Bibernelle

Pimpinella major [L.] Huds. Grosse Bibernelle und *Pimpinella saxifraga* L.s.l. Kleine Bibernelle

Familie der Doldenblütler *Apiaceae*

Weitere Namen: Bockspeterlein, Bockwurz, Pfefferwurz

Droge: Bibernellwurzel *Pimpinellae radix*

Naturschutz: Die Kleine Bibernelle ist in einzelnen Kantonen geschützt.

«*Die Bibernelle ist vielen Leuten bekannt unter dem Namen Bockwurz, denn sie geissböckelte gewaltig.*»
Pfr. Joh. Künzle

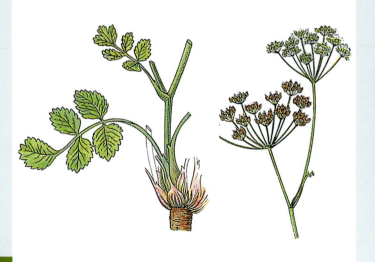

Beschreibung
Grosse und Kleine Bibernelle sind ausdauernde Stauden, die eine wenig verzweigte, lange Pfahlwurzel bilden. Der Geruch der Wurzel ist bockartig, woran die Pflanze leicht erkannt werden kann. Die unteren Laubblätter sind einfach und unpaarig gefiedert, mit rundlich-eiförmigen bis länglichen und gezähnten Fiederblättchen. Der bei der Kleinen Bibernelle 20 bis 60 cm hohe und bei der Grossen Bibernelle 40 bis 100 cm hohe Stängel trägt oben die Dolden mit weissen (im Gebirge oft roten) Blüten.
Verwechslungsmöglichkeiten: Im blütenlosen Zustand sind die Blätter der Bibernelle denjenigen des **Kleinen Wiesenknopfs** *Sanguisorba minor* ähnlich. Der Wiesenknopf gehört zur Familie der Rosengewächse, wird aber gelegentlich auch als Bibernelle bezeichnet.

Blütezeit
Grosse Bibernelle im Mai bis Juni, Kleine Bibernelle im Juni bis August.

Vorkommen
Die Grosse Bibernelle wächst auf Wiesen, Triften, in lichten Wäldern und Gebüschen von der Ebene bis über 2000 m in ganz Mitteleuropa. Die Kleine Bibernelle ist besonders in trockenen, warmen Gebieten auf Wiesen verbreitet.

Verwendete Pflanzenteile
Die getrocknete Wurzel, die bei beiden Arten beigefarben, bei einigen Formen der Kleinen Bibernelle schwärzlich und auf dem Querschnitt blau ist. Einsammlung im Spätherbst oder im Frühjahr. Trocknung am Schatten und an der Sonne möglich.

Wirkstoffe und Wirkung
Ätherisches Öl, Saponine, Gerbstoffe u. a. Die Droge wirkt anregend auf die Schleimabsonderung der Bronchien. Unsicherer ist die harntreibende Wirkung.

Anwendung
Tee: Innerlich als auswurfförderndes Mittel bei Katarrhen der Luftwege, in Form eines Aufgusses (1 Esslöffel grob gepulverte oder fein zerschnittene Wurzel mit ½ Liter Wasser kalt aufsetzen und zum Kochen erhitzen).
Äusserlich: Aufguss als Bademittel bei schlecht heilenden Wunden.

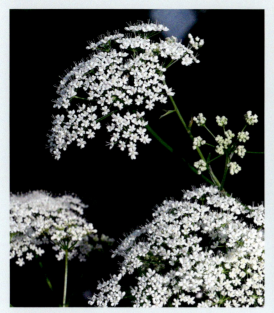
Grosse Bibernelle *Pimpinella major* [L.] Huds.

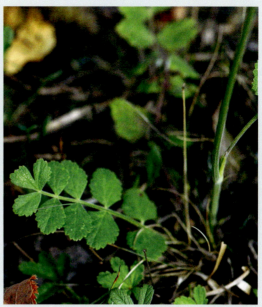
Kleine Bibernelle *Pimpinella saxifraga*

Geschichte
Es gibt verschiedene Legenden, die berichten, dass während der Pestzeit Bibernelle zusammen mit einer anderen Pflanze als wichtigstes Heilmittel und zur Vorbeugung vor Ansteckung galt. Je nach Gegend wurde die Bibernelle zusammen mit Knoblauch, Baldrian oder Wacholder empfohlen: *«Esset Knoblauch und Bibernell, so sterbet ihr nicht so schnell!»*
Volksmund

Die Bibernelle galt auch als Amulettpflanze, wie bei Hildegard von Bingen zu lesen ist:
«Aber dennoch habe ihn [Bibernell] stets an deinen Hals gehängt, und unterdessen wirst du nicht von Anrufungen der Dämonen, von magischen Worten und nicht von Zauber, den du nicht gegessen und nicht getrunken hast, getäuscht werden können.»
Hildegard von Bingen, Physica, Cap. 1–131

Element und Energetik
«Der hannig und scharpff hitzig Geschmack der Bibernellen geben genugsame anzeigung dass sie warmer und truckner Natur seind/unnd haben auch darneben eine Krafft dünn zu machen/abzulösen und zu eröffnen.»
Jacobus Theodorus Tabernaemontanus, Kreuterbuch (1625)

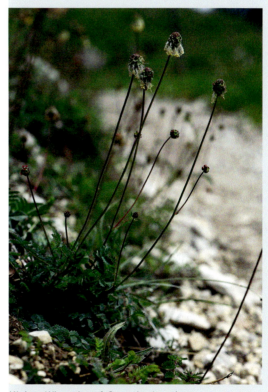
Kleiner Wiesenknopf *Sanguisorba minor*

• Wiese und Weide

Blutwurz, Tormentill

Potentilla erecta [L.] Räuschel

Familie der Rosengewächse *Rosaceae*

Weitere Namen: Aebbeiss, Ruhrwurz, Siebenfingerkraut, Turbatill

Droge: Tormentillwurzelstock *Tormentillae rhizomae*

«Der Deutsche Name Blutwurz entspricht in jeder Hinsicht den Heileigenschaften und dem äusseren Ansehen dieser Pflanze.»
Pfr. Joh. Künzle

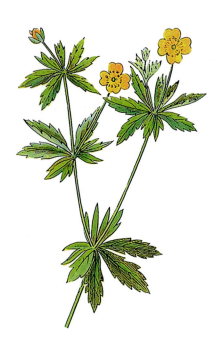

Beschreibung
Blutwurz ist eine ausdauernde Pflanze mit einem knotigen 0,5 bis 3 cm dicken, 5 bis 20 cm langen, aussen rotbraunen Wurzelstock. Im Querschnitt ist der junge, frische Wurzelstock grünlich, die ältere Partie dagegen braunrot. Die dünnen, verzweigten Stängel werden meist 5 bis 20 cm, selten bis 50 cm lang. Die Blätter sind dreizählig gefingert, mit gesägten, schmalen Abschnitten und begleitet von fast ebenso grossen, tief gespaltenen Nebenblättern. Die intensiv gelben, 3 bis 15 mm grossen Blüten tragen vier Kronblätter (bestes Merkmal zur Unterscheidung von den anderen ähnlichen *Potentilla*-Arten, die alle fünf Kronblätter besitzen).

Blütezeit
Mai bis Oktober.

Vorkommen
Von der Ebene bis auf 2500 m, in Mitteleuropa häufig auf mageren Wiesen, an trockenen und feuchten Standorten, besonders häufig in nicht zu feuchten Mooren.

Verwendete Pflanzenteile
Der getrocknete Wurzelstock (ohne Wurzeln). Der frische, äusserlich schwarzbraune, knollig verdickte Wurzelstock zeigt beim Zerschneiden eine rötliche Färbung. Einsammeln des Wurzelstockes während des ganzen Sommers und Herbstes. Trocknung rasch, auch an der Sonne möglich.

Wirkstoffe und Wirkung
Blutwurz enthält, typisch für die Familie der Rosengewächse, sehr viele Gerbstoffe, die bei Luftzutritt in unlösliches Tormentillrot übergehen.
Blutwurz wirkt stopfend, entzündungswidrig, vernarbend bei schlecht heilenden Wunden und schmerzlindernd und heilend bei Verbrennungen.

Anwendung
Innerlich gegen Durchfall, am besten in Form der gepulverten Droge (drei- bis fünfmal täglich 1 Messerspitze bis 1 Teelöffel voll, mit Wasser oder Tee verrührt, einnehmen). Gelegentlich auch als Abkochung der fein geschnittenen Droge, 2 bis 3 Minuten kochen. Gegen Entzündungen der Mund- und Rachenschleimhäute wird mit dem wässerigen Aufguss gespült oder die alkoholische Tinktur für Pinselungen verwendet.

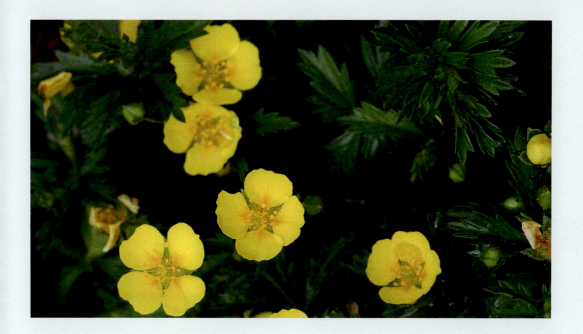

Geschichte

Der lateinische Name *Potentilla* (lat. *potentia* = Macht) weist auf die machtvolle Wirkung der Fingerkräuter hin.

Element und Energetik

«Tormentill hat ein trucknende Eygenschafft/ohne eine merckliche hitz/derowegen dient sie auch zu allerley flüssen und kalte Gifft. Sie zeucht auch zusammen/heylet/und ist trucken im dritten Grad/welches alles von der Wurtzel soll verstanden werden.»

Jacobus Theodorus Tabernaemontanus, Kreuterbuch (1625)

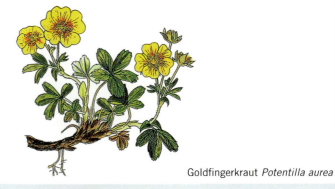
Goldfingerkraut *Potentilla aurea*

Weitere medizinisch verwendete Fingerkrautarten (Gattung *Potentilla*)

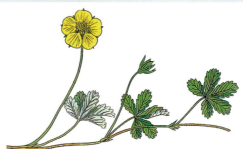
Kriechendes Fingerkraut *Potentilla reptans*

In der Schweiz gibt es über dreissig verschiedene weiss oder gelb blühende Fingerkrautarten (alle der Gattung *Potentilla* zugehörig). Sie zeichnen sich alle durch den typischen Blütenaufbau der Rosengewächse aus (↦ Abbildung) mit fünf Kron- und fünf Kelchblättern. Der Tormentill mit seinen vier gelben Kronblättern bildet die Ausnahme. Die Fingerkräuter kommen vom Tiefland bis ins Gebirge vor, manche Arten sind sehr häufig, andere selten und auf wenige Vorkommen beschränkt.

Neben dem Tormentill werden medizinisch und in der Volksheilkunde auch folgende Arten verwendet:

Gänsefingerkraut
Potentilla anserina (↦ S.122)

Vorkommen
Stark wuchernd auf Ödplätzen, verlassenen Äckern, an Wegrändern und auf Gänsewiesen (daher ihr Name), von der Ebene bis gegen 2000 m steigend und überall verbreitet.

Kriechendes Fingerkraut
Potentilla reptans (Fünffingerkraut)

Vorkommen
In ganz Mitteleuropa häufig, auf Mauern, Bahndämmen, Äckern, an Wiesenrändern, Bachufern, in Gräben; in den Alpen meist nicht über 1500 m steigend.

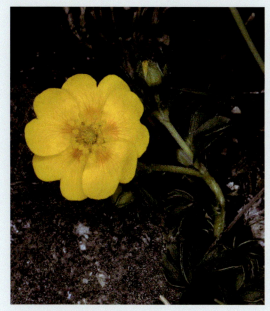
Goldfingerkraut *Potentilla aurea*

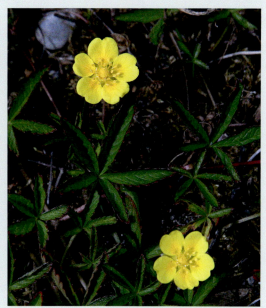
Kriechendes Fingerkraut *Potentilla reptans*

Goldfingerkraut
Potentilla aurea

Vorkommen
Im Gebirge auf kalkarmem Boden von 1400 bis 2800 m sehr verbreitet.

Bei Gold-Fingerkraut und Fünffingerkraut wird das blühende, getrocknete Kraut verwendet. Wie beim Tormentill steht die Gerbstoffwirkung bei diesen beiden Fingerkrautarten im Vordergrund.

Anwendung
Äusserlich als Abkochung zum Baden schlecht heilender Wunden und zum Spülen bei entzündetem Zahnfleisch und Gaumen; selten innerlich bei Durchfall.

Wiese und Weide

Feld-Thymian, Quendel

Thymus serpyllum L. agg.

Familie der Lippenblütler *Lamiaceae*

Weitere Namen: Bergthymian, Chölm, Chostis, Feldpolei, Mattechölm, Niederer Kasper, Wilder Thymian, Wilder Zimt, Zymsi

Droge: Quendelkraut *Serpylli herba*

«Den Quendel nannten die Alten Serpillum, weil er der Erde nahe bleibt, indem er auf ihr kriecht [und ‹kriechen› heisst lateinisch ‹serpere›].»
Macer floridus, Vers 1325

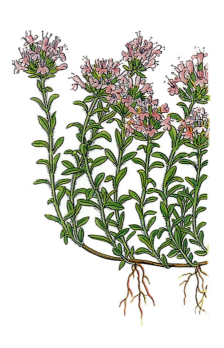

Beschreibung
Der Feld-Thymian ist eine ausdauernde Staude von stark wechselnder Form. Es werden in der Schweiz acht Kleinarten unterschieden, die u.a. verschiedene Behaarung aufweisen. Von einer zentralen Pfahlwurzel aus entspringen meist viele bis 30 cm lange, 1 bis 2 mm dicke, anfangs rötlich oder grün gefärbte, kriechende Stängel, sodass die Pflanze richtige Rasen bilden kann. Die untersten Zweige sind verholzt. Aus den kriechenden Stängeln treiben die 2 bis 15 cm hohen Blühtriebe. Die Laubblätter sind von ovaler bis lanzettlicher Form, 5 bis 16 mm lang und 2 bis 8 mm breit, mehr oder weniger behaart. Die rosa bis purpurnen Blüten sitzen in kleinen, gedrungenen oder gestreckten, köpfchenartigen Blütenständen an den Enden der Triebe. Die ganze Pflanze riecht stark aromatisch, entweder etwas an Thymian oder weniger oft an Zitrone, selten an Terpentinöl erinnernd. Es handelt sich um unterschiedliche chemische Rassen, das heisst die chemische Zusammensetzung des ätherischen Öls variiert.

Blütezeit
Mai bis September.

Vorkommen
Feld-Thymian wächst von der Ebene bis 2500 m, an Rainen, trockenen und steinigen Orten wie in Trockenmauern und Lesesteinhaufen und an Wegrändern.

Verwendete Pflanzenteile
Das getrocknete, blühende Kraut. Arzneilich wird der thymianartig riechende Typus verwendet. Die Einsammlung erfolgt zur Blütezeit, Trocknung am Schatten bei nicht über 35°C (ätherische Öle).

Wirkstoffe und Wirkung
Feld-Thymian enthält als Hauptwirkstoff ätherisches Öl, Gerbstoffe und Flavonoide. Das ätherische Öl kann in der Zusammensetzung stark variieren und riecht entsprechend unterschiedlich. Feld-Thymian wirkt lösend bei Bronchialkatarrh, ferner desinfizierend bei Magen-Darm-Störungen.
Der Feld-Thymian wird vor allem in der Volksheilkunde angewendet (↪ Garten-Thymian, S.106).

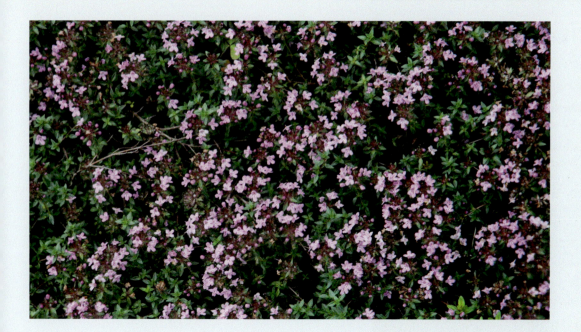

Anwendung
Tee: 1 bis 2 Teelöffel des getrockneten Krautes mit 1 Tasse heissem Wasser überbrühen und einige Minuten ziehen lassen. Der Tee wird angewendet bei Katarrhen der oberen Luftwege.

Küche
Häufig verwendet als Brotgewürz, zum Marinieren von Fleisch oder zum Würzen von Tomatensaucen oder Pizza.

Rezept
Quendelhonig: Getrockneter Feld-Thymian im Mörser fein zerstossen und das Pulver in (flüssigen) Honig einrühren. Den Honig einige Wochen im Keller ziehen lasen. Dieser Gewürzhonig kann zum Süssen von Hustentee verwendet werden.

Geschichte
Der *Macer floridus* führt den damals vermuteten Zusammenhang zwischen Feld-Thymian und Schlangen aus:

«Der Geruch des verbrannten Quendels treibt alle Schlangen in die Flucht, überhaupt jedes Tier, welches zugleich mit seinem Biss Gift in die Wunde träufelt. Aus diesem Grund haben die Schnitter die Gewohnheit, ihren Speisen stets Quendel beizumischen, damit sie, wenn sie etwa müde werden und der Schlummer sie niederwirft, vor schädlichen Giftwürmern sicher ruhen können.»

Macer floridus, Verse 1330–1335

Element und Energetik
«Der Quendel ist warm und gemässigt.»
Hildegard von Bingen, Physica, Cap. 1–32

«Seine Tugend ist erwärmend und trocknend.»
Macer floridus, Vers 1327

Hauhechel

Ononis spinosa L. s.l. Dornige Hauhechel

Familie der Schmetterlingsblütler
Fabaceae

Weitere Namen: Schafhechle, Stallchrut, Witschge

Droge: Hauhechelwurzel *Ononidis radix*

«Hauwhechel, weil es so tieff in der Erden wurtzlet/dass mans mit Hauwen muss aussreuten.»

Jacobus Theodorus Tabernaemontanus, Kreuterbuch (1625)

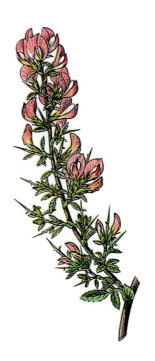

Beschreibung
Die Art ist sehr formenreich. Besonders wirksam sind die niederliegenden und die rundblättrigen Formen, die beide drüsig behaart sind. Die Hauhechel bildet 10 bis 60 cm hohe Stauden mit einer dunkelbraunen, bis 50 cm langen, holzigen, schwach verzweigten Pfahlwurzel. Die ästig verzweigten Stängel sind wenig behaart und verholzen oft in den unteren Teilen. Die Seitenzweiglein enden bei der typischen Art alle in scharfe Dornen, die aber bei gewissen Formen weich sein oder fehlen können. Die unteren Blättchen sind 1 bis 2,5 cm gross und dreizählig geteilt, die oberen oft einzählig, wenig behaart bis stark drüsig behaart; der Rand ist gesägt. Die Blüten sitzen an den Kurztrieben und sind ansehnlich, 1 bis 2 cm gross, meist rosarot, seltener weiss gefärbt.

Blütezeit
Juni bis September.

Vorkommen
An trockenen, sonnigen Orten, an Waldrändern und Rainen, Ackerrändern, Wegrändern, auf Wiesen und in lichten Wäldern, bis etwa 1500 m hoch steigend, überall verbreitet.

Verwendete Pflanzenteile
Vor allem die getrocknete Wurzel, seltener auch das getrocknete Kraut mit Blüten. Einsammlung der Wurzel am besten im Herbst, aber auch zu andern Jahreszeiten möglich. Trocknung an Sonne oder Schatten. Einsammlung des Krautes zur Blütezeit; Trocknung am Schatten.

Wirkstoffe und Wirkung
In der Wurzel Flavonoidverbindungen, v. a. Ononid und ätherisches Öl. Sowohl die Wurzel als auch das Kraut wirken harntreibend.

Anwendung
Tee: 1 Teelöffel gut zerkleinertes Kraut mit 1 Tasse Wasser kalt ansetzen, zum Sieden erhitzen und ziehen lassen. Anwendung bei Wasserstauungen, ferner als Zusatz zu Bärentraubentee, bei Blasenentzündung sowie bei Rheumatismus und Gicht.

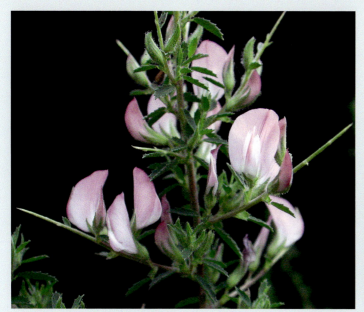
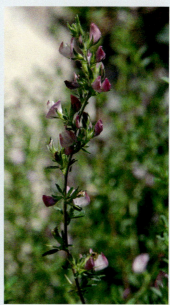

Geschichte

«Bei den Bauern ist die Hauhechel gar nicht beliebt; denn erstens wird sie vom Vieh nicht gern gefressen, und zum anderen nimmt sie sehr viel Platz ein. Nur die Esel lieben dieses Kraut; daher gaben ihm die Griechen den Namen Eselskraut (Ononis).»
Pfr. Joh. Künzle

Die Hauhechel ist seit der Antike als Heilpflanze bekannt und geschätzt.

Element und Energetik

« . . . dass der Hauwhechel warmer Complexion sey/fürnemlich aber seine Rinde: Hat ein Art zu säubern/dünn zu machen/und zu zertheilen: Jst warmb und trucken im Anfang dess dritten Gradts.»
Jacobus Theodorus Tabernaemontanus, Kreuterbuch (1625)

● Wiese und Weide

Herbstzeitlose

Colchicum autumnale L.

Familie der Liliengewächse *Liliaceae*

Weitere Namen: Chalberschyssi, Chiltblumen, Chüetsche, Herbstblume, Kuheuter, Mattensafran, Nackte Jungfer, Zytlose

Droge: Herbstzeitlosensamen *Colchici semen*, -knollen *Colchici tuber*

Vorsicht: Alle Pflanzenteile sind giftig, vor allem Knollen und Samen.

«Wir sind wie die Herbstzeitlose,/welche erst nach dem Winter Samen trägt.»
Georg Büchner, Dantons Tod

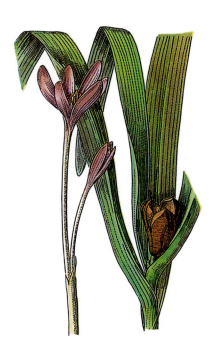

Beschreibung
Das Blühen der Herbstzeitlose zeigt den Beginn des Herbsts an. Die Herbstzeitlose treibt aus der Seite einer 10 bis 20 cm tief im Boden sitzenden Knolle eine violette, selten auch weisse Blüte mit sechs Zipfeln. Im folgenden Frühjahr erscheinen zuerst die bis 35 cm langen, fleischigen, lanzettlichen Blätter und später die Fruchtkapsel, in der viele kleine Samen reifen (Juni bis August). Zugleich bildet die Pflanze an ihrer Basis eine neue Knolle.

Blütezeit
August bis Oktober.

Vorkommen
Die Herbstzeitlose ist häufig auf eher feuchten Matten der Ebene, des Juras und der Voralpen.

Verwendete Pflanzenteile
Wird nur noch in der Form des isolierten Reinstoffs Colchicin in speziellen Fällen vom Arzt als Injektionslösung verwendet.

Wirkstoffe und Wirkung
Die Herbstzeitlose enthält in allen Teilen stark giftige Alkaloide, als Hauptalkaloid Colchicin. Bei Vergiftungen zeigen sich blutiger Durchfall, Erbrechen, Kreislaufkollaps. Beim Jungvieh verursacht Herbstzeitlose starken Durchfall.

Anwendung
Die Herbstzeitlose ist eine wichtige Gichtpflanze, wegen ihrer hohen Giftigkeit bleibt die Anwendung von standardisierten Präparaten dem **Arzt** vorbehalten.

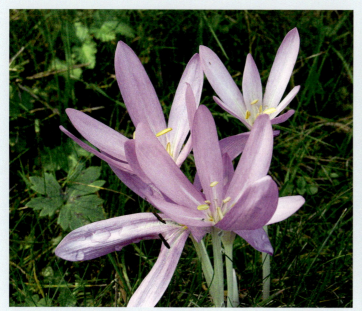
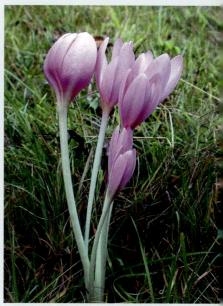

Geschichte

Die Herbstzeitlose gehört zu den Orakelpflanzen. Ihre Blüte lässt Rückschlüsse auf den Winter zu: Blühen die Herbstzeitlosen bereits in der ersten Augusthälfte, so gilt dies als Vorzeichen für einen strengen Winter.

Nach einem Volksglauben kann man sich vor ansteckenden Krankheiten wie der Pest und anderem Ungemach schützen, wenn man Herbstzeitlosenknollen in der Tasche bei sich trägt.

Element und Energetik

«Die Herbstzeitlose ist kalt und trocken, und in ihr ist weder Heil noch Gesundheit … »

Hildegard von Bingen, Physica, Cap. 1–46

● Wiese und Weide

Johanniskraut

Hypericum perforatum L. s.str. Echtes Johanniskraut

Familie der Johanniskrautgewächse
Hypericaceae

Weitere Namen: Blutkraut, Hartheu, Johannisblut, Konradskraut, Wundkraut

Droge: Johanniskraut *Hyperici herba*

«Sicherlich gehört die edle Heilpflanze auf die Lichtseite des Erdenlebens.»
Wilhelm Pelikan

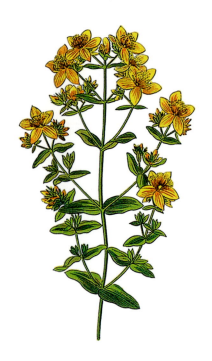

Beschreibung
Das Johanniskraut ist eine ausdauernde, Ausläufer treibende, 25 bis 90 cm hohe Staude mit Stängeln, die oben stark, unten nicht verzweigt sind und zwei Längsleisten aufweisen. Die gegenständigen Blätter sind elliptisch-eiförmig, 1,5 bis 3 cm lang, ganzrandig, kahl, durchscheinend punktiert und besonders am Rande mit feinen schwarzen Drüsenpunkten besetzt. Die 20 bis 25 mm grossen, goldgelben Blüten führen fünf elliptische, mit schwarzroten Drüsenpunkten besetzte Kronblätter, die beim Zerdrücken ein dunkelrotes Sekret austreten lassen.
Es gibt verschiedene Johanniskrautarten. Das rote Sekret und die durchscheinenden Punkte auf den Blättern sind die wichtigsten Erkennungsmerkmale für das Echte Johanniskraut.

Blütezeit
Juli bis September.

Vorkommen: In Mitteleuropa verbreitet bis etwa 1700 m Höhe; auf Magerwiesen, an Weg- und Waldrändern, Dämmen, Rainen, in Gebüschen und lichten Wäldern.

Verwendete Pflanzenteile
Das frische und getrocknete, blühende Kraut und die frischen Blüten. Einsammlung Juni bis August; Trocknung am Schatten.

Wirkstoffe und Wirkung
Flavonoide, roter Farbstoff (Hypericin), Hyperforin und Procyanidine. Innerlich wirkt Johanniskraut in genügend hoher Dosis (in Form von Fertigarzneimitteln und eventuell Tee) stimmungsaufhellend. Es erweist sich als gleich wirksam wie synthetische Arzneimittel. Bei Wunden und Schürfungen ist Johannisöl wundheilend.

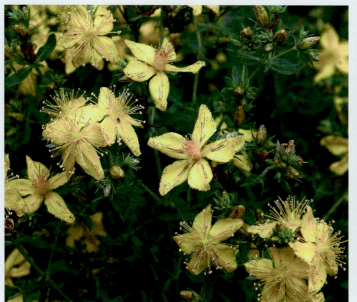
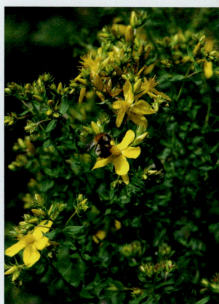

Anwendung

Tee: Der Tee aus dem trockenen Kraut (1 bis 2 Esslöffel mit 1 Liter Wasser anbrühen und ziehen lassen) ist ein stimmungsaufhellendes Mittel bei leichten Depressionen (besser Fertigpräparate verwenden).
Äusserlich: Das Johannisöl wird in der **Volksheilkunde** als Wundheilmittel bei Gelenkschmerzen und bei Verbrennungen angewendet.

Rezept

Johannisöl: Ein helles Glasgefäss (z. B. Marmeladeglas) wird mit frischen Blüten und Triebspitzen des Johanniskrautes gefüllt. Die Blüten werden mit einem fetten Pflanzenöl (z. B. Sonnenblumenöl oder kaltgepresstes Olivenöl, Mandelöl) übergossen, bis das Glasgefäss gut mit Öl gefüllt ist und keine Pflanzenteile mehr obenauf schwimmen. Das gut verschlossene Glasgefäss etwa drei Wochen in die Sonne stellen. Gelegentlich schütteln und darauf achten, dass alle Pflanzenteile mit Öl bedeckt sind (da sich sonst rasch Schimmel bildet).
Wenn sich das Öl rubinrot verfärbt hat, den Auszug durch ein feines Tuch oder grobes Filterpapier filtern und das Öl in dunklen Flaschen kühl und dunkel lagern.
Johannisöl wird zum Einreiben von schmerzenden Gelenken verwendet, lindert Sonnenbrand, wenn es über Nacht an den betroffenen Stellen eingerieben wird (*Achtung:* mit Johanniskraut behandelte Hautpartien nicht direkt der Sonne aussetzen, da es zu zusätzlichen Hautreizungen kommen kann).

Geschichte

Schon im Altertum war die Anwendung bei Brandwunden und Ischiasschmerz bekannt. Das Johanniskraut wurde lange Zeit hoch geschätzt, z. B. auch bei Paracelsus. Seine Beliebtheit heutzutage geht auf neuere Erfahrungen zurück, die zeigen, dass Johanniskraut bei depressiver Verstimmung gut wirkt.

Element und Energetik

«*... das Kraut sey warm und trucken und einer subtilen Substantz.*»
Jacobus Theodorus Tabernaemontanus, Kreuterbuch (1625)

● Wiese und Weide

Kerbel

Anthriscus sylvestris [L.] Hoffm. Wiesen-Kerbel

Familie der Doldengewächse *Apiaceae*

Weitere Namen: Wilder Kerbel, Chirbele, Chörblichrut, Osterchrütli

Droge: Kerbelkraut *Cerefolii herba*

«Mag er in zahlreichen Dolden geringe Samen nur liefern, –/mildert er doch, jahraus, jahrein stets frisch zu bekommen./Armut bedürftiger Leute mit seinen reichlichen Gaben, ...»
Walahfrid Strabo, Hortulus

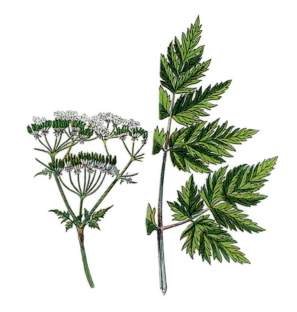

Beschreibung
Der Wiesen-Kerbel ist eine zweijährige bis ausdauernde Pflanze mit 50 bis 150 cm hohem, hohlem Stängel und zwei- bis dreifach fiederschnittigen Blättern. Die weissen Blüten stehen in grossen Dolden. Wilder Kerbel riecht herb-aromatisch nach Anis.
Es gibt eine Gartenform des **Wiesen-Kerbels,** den **Garten-** oder **Anis-Kerbel** *Anthriscus cerefolium* (L.) Hoffm. Der Garten-Kerbel ist einjährig und besitzt einen feinrilligen bis 70 cm hohen Stängel. Die Blätter sind zwei- bis vierfach fiederschnittig. Die einzelnen Abschnitte sind eiförmig und meist gröber und weniger tief gezähnt als beim Wilden Kerbel. Alle Teile des Garten-Kerbels riechen süsslich und anisartig.
Verwechslungsmöglichkeiten: Da unter den weiss blühenden Doldenblütlern auch der stark giftige **Gefleckte Schierling** *Conium maculatum,* der giftige **Hecken-Kälberkopf** *Chaerophyllum temulum* und die giftige **Hundspetersilie** *Aethusa cynapium* vorkommen, ist das sichere Bestimmen des Wiesen-Kerbels unerlässlich. Beim Schierling und beim Hecken-Kälberkopf ist der Stängel im Gegensatz zum Wiesen-Kerbel rot überlaufen oder rot gefleckt. Die Hundspetersilie hat auffallend dunkelgrüne, glänzende Blattunterseiten.

Vorkommen
Der Wiesen-Kerbel ist in Mitteleuropa überall verbreitet auf Wiesen (besonders wenn sie überdüngt sind) und in Gebüschen usw. Der Garten-Kerbel wächst verwildert nur in wärmeren Gebieten wie im Wallis und Tessin auf Mauern, an Wegrändern usw.

Garten
Der Garten-Kerbel wird durch Aussaat (breitwürfig oder in 15 bis 25 cm entfernten Reihen) gezogen. Er bevorzugt frischen Boden.

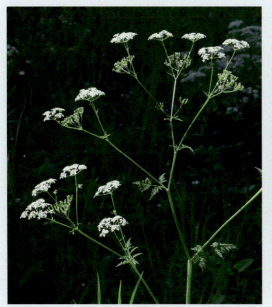
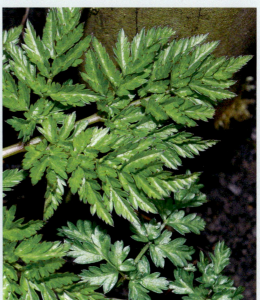

Wiesen-Kerbel *Anthriscus sylvestris* [L.] Hoffm.

Verwendete Pflanzenteile
Das frische und das getrocknete Kraut oder nur das Blatt. Ernte der Blätter vom Austreiben an bis zur Blüte. Trocknung am Schatten.

Wirkstoffe und Wirkung
Beide Kerbelarten enthalten ätherische Öle, aber je andere. Wiesen-Kerbel wirkt leicht harntreibend und anregend auf den Stoffwechsel.

Anwendung
Tee: Sowohl vom frischen als auch vom getrockneten, zerkleinerten Blatt werden Aufgüsse verwendet (1 bis 2 Esslöffel mit ½ Liter siedendem Wasser übergiessen und ziehen lassen). Oft wird auch das in Apotheken aus Wiesen-Kerbel hergestellte Kerbelwasser verwendet. Anwendung bei leichteren Wasserstauungen im Körper, träger Verdauung und Hautausschlägen.

Geschichte
Kerbel wird in vielen alten Kräuterbüchern erwähnt, sowohl als Küchengewürz als auch als Heilmittel.

Element und Energetik
«Es hat das Körffelkraut nit ohne ursach seinen platz in der Küchen bey uns bekommen/dann es bey den gesundten und Krancken zu jeder zeit ohne einige Schaden in den Speisen nutzlich mag gebraucht werden/ist temperierter und mittelmässiger wärmbde/ist warm im ersten Grad/in der trückne und feuchte haltet es das mittel.»

Jacobus Theodorus Tabernaemontanus, Kreuterbuch (1625)

Wiesen und Weide

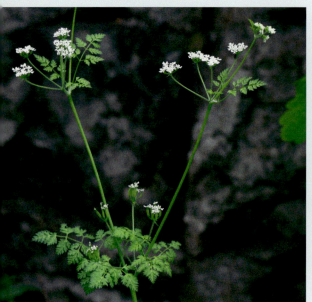
Garten-Kerbel *Anthriscus cerefolium*

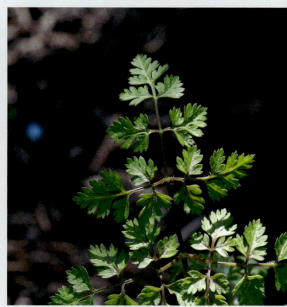
Garten-Kerbel *Anthriscus cerefolium*

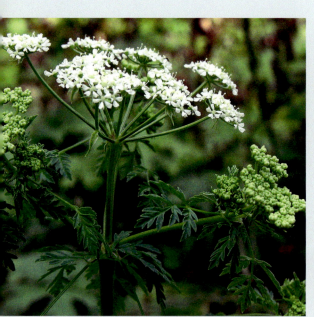
Gefleckter Schierling *Conium maculatum*

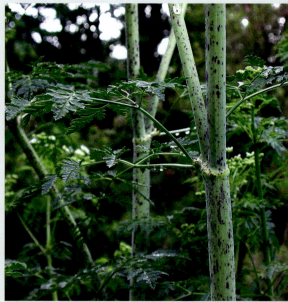
Gefleckter Schierling *Conium maculatum*

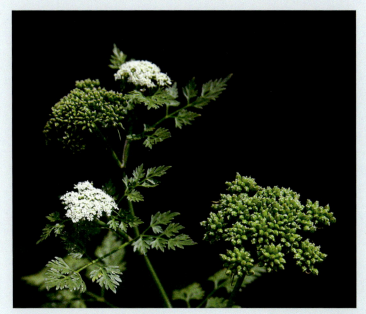

Hundspetersilie *Aethusa cynapium*

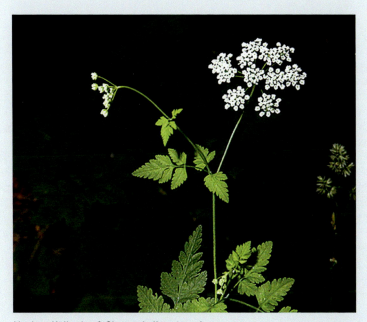

Hecken-Kälberkopf *Chaerophyllum temulum*

Wiese und Weide

Küchenschelle

Pulsatilla vulgaris MILL. Gemeine Kuhschelle, Gemeine Küchenschelle

Familie der Hahnenfussgewächse
Ranunculaceae

Weitere Namen: Bocksbart, Gugguche, Merzeflogge, Pelzanemone, Wiesenanemone

Droge: Wird in den Arzneibüchern nicht mehr aufgeführt.

Vorsicht: Die Frischpflanze ist schwach giftig.

Naturschutz: Die Küchenschelle ist in der ganzen Schweiz vollständig geschützt.

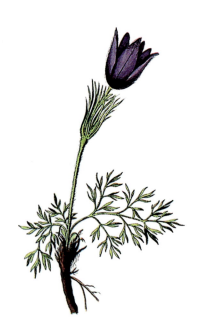

Beschreibung
Die Gewöhnliche Küchenschelle ist eine ausdauernde, 5 bis 40 cm hohe Pflanze mit kräftigem Wurzelstock. Die grundständigen Blätter sind langgestielt, zwei- bis dreifach fiederspaltig mit schmalen Zipfeln; sie bilden eine Rosette und erscheinen erst nach der Blüte. Der Stängel ist aufrecht und trägt nur eine Blüte. Die meist sechsblättrige (3 bis 5,5 cm lange) tiefviolette Blüte ist aussen zottig behaart und trägt zahlreiche gelbe Staubgefässe. Bei sonnigem Wetter sind die Blüten meist aufgerichtet. Die stark behaarten Früchte sitzen wie ein lockerer, langhaariger Pinsel auf den verlängerten Blütenstielen.
Sehr ähnlich ist **Hallers Küchenschelle** (Anemone) *Pulsatilla halleri,* deren Blüten hellviolett sind.
Die ebenfalls arzneilich verwendete **Wiesen-Küchenschelle** *Pulsatilla pratensis* hat purpurne bis schwarzviolette nickende Blüten. Sie kommt in der Schweiz nicht wild wachsend vor.

Blütezeit
März bis Mai (Gewöhnliche Küchenschelle), Wiesen-Küchenschelle eher später.

Vorkommen
Bevorzugt sonnige Hügel. In der Schweiz sehr stark gefährdet.

Verwendete Pflanzenteile
Die Pflanze wird in der Phytotherapie heute nicht mehr verwendet.

Wirkstoffe und Wirkung
Frisch ist die Küchenschelle giftig, sie enthält wie viele Hahnenfussarten einen scharf schmeckenden, hautreizenden Stoff, das in der frischen Pflanze an Zucker gebundene Protoanemonin, das bei geringer Einwirkung die Haut rötet, bei stärkerer Einwirkung Blasen erzeugen kann. Die Hautreizung kann bereits durch blosse Berührung, stärker aber durch Einreiben der Pflanze hervorgerufen werden. Beim Trocknen verliert die Küchenschelle ihre Giftigkeit und die hautreizende Wirkung zum grossen Teil.

Anwendung
Die Anwendung der Küchenschelle war einst verbreitet. Heute ist sie in den Arzneibüchern nicht mehr aufgeführt und wird nur noch in der **Homöopathie** *(Pulsatilla)* verwendet.

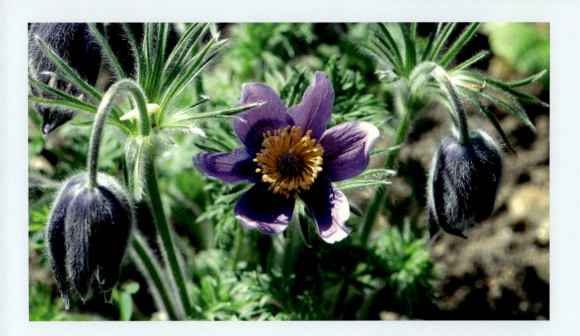

Geschichte

Die Küchenschelle soll zum Heilpflanzenschatz der Kelten gehört haben. Auch in den hippokratischen Schriften wird sie erwähnt. Im Mittelalter geriet sie dann in Vergessenheit, bis sie ab dem 17./18. Jahrhundert wieder oft beschrieben wurde.

Element und Energetik

«Alle Küchenschellen Kreuter seyndt hitziger Natur in dem vierdten Grad/sonderlich aber das Kraut mit den Stengeln/also dass sie auch die Haut brennen unnd auffetzen gleich dem Hanenfuss/sol derwegen nur ausserhalb dess Leibs gebraucht werden.»

Jacobus Theodorus Tabernaemontanus, Kreuterbuch (1625)

● Wiese und Weide

Kümmel

Carum carvi L.

Familie der Doldengewächse *Apiaceae*

Weitere Namen: Chümi, Köm

Droge: Kümmel *Carvi fructus*, Ätherisches Kümmelöl *Carvi aetheroleum*

«*[Der Kümmel] wirdt heutigs tags nicht allein jnnerlich und eusserlich zur Artzeney gebraucht / sondern er hat auch seinen Platz bey den Köchen funden / die denselben in den Speisen gebrauchen / unnd dieselben darmit eynmachen.*»
Jacobus Theodorus Tabernaemontanus, Kreuterbuch (1625)

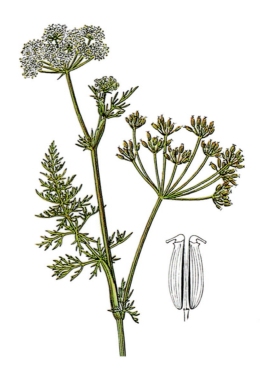

Beschreibung
Der Kümmel ist eine zweijährige Pflanze, die im ersten Jahre eine Grundrosette von schlanken, zwei- bis dreifach fiederschnittigen Blättern bildet, im zweiten Jahr einen wenig beblätterten, verzweigten, 20 bis 120 cm hohen Stängel, der Blütendolden mit kleinen, weissen Blüten trägt. Die Frucht ist etwa 3 bis 5 mm lang und sehr schlank.

Blütezeit
Mai bis Juni. Reifezeit der Frucht je nach Höhenlage von Juli bis Oktober.

Vorkommen
Kümmel bevorzugt in Mitteleuropa Lagen zwischen 800 und 2000 m Höhe. Er gedeiht wild auf mageren Matten, an Wegrändern, Rainen und auf Schutt.

Garten
Der Anbau erfolgt durch Aussaat von Zuchtrassen mit schlanker Wuchsform ins Feld in 30 bis 40 cm entfernte Reihen vom Frühjahr bis Juli. Geerntet wird im Juli des zweiten Jahres durch Schneiden der ganzen Pflanzen.

Verwendete Pflanzenteile
Die ausgereifte Frucht. Einsammlung von wilden Pflanzen, sobald die Früchte braun werden, durch Abschneiden der reifenden Dolden und Nachreifenlassen. Fast der gesamte Kümmel, der in den Handel gelangt, stammt aus Kulturen, besonders aus Holland und Norddeutschland.

Wirkstoffe und Wirkung
Kümmel enthält viel ätherisches Öl, das vor allem die Tätigkeit der Magen- und Darmsaftdrüsen anregt. Kümmel wirkt krampflösend, hilft gegen Blähungen und ist galletreibend.

Anwendung
Vor allem bei träger Magentätigkeit, Appetitlosigkeit, Darmkrämpfen und Blähungen wird Kümmel unzerkleinert gekaut oder als Pulver messerspitzenweise mit Wasser genommen.
Tee: 1 Teelöffel frisch gequetschte Früchte mit 1 Tasse heissem Wasser übergiessen und 5 bis 10 Minuten ziehen lassen. Kümmelschnaps hat ähnliche Wirkung.
Die **Volksheilkunde** setzt Kümmel wie Fenchel in Milchbildungstees für stillende Mütter ein.

Küche
Kümmel ist ein typisches Brotgewürz und wird auch bei schwer verdaulichen Speisen wie Käse, Kohl usw. als Gewürz eingesetzt.

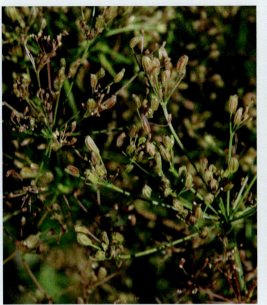 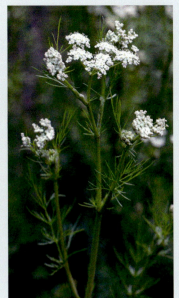 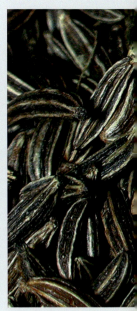

Rezept
Vier-Winde-Tee (blähungstreibend): 15 g Kümmelfrüchte, 15 g Fenchelfrüchte, 15 g Anisfrüchte, 20 g Kamillenblüten, 10 Pfefferminzblätter (für Säuglinge ohne Pfefferminze!). – 1 Teelöffel (Säuglinge ¼ Teelöffel) im Mörser zerstossen, mit 1 Tasse heissem Wasser übergiessen, 5 Minuten ziehen lassen; drei- bis fünfmal täglich 1 Tasse.

Geschichte
Bei dem Kümmel, den die Ärzte der griechisch-römischen Antike erwähnen, handelte es sich vermutlich nicht um den bei uns heimischen Wiesenkümmel, sondern um den Kreuzkümmel, der in der Wirkung sehr ähnlich ist. In Karls des Grossen *Capitulare* ist hingegen mit einiger Sicherheit der Wiesenkümmel erwähnt.

Element und Energetik
«Der Kümmel ist von gemässigter Wärme und trocken.»

Hildegard von Bingen, Physica, Cap. 1–17

- Wiese und Weide

Labkraut

Galium verum L. Echtes Labkraut

Familie der Krappgewächse,
Rötegewächse *Rubiaceae*

Weitere Namen: Bettstroh, Echtes Labkraut, Gelbes Käselab, Harzbresten, Liebfrauenstroh, Marienbettstroh, Rauritzen

Droge: Echtes Labkraut *Galii lutei herba*

«*Die Pflanzenheilkunde betrachtet das Echte Labkraut als das wirksamste der ganzen Familie.*»
Pfr. Joh. Künzle

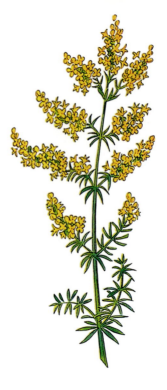

Beschreibung
Die goldgelben Blütenrispen des Gelben oder Echten Labkrauts duften honigsüss, das getrocknete Kraut riecht intensiv nach frischem Heu. Das Gelbe Labkraut ist eine ausdauernde, 20 bis 80 cm hohe Staude mit aufrechtem, undeutlich vierkantigem, wenig verzweigtem Stängel. Die Laubblätter sitzen zu acht bis zwölf in Quirlen am Stängel und sind sehr schmal-lineal, 15 bis 25 mm lang und 1 bis 2 mm breit, meist etwas nach unten eingerollt, oberseits wenig behaart, unterseits dicht filzig behaart. Die kleinen 2 bis 3 mm breiten goldgelben Blüten sitzen in einem reichblütigen, endständigen Blütenstand.
Verwechslungsmöglichkeiten: In der Schweiz wachsen über zwanzig verschiedene Labkräuter. Das Echte Labkraut ist das einzige gelb blühende, duftende Labkraut. Die meisten anderen Labkräuter haben weisse Blüten und breitere Blätter.

Blütezeit
Mai bis September.

Vorkommen
Das Echte Labkraut bevorzugt trockene Wiesen und Raine, kommt aber auch auf vertrocknenden Sümpfen und in lichten Wäldern vor und wächst von der Ebene bis auf etwa 1900 m Höhe. Es ist stellenweise häufig.

Verwendete Pflanzenteile
Das getrocknete blühende Kraut. Einsammlung zur Blütezeit. Trocknung an Schatten oder Sonne.

Wirkstoffe und Wirkung
Labkraut enthält organische Säuren, Iridoide und Flavonoide. Es wirkt harntreibend. Die Eigenschaft, Milch beim Erwärmen auf über 50 °C zum Scheiden zu bringen (daher der Name «Labkraut»), beruht auf dem hohen Säuregehalt; sie tritt nur bei sehr konzentrierten Abkochungen auf.

Anwendung
Tee: 2 Teelöffel geschnittene Droge mit 1 Tasse Wasser kalt aufsetzen, 3 bis 5 Minuten kochen und ziehen lassen, zur Förderung der Harnabsonderung bei Wasserstauungen und Rheumatismus täglich 2 bis 3 Tassen Tee trinken.
Volksheilkunde: Äusserlich wird der Tee zum Baden von schlecht heilenden Wunden und Hautausschlägen empfohlen.

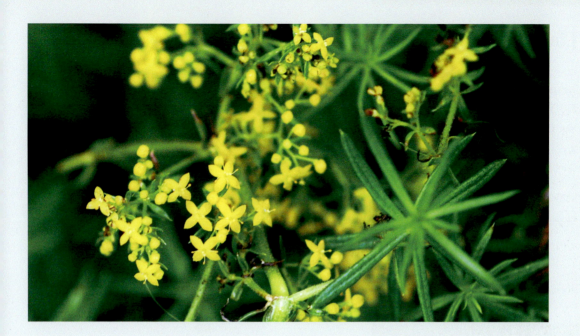

Geschichte

Der Überlieferung nach gehört an erster Stelle das gelb blühende Labkraut zum sogenannten Bettstroh, auf das Mutter und Kind nach der Entbindung gebettet wurden. Auch Feld-Thymian, Dost, das duftende Mariengras und weitere aromatische Kräuter sollten Mutter und Kind beruhigen und beschützen.

Das frische Kraut wurde seit der Antike zur Käseherstellung genutzt, bereits Dioskurides berichtet davon.

«Das Galion [Labkraut] hat den Namen davon, dass es anstelle von Lab die Milch zum Gerinnen bringt.»
Dioskurides, De materia medica

Element und Energetik

«Das Megerkraut [Labkraut] und seine Geschlechter sind warmer und truckener Natur …»
Jacobus Theodorus Tabernaemontanus, Kreuterbuch (1625)

• Wiese und Weide

Löwenzahn

Taraxacum officinale aggr. Gewöhnlicher Löwenzahn

Familie der Korbblütler *Asteraceae*

Weitere Namen: Bettpisser, Chettenestock, Chrottepösche, Chueblueme, Liechtli, Milchblume, Pfaffenröhrlein, Säublume, Weihfäcke

Droge: Löwenzahn *Taraxaci radix cum herba*

«Der Löwenzahn ist selbst dem Städter wohlbekannnt; er verbindet damit den Begriff des ‹goldgelb gewirkten Wiesenteppichs› im Frühling.»
Pfr. Joh. Künzle

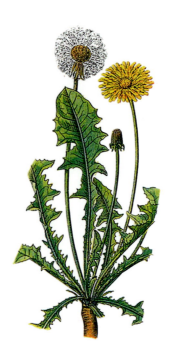

Beschreibung
Der Löwenzahn ist eine sehr vielgestaltige Art. Im Blatt zeigt sich die grosse Variabilität, typisch sind die Zähne, die allerdings sehr unterschiedlich ausgeprägt sein können. Löwenzahn besitzt eine 10 bis 30 cm lange, oft mehrköpfige hellbraune bis schwarzbraune Pfahlwurzel, die sich wenig verzweigt. Die Blätter sind 5 bis 25, selten bis 50 cm lang, lanzettlich und verschieden tief gesägt, mehr oder weniger wollig behaart. Im Frühling stehen die Blätter in einer typischen grundständigen Blattrosette. Die gelben Blüten sitzen in Köpfchen auf den hohlen Stängeln. Sie sind alle zungenförmig. Alle Organe ausser Blüte und Frucht führen weissen Milchsaft.

Blütezeit
April bis Juli.

Vorkommen
Löwenzahn wächst von der Ebene bis auf über 3000 m Höhe auf Wiesen, an Wegrändern, auf Ödplätzen usw.

Verwendete Pflanzenteile
Die frische und die getrocknete Wurzel, seltener auch die Wurzel und das Kraut zusammen, im Frühjahr auch das junge Kraut. Wurzel und Kraut sammelt man im Frühling vor der Blüte, die Wurzel ist am bittersten im Juni bis August. Trocknung an Sonne und Schatten möglich, am besten nachdem man die Wurzel längs gespalten hat.

Wirkstoffe und Wirkung
Löwenzahn enthält vor allem Bitterstoffe, Flavonoide, Inulin und viel Kalium. Er wirkt galletreibend, stoffwechselanregend, leicht harntreibend und schwach abführend.

Anwendung
Tee: 1 Teelöffel getrocknete Pflanze mit 1 Tasse kaltem Wasser aufkochen und ca. 15 Minuten ziehen lassen. Der Tee ist angezeigt bei leichten Gallenstörungen, Verdauungsbeschwerden und im Frühjahr zur allgemeinen Stoffwechselanregung. Löwenzahntee soll kurmässig während vier bis sechs Wochen täglich morgens und abends eine Tasse lauwarm getrunken werden. Auch als Presssaft aus der frischen Pflanze geeignet.
Tinktur: Taraxacum-Tinktur aus der frischen ganzen Pflanze zur Anregung der Leber- und Gallenfunktion, sowie bei Stoffwechselkrankheiten wie Rheuma und Gicht.

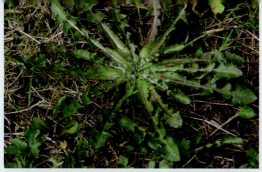
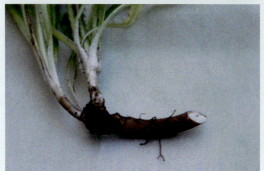
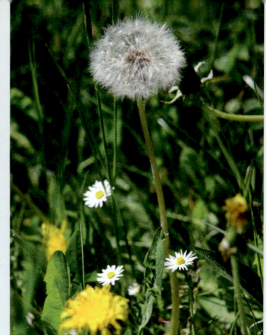

Küche
Die jungen Blätter im Frühling geben dem Salat eine leicht bittere Note, aus den Blüten lässt sich Löwenzahnhonig zubereiten. Im Herbst lassen sich die Wurzeln, wenn sie viel Inulin enthalten, geröstet als Kaffee-Ersatz zubereiten.

Rezept
Löwenzahnhonig: 4 Tassen Löwenzahnblüten, in der Mitte noch nicht voll geöffnet, 1 Liter Wasser, 1 kg Zucker, 2 Zitronen, Saft und abgeriebene Schale (oder 1 Zitrone, 1 Orange). Die frischen Blüten mit dem Wasser übergiessen und kurz aufkochen, 5 Minuten ziehen lassen, abgiessen. Die Flüssigkeit mit Zitrone und Zucker zu Sirup einkochen und heiss in Flaschen abfüllen. Löwenzahnhonig eignet sich gut zum Süssen von Kräutertee.

Geschichte
In den mittelalterlichen Kräuterbüchern und in der Volksheilkunde hat der Löwenzahn seinen festen Platz bei Frühjahrskuren und zur allgemeinen Stoffwechselanregung.

Ein alter Name für Löwenzahn wie auch für Wegwarte ist «Sunnewirbel», obwohl sich die Blüten der beiden Pflanzen farblich unterscheiden. In der Anwendung und auch botanisch stehen sie sich jedoch sehr nahe.

Element und Energetik
«Es haben die Röhrleinkreuter ein Krafft und Eygenschafft zu külen/und zu trucknen/wie die Wegwarten/doch trucknen sie etwas mehr von wegen jhrer Bitterkraut/darmit sie die Wegwart ubertrifft/…»

Jacobus Theodorus Tabernaemontanus, Kreuterbuch (1625)

• Wiese und Weide

Schafgarbe

Achillea millefolium L. Gewöhnliche Wiesen-Schafgarbe

Familie der Korbblütler *Asteraceae*

Weitere Namen: Achilleskraut, Feldgarbe, Gachelkraut, Leiterli, Roleiblume

Droge: Schafgarbenkraut *Millefolii herba*, Schafgarbenblüten *Millefolii flos*

«Schafgarb' im Leib tut gut jedem Weib»
Sprichwort

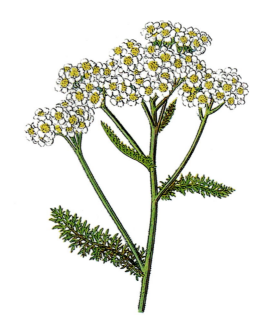

Beschreibung
Kräftige, beinahe verholzte Stängel tragen äusserst filigrane Blätter. Die weissen Blüten erinnern auf den ersten Blick an Dolden, erst bei genauerem Hinsehen entdeckt man die fünf Zungenblüten, die ein Körbchen voll Röhrenblüten umschliessen. Die ganze Pflanze ist geprägt von Gegensätzen, die sich allerdings erst dem aufmerksamen Betrachter zeigen.

Die Schafgarbe ist eine ausdauernde, 20 bis 45 cm hohe Staude mit einem kriechenden, ästig verzweigten Wurzelstock, aus dem Grundrosetten von Laubblättern und die derben, nur in der Blütenregion verzweigten Stängel entstehen. Die Blätter sind zweifach fiederteilig und stärker oder schwächer flaumig behaart. Die Blütenköpfchen sitzen in flachen Scheindolden und führen einen Kranz von weissen Strahlenblüten und im Zentrum die weisslichen Röhrenblüten. Die Strahlenblüten verfärben sich vor allem in Gebirgslagen oft rosarot.

Sechs verschiedene Kleinarten werden unter dem Namen Gemeine Schafgarbe *Achillea millefolium* zusammengefasst. Die Arten unterscheiden sich namentlich in der Blütenfarbe und in der Blattform.

Eine weitere arzneilich verwendete Schafgarbe ist Iva, die **Moschus-Schafgarbe** *Achillea erba-rotta ssp. moschata* (*Wulf.*) Vacc. ↪ Gebirge.

Blütezeit
Juni bis September.

Vorkommen
Schafgarben finden sich auf Wiesen und Weiden, an Wegrändern, Rainen, auf Ödplätzen und Alpweiden sowie Geröllhalden von der Ebene bis gegen 2700 m.

Garten
Die Schafgarben bevorzugen eher trockenen, nicht zu fetten Boden, an warmen sonnigen Standorten; keine Staunässe.

Verwendete Pflanzenteile
Das blühende Kraut wird gesammelt und am Schatten bei weniger als 40 °C getrocknet.
Die Zusammensetzung des ätherischen Öls kann je nach Herkunft der Pflanzen stark schwanken. Deshalb entsprechen die Pflanzen aus Wildsammlung nicht immer den Anforderungen der Arzneibücher. Für den Hausgebrauch kann Schafgarbe durchaus im Garten angebaut oder gesammelt werden.

Wirkstoffe und Wirkung
Bitterstoffe, ätherisches Öl mit Chamazulen, Flavonoide und Gerbstoffe. Die Schafgarbe wirkt entzündungswidrig und krampflösend, ferner anregend auf die Absonderung der Verdauungssäfte (appetitanregend).

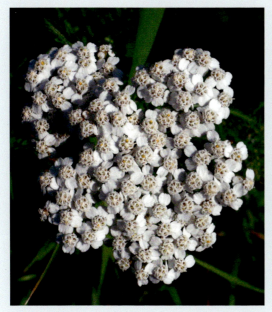
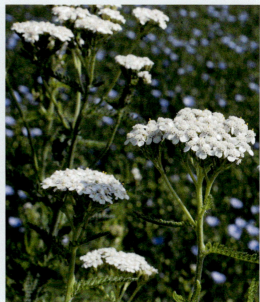

Anwendung
Tee: 1 Teelöffel Schafgarbenblüten auf 1 Tasse Wasser als Aufguss; zur Regulation der Menstruation, bei Magenstörungen, Appetitlosigkeit, Durchfall, Blähungen.
Tinktur: Anwendung innerlich wie Tee, äusserlich verdünnt zur Wundheilung.
Bad: Bademittel bei schlecht heilenden Wunden, Hämorrhoiden (auch als Salbe); Sitzbäder bei krampfhaften Schmerzzuständen während der Menstruation.

Küche
Junge, grüne Blättchen als Gewürzkraut in Frühlingssuppen.

Rezept
Warme Schafgarbenkompresse ↪ Grundrezept Kompresse S. 32. Nach den Mahlzeiten angewendet, unterstützt diese Kompresse die Lebertätigkeit wohltuend.

Geschichte
Die Schafgarbe ist eine der ältesten Heilpflanzen überhaupt und begleitet die Menschen schon seit vielen Jahrtausenden, wie Grabfunde mit Blütenpollen zeigen. Die feinen, mehrfach gefiederten Blätter der Schafgarbe erinnerten die Menschen im frühen Mittelalter an die Augenbrauen der Venus. Sie nannten die Pflanze deshalb *Supercilium Veneris*, benannt nach Venus, der römischen Göttin der Liebe, der Schönheit und der Heilpflanzenkunde.

Element und Energetik
«Trocknend und zusammenziehend; von ihrer Bitterkeit geht eine temperierte Wärme aus.»
Jacobus Theodorus Tabernaemontanus, Kreuterbuch (1625)

Warm und etwas trocken, und sie hat gesonderte und feine Kräfte für Wunden.
Hildegard von Bingen, Physica, Cap. 1–113

• Wiese und Weide

Schlüsselblume

Primula veris. L. s.str. Gewöhnliche Frühlings-Schlüsselblume

Familie der Primelgewächse *Primulaceae*

Weitere Namen: Badänke, Bärenöhrli, Ehrezeicheli, Froueschüeli, Madäneli, Mattetännli, Trubechnöpfli, Goldgelbe Schlüsselblume, Eierblume, Händscheli

Droge: Schlüsselblumenblüten *Primulae flos*, Schlüsselblumenwurzel *Primulae radix*

Naturschutz: In einzelnen Regionen geschützt; lokale Bestimmungen beachten!

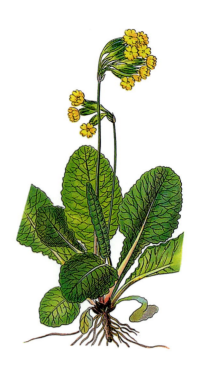

Beschreibung
Die Schlüsselblumen leuchten hellgelb im Wald und goldgelb über zartgrünen Wiesen und sind willkommene Frühlingsboten. Die Frühlings-Schlüsselblume (oder Echte Schlüsselblume) ist eine ausdauernde Pflanze mit einem kurzen Wurzelstock, der einige Faserwurzeln bildet. Die Blätter sind länglich-eiförmig, unterseits flaumig behaart, am Rande unregelmässig und fein gekerbt. Die Blüten sitzen auf einem derben Stiel in einer Dolde. Der Kelch ist weisslich grün, kantig, die Krone lang röhrenförmig und oben ausgebreitet radförmig mit fünf Zipfeln, im radförmigen Teil bei der goldgelben Schlüsselblume tief goldgelb mit dunkleren Flecken, bei der schwefelgelben Schlüsselblume gleichmässig schwefelgelb.
Sehr ähnlich ist die **Wald-Schlüsselblume** *Primula elatior*. Sie unterscheidet sich hauptsächlich durch die schwefelgelben Blüten und einen eng anliegenden Kelch.

Blütezeit
März bis Juni.

Vorkommen
Die Wiesen-Schlüsselblume wächst von der Ebene bis auf über 2000 m auf trockenen, nährstoffarmen Matten. Die Wald-Schlüsselblume wächst im Gegensatz dazu auf feuchten, eher nährstoffreichen Matten und im Walde.

Verwendete Pflanzenteile
Der getrocknete Wurzelstock samt Wurzeln (von beiden genannten Arten) und die getrocknete Blütenkrone oder auch die ganze getrocknete Blüte. Einsammlung der Blüte nach völligem Aufblühen. Trocknung am Schatten bei nicht über 35 °C. Die Wurzel wird im Herbst oder im Frühjahr gewonnen, gut gewaschen und am Schatten oder an der Sonne getrocknet. Die Schlüsselblume steht unter Naturschutz, die Wurzeln dürfen nur im eigenen Garten gegraben werden.

Wirkstoffe und Wirkung
Schlüsselblume enthält als Hauptwirkstoff Saponine, die Wurzel am meisten, die Blätter und der Kelch weniger und die Krone keine. Die Blüte enthält auch Flavonoide. Schlüsselblume und deren Wurzel wirken lösend bei Bronchialkatarrh und leicht harntreibend. Schlüsselblumenblüten mit Kelch werden in der Kinderheilkunde in Hustenteemischungen sehr geschätzt.

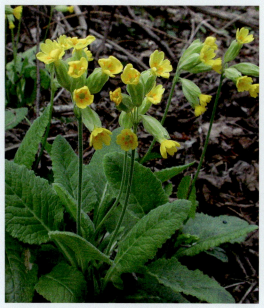
Gewöhnliche Frühlings-Schlüsselblume *Primula veris*

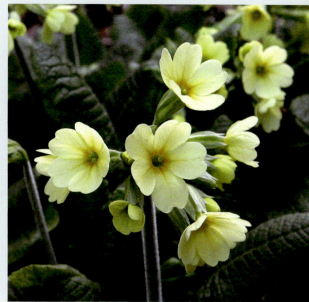
Wald-Schlüsselblume *Primula elatior*

Anwendung

Tee: ¼ Teelöffel fein geschnittene oder grob gepulverte Wurzel mit 2 Tassen kaltem Wasser ansetzen, zum Kochen bringen und 5 Minuten ziehen lassen. Die Blüten werden als Aufguss zubereitet (1 Teelöffel Blüten auf 1 Tasse siedendes Wasser). Mehrmals täglich eine Tasse Tee trinken bei Husten, Raucherhusten, Erkältungskrankheiten mit zähflüssigem Schleim.

Geschichte

Bei den antiken Ärzten wird die Schlüsselblume nicht erwähnt. Hingegen spielte sie im keltischen und germanischen Brauchtum eine grosse Rolle als Verkünderin des Frühlings, sie gilt als Glückspflanze und dient sogar als Schlüssel zu verborgenen Schätzen. Der Name *Primula* leitet sich vom lateinischen *primus* (der Erste) ab, da sie als eine der ersten Frühlingspflanzen blüht.

Element und Energetik

«Die Schlüsselblume ist warm, und sie hat ihre ganze Grünkraft vom Scheitelstand der Sonne.»
Hildegard von Bingen, Physica, Cap. 1–209

«Schlüsselblume – Symbol für Frühling, Hoffnung, Jugend, Heilkraft des Frühlings.»
Volksmund

Wiese und Weide

Spitz-Wegerich

Plantago lanceolata L. Spitzwegerich

Familie der Wegerichgewächse
Plantaginaceae

Weitere Namen: Hundsrippe, Ripplichrut, Rossrippe, Spiesskraut, Wegetritt

Droge: Blatt und Kraut des Spitz-Wegerich
Plantaginis lanceolatae folium/herba

«Wegerich: Und Themison hat gar ein ganzes Buch von seinen Tugenden geschrieben, worin er ihn mit herrlichen Ruhmreden feiert.»
Macer floridus, Verse 265–266

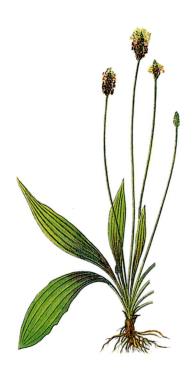

Beschreibung
Der Spitzwegerich ist eine ausdauernde, 10 bis 50 cm hohe Staude, deren Blätter alle in einer Grundrosette stehen. Die Blätter sind bis 40 cm lang, schmal-lanzettlich, mehr oder weniger behaart, am Rande ganz oder nur mit spärlichen kurzen Zähnen und mit drei bis sieben unterseits deutlich vorspringenden Längsnerven versehen. Die Blüten sitzen auf dünnen, aufrechten, längsfurchigen, bis 50 cm langen Stielen in einer kurz walzlichen bis kugeligen Ähre und sind unscheinbar bräunlich; die Samen sind schwarzbraun, etwa 1 mm lang, von ovalem Umriss.
Der **Alpen-Wegerich** *Plantago alpina* ist ähnlich im Aussehen und wird gleich wie der Spitzwegerich angewendet.

Blütezeit
Mai bis September.

Vorkommen
Auf Wiesen, an Rainen, Dämmen, auf Weiden von der Ebene bis über 2000 m Höhe in Mitteleuropa verbreitet.

Verwendete Pflanzenteile
Vor allem das getrocknete Blatt, selten auch der reife Samen. Einsammlung der Blätter vom Frühjahr bis zur beginnenden Blüte. Trocknung möglichst rasch an Sonne oder Schatten bei 30 bis 50 °C. Langsames Trocknen ergibt eine braune Droge. Einsammlung der Samen bei trockenem Wetter zur Reifezeit (August bis Oktober).

Wirkstoffe und Wirkung
Im Blatt Schleim . Die Droge besitzt reizmildernde und leicht hustenlösende Wirkung. Die Samen enthalten in der Oberhaut Schleim. Sie wirken schwach regulierend auf zu träge Darmtätigkeit, können aber auch Durchfall reduzieren.

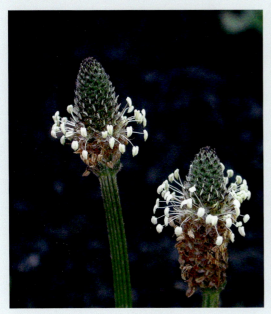 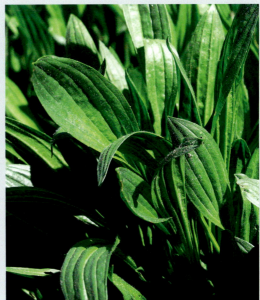

Anwendung

Tee: Das Blatt wird als Tee (2 Teelöffel voll mit 1 Tasse Wasser kalt aufsetzen, 3 Minuten kochen und ziehen lassen) vor allem bei Bronchialkatarrh verwendet; der Samen (1 bis 3 Kaffeelöffel mit ½ Glas kaltem Wasser 2 Stunden quellen lassen und ganz schlucken) als sehr mildes Abführmittel und auch gegen leichtere Durchfälle. Wobei heute dazu eher die schleimhaltigen Samenschalen von Flohsamen verwendet werden.

Volksheilkunde: Bekannt ist die Anwendung der frischen, gequetschten Blätter bei Insektenstichen oder Blasen an den Füssen – vor allem als «Notfallmittel» auf Wanderungen.

Küche

Die Blütenknospen des Spitzwegerichs lassen sich in Essigwasser als «Kapernersatz» einlegen.

Geschichte

Der Wegerich ist eine von alters her sehr geschätzte Heilpflanze und wird in den alten Kräuterbüchern entsprechend ausführlich dargestellt. Die ältere Literatur schätzt den Breit-Wegerich *Plantago major* als wirkungsvoller ein als den Spitzwegerich.

Element und Energetik

«Der Wegerich ist warm und trocken»
Hildegard von Bingen, Physica, Cap. 1–101

«Als kalt und trocken ordnet man den Spitzwegerich im dritten Grade ein; dem Breitwegerich schreibt man noch grössere Kraft zu.»
Macer floridus, Verse 265–266

Weitere arnzeilich verwendete Wegericharten

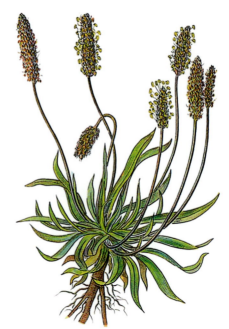

Alpen-Wegerich *Plantago alpina* L.

Alpen-Wegerich
Plantago alpina L.

Der Alpen-Wegerich ist im Aussehen dem Spitzwegerich ähnlich, nur kleiner. Wegen seiner schmalen, grasähnlichen Blätter wird er auch Adelgras genannt.

Der Alpen-Wegerich kommt auf Alpwiesen und an Wegrändern von 1200 bis 2500 m.ü.M. vor und wird in der **Volksheilkunde** gleich wie der Spitzwegerich verwendet.

Indischer Flohsamen-Wegerich
Plantago ovata Forssk.

Der Indische Flohsamen-Wegerich wächst im östlichen Mittelmeergebiet bis nach Pakistan und Indien. Die Samen quellen stark durch den hohen Schleimgehalt. Sie werden zusammen mit reichlich Flüssigkeit als mildes Abführmittel eingesetzt (ähnlich wie Leinsamen).

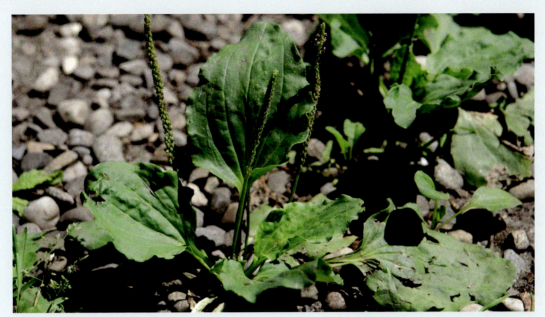

Breit-Wegerich *Plantago major* L.

Breit-Wegerich (Grosser Wegerich)
Plantago major L.s.l.

Der Breit-Wegerich zeichnet sich durch die breiten, eiförmigen Blätter aus, die in einer grundständigen Rosette stehen. Die blühende Pflanze wird 5 bis 30 cm hoch. Der Breit-Wegerich begleitet den Menschen weltweit entlang von Wegen und auf Grasplätzen. Breit-Wegerich wird vor allem in der **Volksheilkunde** geschätzt, zum Beispiel als juckreizstillendes und abschwellendes Mittel bei Insektenstichen.

Wiese und Weide

Wundklee

Anthyllis vulneraria L. s.l. Echter Wundklee

Familie der Schmetterlingsblütler
Fabaceae

Weitere Namen: Chatzetöpli, Hasenklee, Herrgottsfüessli, Pantöffeli, Rolle-Chlee, Wull-Chlee

Droge: Wundkleekraut *Anthyllidis vulnerariae herba*

«Der Wundklee ist ein ganz wunderbarer Wundheiler.»
Pfr. Joh. Künzle

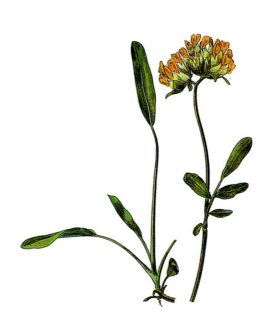

Beschreibung
Der Wundklee ist eine mehrjährige (seltener einjährige) 5 bis 60 cm hohe Staude. Die Stängel sind oft etwas rötlich angelaufen und behaart. Die Blätter sind sehr verschieden gestaltet, die untersten oft ungeteilt, die stängelständigen stets mit einem bis sechs Paar Fiedern und grossen Endblättchen. Die Fiederblättchen sind oval bis lanzettlich, oberseits oft kahl, unterseits meist hellgrün und behaart. Die Blütenköpfe sitzen auf langen Stielen, und die Blüten haben einen filzig behaarten Kelch und heller oder dunkler gelbe, seltener orange bis rote Kronblätter.

Blütezeit
Mai bis Herbst.

Vorkommen
Wundklee wächst auf magerem, besonders auf kalkreichem Boden und bevorzugt trockene Standorte, sowohl Wiesen wie Ödland und Geröll, von der Ebene bis gegen 2500 m.

Verwendete Pflanzenteile
Das getrocknete Kraut mit Blüten und die Blüte allein. Einsammlung zur Blütezeit; Trocknung am Schatten und an der Sonne möglich.

Wirkstoffe und Wirkung
Die Wirkstoffe des Wundklees sind wenig untersucht; angegeben werden Gerbstoff und Flavonoide. Das Kraut wirkt adstringierend und wundheilend.

Anwendung
Volksheilkunde: Bekannt ist die Anwendung des Wundklees als Bad für schlecht heilende Wunden: Aufguss (1 bis 2 Esslöffel mit 1 Liter Wasser kalt aufsetzen, 3 Minuten sieden und ziehen lassen).

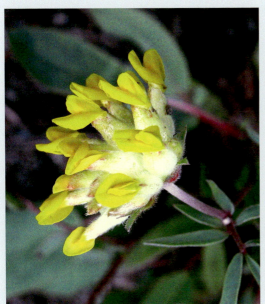 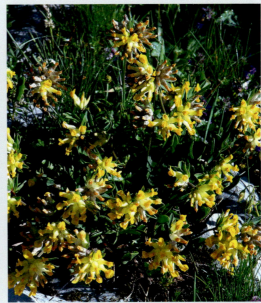

Geschichte
Seinen Namen trägt der Wundklee, weil er ursprünglich als Wundheilmittel verwendet wurde.

Hecke und Waldrand

Waldränder bilden den Übergang von der offenen Landschaft, von Wiesen und Feldern oder Gewässern, zu den eigentlichen Wäldern. Auf engem Raum, in einem verhältnismässig schmalen Streifen findet sich eine grosse Vielfalt an Kräutern, Stauden und Sträuchern mit Wildfrüchten. Besonders artenreich sind die Waldränder dann, wenn sie nicht begradigt sind und kein Weg den Übergang vom Wald zur offenen Fläche durchtrennt. Dann bildet sich ein Muster mit vielen Nischen, es herrschen unterschiedliche Wind- und Lichtverhältnisse, der Krautsaum ist artenreich und hält ein grosses Nahrungsangebot für Kleinsäuger und Vögel bereit.

In der offenen Landschaft erfüllen Hecken ähnlich vielfältige ökologische Aufgaben. Hecken und Waldränder dienen Vögeln, Kleinsäugern und Insekten als Nahrungsspeicher – früher boten sie auch den Menschen Nahrung. Im Frühling sind die ersten blühenden Sträucher wie Schlehdorn oder Weiden an feuchten Stellen willkommene Bienenweide. Im Herbst leuchtet in den Hecken und Waldrändern die ganze Fülle und Pracht an Wildfrüchten und «Vogelbeeren».

Heilpflanzen der Hecken und Waldränder

Beinwell, Wallwurz

Berberitze

Brombeere

Dost

Frauenmantel

Goldrute

Hagrose

Hopfen

Kreuzdorn

Nelkenwurz

Odermennig

Schwarzer Holunder

Tausendgüldenkraut ↪ Wald

Veilchen

Weissdorn

Weisse Taubnessel

Zaunrübe

Hecke und Waldrand

Beinwell, Wallwurz

Symphytum officinale L. Echte Wallwurz, Gebräuchlicher Beinwell

Familie der Borretschgewächse
Boraginaceae

Weitere Namen: Beinwurz, Bienenkraut, Chüechlichrut, Honigblume, Imbelichrut, Schadheil, Wellwurz, Zottle

Droge: Beinwellwurzel *Symphythi radix*

«Wie der Name bereits antönt, wirkt der Beinwell bis in die feste Struktur des Menschen auf Knochen und Sehnen.»
(Quelle unbekannt)

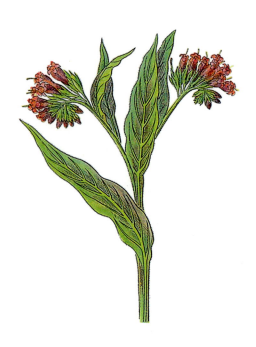

Beschreibung
Die raue Oberfläche der Beinwellblätter scheint wie von Kristallen übersät. Die Kieselsäure ist fast «hörbar», wenn man mit der Hand über die Blätter streicht, und auf der Haut deutlich spürbar. Beinwell ist eine ausdauernde, 30 bis 90 cm hohe Staude mit 1 bis 2 cm dicker, aussen schwarzbrauner, innen weisser Wurzel. Die Stängel sind von rauen, langen Haaren besetzt und meist nur in der oberen Region verzweigt. Die Blätter können bis über 20 cm lang werden; sie sind lanzettlich, oberseits wenig, unterseits stärker rauhaarig. Die Blüten sitzen in meist dichten, rispigen, gebogenen Blütenständen an kurzen Stielchen. Sie besitzen eine röhrenartige, 1 bis 2 cm lange Krone von rötlich violetter oder von gelblich weisser Farbe.

Blütezeit
Mai bis August.

Vorkommen
Wallwurz ist in Mitteleuropa relativ häufig an Grabenrändern, Wegrändern, Rainen, Waldrändern usw. Im Gebirge wächst sie bis etwa 1500 m.

Garten
In frischer Erde durch Wurzelstocksprosse oder Samen. Beinwell gehört in jeden Garten, da sich aus seinen Blättern Brühen herstellen lassen, die das Wachstum der Pflanzen fördern.

Verwendete Pflanzenteile
Die frische oder die getrocknete Wurzel, selten das Kraut. Die Wurzel ist von einer schwarzen Haut umgeben. Innen ist sie weisslich, und die aufgeschnittene frische Wurzel liegt kühl und leicht schleimig in der Hand. Die Wurzeln werden am besten im Spätherbst gegraben, wenn sich die Blätter zurückgezogen haben, oder im Frühling, bevor die neuen Blätter treiben. Trocknung der zerkleinerten Wurzeln an der Sonne oder bei künstlicher Wärme (40 bis 60 °C).

Wirkstoffe und Wirkung
Beinwell enthält neben Schleim auch Gerbstoff, Allantoin und Pyrrolizidinalkaloide. Äusserlich angewendet, wirkt Wallwurz ableitend bei Blutergüssen, entzündungshemmend, schmerzlindernd und fördert die Kallusbildung (bei Knochenbrüchen). Die Verkürzung der Genesungszeit bei Verstauchungen und Knochenbrüchen ist gut untersucht.

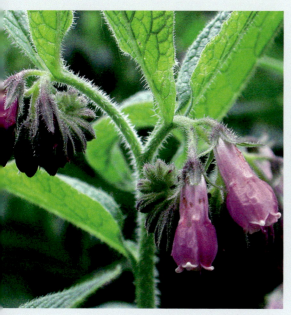
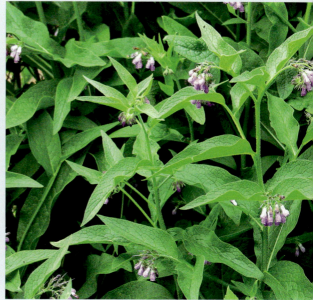

Anwendung
Äusserlich: Beinwell wird als Umschlag angewendet, entweder aus fein zerriebener, frischer oder aus pulverisierter, getrockneter Wurzel und Wasser hergestellt. Anwendung bei Prellungen, Zerrungen, Verstauchungen, Blutergüssen, ferner gegen Venenentzündung. Die Anwendung soll nur auf intakter Haut erfolgen und nicht länger als 4 bis 6 Wochen pro Jahr dauern.
Tinktur: *Symphytum* wird ebenfalls äusserlich angewendet.

Geschichte
Der bei Dioskurides erwähnte «andere Symphytum» ist vermutlich botanisch nicht mit dem heute verwendeten Beinwell identisch. Die Wurzel ist in der Beschreibung jedoch sehr ähnlich (aussen schwarz und innen weiss, von schleimiger Konsistenz). Der Beinwell wurde äusserlich seit der Antike zur Wundheilung verwendet.

Element und Energetik
«Der Beinwell ist kalt.»
Hildegard von Bingen Physica, Cap. 1–145

• Hecke und Waldrand

Berberitze

Berberis vulgaris L. Gemeine Berberitze

Familie der Berberitzengewächse
Berberidaceae

Weitere Namen: Sauerdorn, Dreidorn, Gelbholz, Reissbeere

Droge: Sauerdorn- oder Berberitzenfrüchte
Berberidis fructus, Berberitzenwurzelrinde
Berberidis radicis cortex

Vorsicht: Alle Pflanzenteile ausser den Früchten von *Berberis vulgaris* sind giftig.

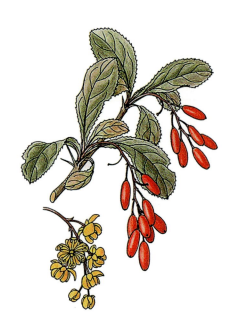

Beschreibung
Die Berberitze ist ein sehr dornenreicher, bis 3 m hoher Strauch mit glatter, hellgrüner bis hellgrauer Rinde. Die rutenförmigen Zweige tragen zahlreiche, einfache bis siebenteilige Dornen, in deren Achseln Kurzstiele stehen. Diese Kurzstiele tragen ein Büschel von länglich-eiförmigen, am Rande scharf dornig gewimperten Laubblättern. Die goldgelben Blüten hängen an endständigen Trauben. Die Blüte hat sechs Blütenblätter und sechs Kelchblätter; sie riecht stark und unangenehm. Die Früchte sind lang gestreckte (bis 1 cm lange), scharlachrote, sauer schmeckende Beeren.

Blütezeit
Mai bis Juni.

Vorkommen
Die Berberitze ist in fast ganz Europa verbreitet. Sie wächst an sonnigen, oft felsigen Orten, auf Hügeln, in Hecken und an Waldrändern.

Garten
Die Berberitze ist Zwischenwirt des Getreiderostes *(Puccinia graminis),* einer Pilzkrankheit, die in der Sommerform verschiedene Getreidearten befällt. Die Berberitze wurde deshalb in verschiedenen Getreideanbaugebieten beinahe ausgerottet. Heute wird sie als stachlige Heckenpflanze wieder vermehrt angepflanzt. Die Spitzen der Dornen dringen leicht in die Haut ein und können Entzündungen auslösen.

Verwendete Pflanzenteile
Die getrocknete Wurzelrinde und die reifen Früchte. Die Wurzelrinde wird nach der Fruchtreife gesammelt und getrocknet.

Wirkstoffe und Wirkung
In allen Organen mit Ausnahme der reifen Früchte befinden sich Alkaloide, die vor allem galletreibend wirken. Hauptalkaloid ist das Berberin. Die Früchte enthalten viel Vitamin C, Zucker und Fruchtsäuren. Die ganze Pflanze mit Ausnahme der reifen Früchte ist giftig.

Anwendung
Die Wurzelrinde wird bei Leber- und Gallenleiden verwendet, aber wegen der schmalen therapeutischen Breite nur in **pflanzlichen Arzneimitteln** mit normiertem Alkaloidgehalt empfohlen.
Die Berberitze *Berberis* wird auch in **homöopathischen** Zubereitungen verwendet.

Küche
Die Früchte werden roh oder in verschiedenen Zubereitungen wie Saft oder Sirup, hauptsächlich bei Appetitlosigkeit, aber auch bei Verstopfung angewendet.

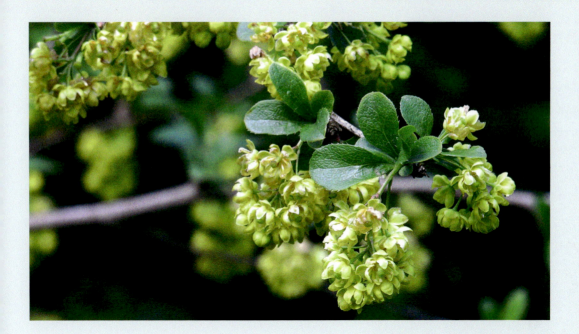

Geschichte
Rinde und Wurzel der Berberitze wurden früher zum Gelbfärben von Textilien verwendet.

Element und Energetik
«Die Berberitze ist mehr kalt als warm und hat viel Grünkraft.»

Hildegard von Bingen, Physica, Cap. 3–45

«Im Herbst trägt die Berberitze knallrote, wurstförmige Beeren, die schön anzuschauen sind, zum Essen jedoch sehr sauer sind.»

Pfr. Joh. Künzle

Brombeere

Rubus fruticosus L. aggr.

Familie der Rosengewächse *Rosaceae*

Droge: Brombeerblätter *Rubi fruticosi folium*

«Die Brombeeren seyn jederman wolbekandt»
Jacobus Theodorus Tabernaemontanus, Kreuterbuch (1625)

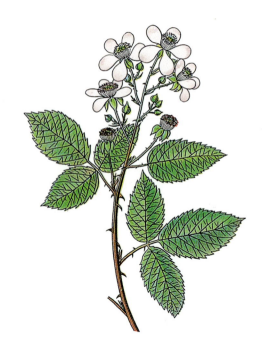

Beschreibung
Die Brombeere ist eine sehr formenreiche Art, die meist als Kletterpflanze wächst. Sie besitzt zweijährige, dornige Triebe, die im ersten Jahre nur Laubblätter, im zweiten Jahre an Seitentrieben Blüten und die bekannten Früchte tragen. Die Blätter sind drei- oder fünfteilig gefiedert und führen auf Blattstiel und Blattrippen ebenfalls Dornen. Der Rand ist gezähnt und die Spreite ober- und unterseits rauhaarig. Beim Zerkauen wirken die Blätter stark zusammenziehend im Mund.

Blütezeit
Juni bis Juli.

Vorkommen
Die Brombeere ist bei uns in Hecken, Kahlschlägen und Wäldern weit verbreitet.

Verwendete Pflanzenteile
Das getrocknete Blatt. Die Einsammlung des Blattes erfolgt meist im Juni bis August. Trocknung an der Sonne und am Schatten möglich.

Wirkstoffe und Wirkung
Brombeerblatt enthält Gerbstoffe, Zitronensäure und Flavonoide. Es wirkt stopfend und auf gereizte Schleimhäute entzündungswidrig.

Anwendung
Tee: Arzneilich wird Brombeerblatt als Tee (1 Handvoll mit 1 Liter siedendem Wasser übergiessen und 10 Minuten ziehen lassen) gegen Durchfall verwendet, ferner bei leichten Mund- und Rachenhöhlenentzündungen als Gurgelmittel und als Bademittel bei schlecht heilenden Wunden. Ausserdem wird Brombeerblatt als wohlschmeckender Familientee gebraucht.

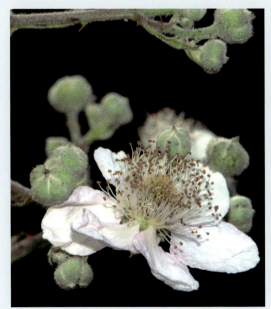
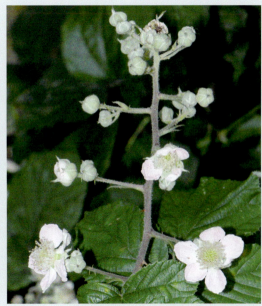

Geschichte

Die Brombeere ist eine der Heilpflanzen, die bereits in den ältesten antiken Schriften erwähnt werden, in den Kräuterbüchern des Mittelalters und der Renaissance ihren festen Platz hatte und bis heute genutzt wird.

Element und Energetik

«Der Brombeerstrauch ist mehr kalt als warm.»
Hildegard von Bingen, Physica, Cap. 1–169

«Brombeere adstringiert und trocknet aus.»
Dioskurides, De materia medica

● Hecke und Waldrand

Dost

Origanum vulgare L. Echter Dost

Familie der Lippenblütler *Lamiaceae*

Weitere Namen: Badchrut, Braundosten, grober Chölm oder grober Chostis, hoher Kaspar, Orantkraut, wilder Majoran, wilde Masera

Droge: Dostkraut *Origani vulgaris herba*

«Karge bergige Lagen oder warme Waldränder liebt der Dost, die Kultur des Bodens vertreibt ihn.»
Wilhelm Pelikan

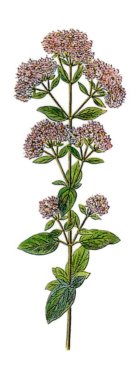

Beschreibung
In der Hitze der Augustsonne verströmt der Dost seinen angenehm würzigen Duft. Die ganze Pflanze riecht aromatisch, majoranartig. Sogar die dürren Blütenstängel, die über den Winter stehen bleiben, duften immer noch aromatisch.
Der Dost ist eine ausdauernde Staude, die 20 bis 50 cm hoch wird und meist nur oben verzweigte und oft rot überlaufene Stängel treibt. Die ganze Pflanze ist drüsig behaart. Die Laubblätter sind gegenständig und sehr ungleich gross, die untersten am grössten (bis 5 cm lang), die oberen immer kleiner werdend. Ihre Form ist eiförmig bis elliptisch, ihr Rand ganz oder entfernt gekerbt. Die roten bis rosaroten Blüten stehen in büschelförmigen Blütenständen an den Zweigenden. Sie werden 4 bis 7 mm gross.

Blütezeit
Juli bis September.

Vorkommen
Dost wächst in Mitteleuropa auf Kalk- und Kieselböden, oft in üppigen Beständen besonders an warmen Rainen, auf Magerwiesen, an Wegrändern und auf Buschweiden. Im Gebirge steigt er selten über 1400 m. Dost wächst typischerweise in Gesellschaft mit Schafgarbe, die weissen Scheindolden und die rosa Blütenbüschel bilden oft dekorative Farbmuster entlang von Hecken und Wegrändern.

Verwendete Pflanzenteile
Das getrocknete, blühende Kraut. Die Pflanzen werden zur Blütezeit eingesammelt; Trocknung am Schatten bei nicht über 35 °C (ätherische Öle!).

Wirkstoffe und Wirkung
Dost enthält ätherisches Öl, Bitterstoffe und Gerbstoffe. Er wirkt desinfizierend, sowohl im Magen-Darm-Kanal als auch auf Wunden. Überdies wirkt Dost schwach auswurffördernd und hustenberuhigend, ähnlich wie Thymian, stopfend bei Diarrhöen und entzündungswidrig bei entzündeten Schleimhäuten.

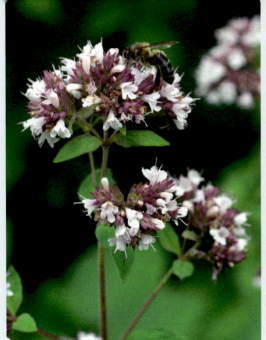 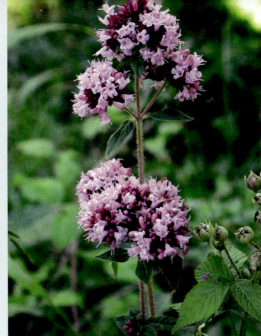

Anwendung

Tee: Dost wird als Tee (2 Esslöffel geschnittene Droge mit ½ Liter kochendem Wasser anbrühen) bei Husten, ähnlich wie der Feld-Thymian (↦ S. 184) angewendet. Der Tee wird auch zum Gurgeln und für Mundspülungen sowie zum Baden schlecht heilender Wunden gebraucht.

Volksheilkunde: Dost wird als Frauenpflanze sehr geschätzt bei Weissfluss, Unterleibsbeschwerden allgemein und unregelmässiger Periode. Ausserdem werden nach Pfarrer Künzle aus wildem Majoran (Dost) «Kraftbäder» zubereitet für «genesende, geschwächte Frauen, serbelnde Kinder».

Rezept

Ölauszug und Salbe aus Dost: Im Sommer lässt sich mithilfe der Sonne aus dem getrockneten Dostkraut ein fetter Ölauszug herstellen (↦ S. 191), der zu einer Salbe (↦ S. 80) weiterverarbeitet werden kann. Die Dost-Salbe wirkt sehr pflegend auf ausgetrocknete und empfindliche Nasenschleimhaut.

Geschichte

Dioskurides erwähnt den Dost als nützlich gegen den Biss wilder Tiere.

Element und Energetik

«Der Dost ist warm und trocken und keines der beiden ist in voller Kraft.»

Hildegard von Bingen, Physica, Cap. 1–112

• Hecke und Waldrand

Frauenmantel

Alchemilla vulgaris L. agg. Gemeiner Frauenmantel

Familie der Rosengewächse *Rosaceae*

Weitere Namen: Dächlichrut, Frauenhilf, Frauenmänteli, Hasenmänteli, Mäntelichrut, Röckli, Schlüsselichrut, Taumänteli

Droge: Frauenmantelkraut *Alchemilla herba*

«*Alchemilla steht für die Bejahung der weiblichen Rhythmen und des Frauseins.*»
Roger Kalbermatten

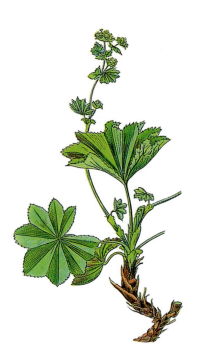

Beschreibung
Frauenmantel ist eine ausdauernde, in Detailformen stark variierende Staude mit 10 bis 50 cm hohen, kahlen oder behaarten, verzweigten und beblätterten Blütentrieben. Die 3 bis 8 cm grossen, oft fast kreisrunden, sieben- bis elflappigen Blätter sind auch in ausgewachsenem Zustande meist etwas gefaltet (schalenförmig), kahl bis zottig behaart, jedoch nicht seidig glänzend. Der Blattrand ist gezähnt. Die Blüten sind 3 bis 5 mm gross, grünlich gelb und unscheinbar.

Blütezeit
Mai bis Herbst.

Vorkommen
Frauenmantel findet sich von der Ebene (hier stellenweise fehlend) bis in die Alpen (bis gegen 2700 m) und kommt oft in grossen Beständen vor. In der Ebene vor allem in Gebüschen, lichten Wäldern, seltener in Wiesen. Im Gebirge vor allem auf Alpenmatten.

Verwendete Pflanzenteile
Das getrocknete Blatt, für den Hausgebrauch seltener auch das getrocknete, blühende Kraut. Einsammlung: möglichst vor Mitte August. Trocknung am Schatten und an der Sonne möglich.

Wirkstoffe und Wirkung
Die Wirkstoffe sind unvollständig bekannt. Nachgewiesen sind Gerbstoffe und Flavonoide. Frauenmantel wirkt stopfend und entzündungswidrig.

Anwendung
Tee: Bei Durchfall 1 Teelöffel getrocknetes Kraut mit 1 Tasse heissem Wasser übergiessen und einige Minuten ziehen lassen. In der Naturheilkunde ist Frauenmantel häufiger Bestandteil von «Frauentees» für jedes Alter.
Äusserlich: Als Bademittel für schlecht heilende Wunden.
Volksheilkunde: Der Frauenmantel gehört in der Volksheilkunde zu den beliebten Frauenheilpflanzen. Er wird erfolgreich eingesetzt bei schmerzhafter Periodenblutung, Ausfluss und Beschwerden im Klimakterium.
In der **Veterinärmedizin** wird Frauenmantel gegen Durchfall angewendet.

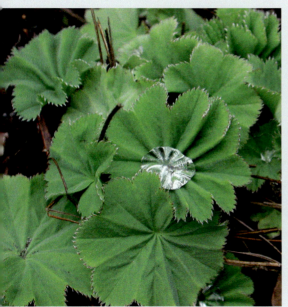 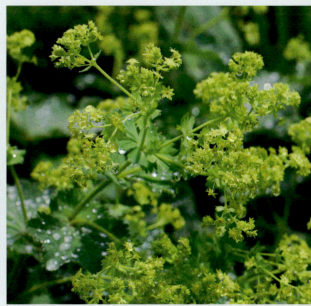

Geschichte

Der Frauenmantel erhielt den lateinischen Namen *Alchemilla,* der daran erinnert, dass die Pflanzen im Allgemeinen und der Frauenmantel mit seinen morgendlichen «Tautropfen» im Besonderen Forschungsgegenstand der Alchemie sind. Die nordische Mythologie weihte den Frauenmantel der Göttin Freyja, die Tränen um ihren in die Ferne gezogenen Gemahl weint. Das Christentum sah in der Blattform den Mantel Marias, unter dem Hilfe suchende Menschen Schutz finden. In der Volksheilkunde galt der Frauenmantel bis ins 19. Jahrhundert als eine Art Allheilmittel, vorausgesetzt, er wurde mit der richtigen Beschwörung ausgegraben oder gepflückt.

Element und Energetik

«Sinnau [Frauenmantel] ist einer temperierten Eigenschafft zwischen der Kälte und Wärme/also dass er nicht zu viel kältet noch zu viel wärmet/hat darneben eine Krafft zu hefften/zu consolidiren und zu trucknen/von wegen seiner Adstrinction: wird derowegen zu den Wunden/beyde innerlich und äusserlich/heilsamlich gebraucht.»

Jacobus Theodorus Tabernaemontanus, Kreuterbuch (1625)

Hecke und Waldrand

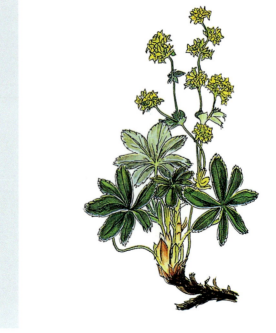

Silbermantel, arnzeilich verwendete Alchemilla-Arten

Silikat-Silbermantel
Alchemilla alpina agg. und

Kalk-Silbermantel
Alchemilla conjuncta agg.

Weitere Namen: Alpensinau, Hasechlee, Silberchrut, Silberglätti, Silbermänteli, Taubletter

Beschreibung
Silbermantel bildet ausdauernde, etwa 10 bis 20 cm hohe Stauden. Die Blätter sind gestielt, 3 bis 7 cm gross und fingerig geteilt mit fünf bis neun Abschnitten. Die Abschnitte sind immer am Mittelnerv etwas eingefaltet, länglich-elliptisch, oberseits lebhaft dunkelgrün, kahl, mit silbrig-seidigem Rande, unterseits und am Rande silberglänzend-seidenhaarig. Die Blüten sitzen in kleinen buschigen Blütenständen an den aufrechten oder aufsteigenden, verzweigten Stängeln und sind klein, grünlich gelb und unscheinbar. Die sichtbaren Unterschiede der beiden Arten sind sehr gering.

Blütezeit
Mai bis August.

Vorkommen
Silbermantel kommt in zwei Formen vor, von denen die eine *(A. alpina)* auf Urgestein, die andere *(A. conjuncta)* auf Kalk wächst. Häufig auf Weiden, Felsbändern, Geröllhalden und in lichten Bergwäldern der Alpen und des Juras, zwischen 1000 und 2800 m.

Wirkstoffe, Wirkung und **Anwendung** sind weitgehend dieselben wie beim Frauenmantel.

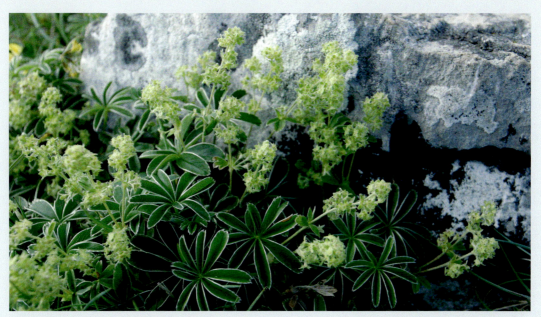
Silikat-Silbermantel *Alchemilla alpina* agg.

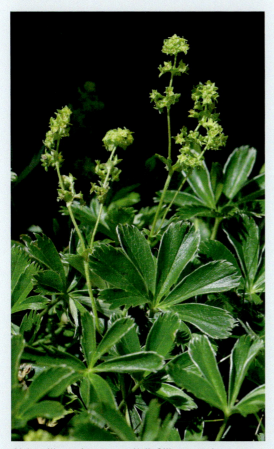
Alchemilla conjuncta agg. Kalk-Silbermantel

● Hecke und Waldrand

Goldrute

Solidago virgaurea L. s.l. Echte Goldrute

Familie der Körbchenblütler *Asteraceae*

Weitere Namen: Heidnisch Wundkraut, St. Petersstabkraut, Schosskraut, Waldkraut, Wisselnkraut

Droge: Echtes Goldrutenkraut *Virgaureae herba*

«Es ist die Goldrute, die nicht bloss um der Farbe ihrer Blüten willen diesen Namen führt, sondern an Heilskraft Goldeswert hat.»
Pfr. Joh. Künzle

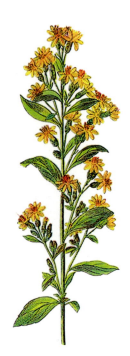

Beschreibung
Die Echte Goldrute ist eine stattliche, 20 bis 100 cm hohe, ausdauernde Staude mit einem knotigen Wurzelstock und aufrechten, stielrunden Stängeln, die sich erst in der Blütenregion verzweigen. Die wechselständigen Blätter sind gestielt bis ungestielt, eiförmig bis elliptisch, grob gezähnt bis ganzrandig und schwach behaart. Die 9 bis 15 mm grossen Blütenköpfchen sitzen in endständigen Trauben und führen einen Kranz von fünf bis zehn leuchtend gelben Strahlenblüten und zehn bis zwanzig kleine Röhrenblüten.
Die zwei Unterarten Gewöhnliche Goldrute *S. v.* ssp. *virgaurea* und **Alpen-Goldrute** *S.v.* ssp. *minuta* unterscheiden sich vor allem in der Grösse (die Alpen-Goldrute bleibt kleiner) und durch das Verbreitungsgebiet (die Gewöhnliche Goldrute kommt in der ganzen Schweiz vor, die Alpen-Goldrute ist auf das Berggebiet beschränkt).
Verwechslungsmöglichkeiten: In gewissen Gebieten wird unter Heidnisch Wundkraut die Art *Senecio fuchsii* GMELIN (Fuchs' Kreuzkraut) verstanden. Da diese Pflanze leberschädigende Alkaloide enthält, sollte sie, besonders zu innerlichem Gebrauch, nicht verwendet werden.

Blütezeit
Juli bis Oktober.

Vorkommen
Heidnisch Wundkraut wächst in Gebüschen, lichten Wäldern, an Rainen und Dämmen, von der Ebene bis gegen 2500 m Höhe.

Garten
Die Kanadische und die Spätblühende Goldrute werden seit dem 19. Jahrhundert in Europa angebaut, ursprünglich als Zierpflanzen. Durch die Verwilderung aus Gärten stellen sie heute allerdings als sogenannte invasive Neophyten ein grösseres Naturschutzproblem dar, da sie sich ungehindert ausbreiten und andere einheimische Pflanzenarten verdrängen.

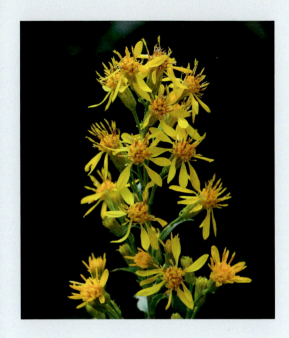

Verwendete Pflanzenteile
Das getrocknete, blühende Kraut. Einsammlung zur Blütezeit, Trocknung am Schatten, bei nicht über 40 °C.

Wirkstoffe und Wirkung
Die Echte Goldrute enthält vor allem Flavonoide. Sie wirkt leicht harntreibend, stopfend, entzündungswidrig und beschleunigt die Wundheilung.

Anwendung
Tee: 1 Teelöffel klein geschnittenes Kraut mit 1 Tasse heissem Wasser übergiessen und 20 Minuten ziehen lassen. Der Tee wird angewendet bei ungenügender Harnabsonderung und Entzündungszuständen der Harnwege (Niere und Blase); in der **Volksheilkunde** ausserdem bei Rheumatismus.
Äusserlich: Bäder und Umschläge bei schlecht heilenden Wunden.
Tinktur: Anwendung wie beim Tee.

Weitere medizinisch verwendete Goldrutenarten

Kanadische Goldrute
Solidago canadensis L.

Spätblühende Goldrute
Solidago gigantea AITON

Als *Solidaginis herba* werden diese beiden Goldrutenarten wie die Echte Goldrute angewendet.

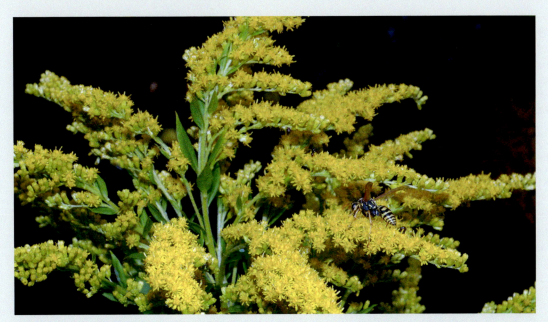
Kanadische Goldrute *Solidago canadensis* L.

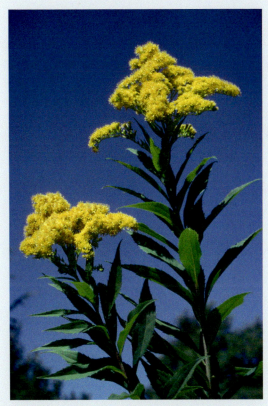
Spätblühende Goldrute *Solidago gigantea* AITON

• Hecke und Waldrand

Hagrose

Rosa canina L. Hundsrose und *R. pendulina* L. Alpen-Hagrose sowie verwandte Arten

Familie der Rosenblütler *Rosaceae*

Weitere Namen: Wilde Rose, Hagebutte

Droge: Hagebuttenschalen *Rosae pseudofructus*, Hagebuttenkerne *Rosae semen*

«*Pflücke die Rosen des Lebens.*»
Sprichwort

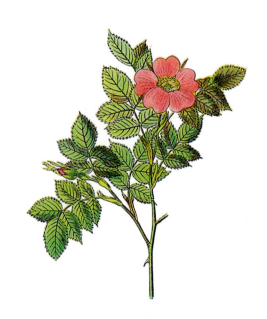

Beschreibung
Früchte (Hagebutten, Buttle, Butte) und Kerne werden von allen einheimischen Wildrosen gewonnen. Diese sind dornige, 50 cm bis 5 m grosse Büsche, oft mit überhängenden Zweigen und unpaarig gefiederten Blättern. Die rosa oder weissen Blüten führen fünf Kronblätter. Die roten, fruchtartigen Organe (Hagebutten) sind Scheinfrüchte, die eigentlichen Früchte sind die darin enthaltenen Kerne. Sie haben in frischem Zustande eine glänzende Oberfläche und am spitzen Ende einen orangeroten Fleck. Der Geschmack der Hagebutten ist säuerlich.

Vorkommen
Die Wildrosen gedeihen von der Ebene bis über 2200 m, die eigentliche Hunds-Rose selten über 1300 m. Sie bevorzugen Hecken, Waldränder, Geröllfelder und Böschungen.

Garten
Die Wildrosen sind anspruchslose Heckenpflanzen.

Verwendete Pflanzenteile
Die frischen und die getrockneten Scheinfrüchte (= Hagebutten) mit den darin liegenden Kernen. Einsammlung der Hagebutten im Herbst. Trocknung der Früchte nach vorherigem Halbieren an luftigen Orten bei nicht über 60 °C.

Wirkstoffe und Wirkung
Hagebutten enthalten im frischen Fruchtfleisch viel Vitamin C (Gehalt allerdings sehr variabel) sowie Zitronen- und Apfelsäure, 30 Prozent Zucker und viel Schleimstoffe. Hagebutten wirken schwach harntreibend und leicht abführend.

Anwendung
Tee: 2 Esslöffel klein geschnittene Hagebutten mit 1 Liter Wasser kalt aufsetzen und zum Kochen bringen. Der Hagebuttentee wird bei leichten Wasserstauungen, als schwaches Abführmittel und zur Vorbeugung und Behandlung von Erkältungskrankheiten verwendet. Hagebutten werden auch vielen Winter- und Erkältungstees beigemischt.
Der Tee von Hagebuttenkernen dient als mild harntreibendes Mittel.

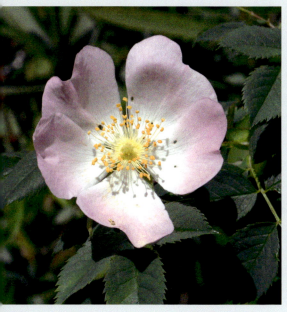
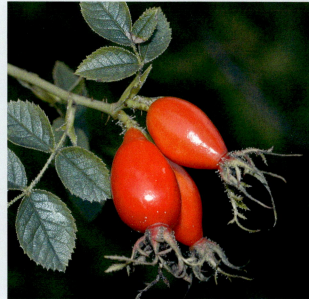

Geschichte
↪ Rose S. 90.

Die Wildrosen sind feiner und zarter in Duft und Blüte als die Gartenrosen. Sie symbolisieren dadurch auch die Vergänglichkeit der Schönheit. Die Hagebutten leuchten im Spätsommer bis in Herbst und Winter aus den Hecken mit ihrem glänzenden Rot und dienen seit Menschengedenken als willkommene Nahrung in der kargen Winterzeit.

Element und Energetik
↪ Rose S. 90.

Aber die Rose ist auch gut zu Tränken und zu Salben und zu allen Heilmitteln, wenn sie ihnen beigefügt wird.

Hildegard von Bingen, Physica 1–22

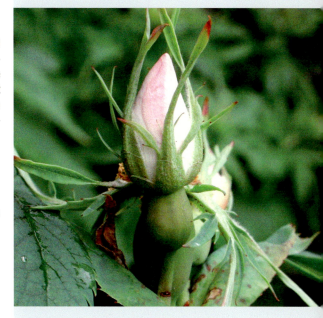

Hecke und Waldrand

Hopfen

Humulus lupulus L.

Familie der Hanfgewächse *Cannabaceae*

Droge: Hopfenzapfen *Lupuli strobulus*, Hopfendrüsen *Lupuli glandula*

«Hopfen und Malz, Gott erhalt's»
Sprichwort

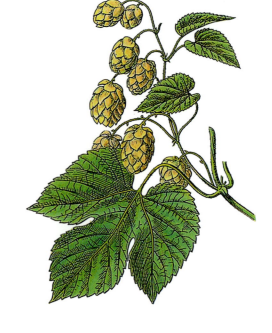

Beschreibung
Hopfen ist eine bis 6 m hohe Schlingpflanze, die zweihäusig ist – männliche und weibliche Blüten sitzen also auf verschiedenen Pflanzen. Arzneilich interessieren nur die weiblichen Pflanzen, die auch allein für die Brauereiindustrie kultiviert werden. Am dünnen Hopfenstängel sitzen die grossen, dunkelgrünen, rauen, drei- bis fünflappigen Blätter. Die unscheinbaren grünlichen Blüten mit den grünlich gelben, drüsig punktierten, eiförmigen Tragblättchen sind zu etwa 1 bis 2 cm grossen ovalen Blütenständen geordnet (= Hopfenkätzchen oder Hopfenzäpfchen).

Blütezeit
Juli bis August.

Vorkommen
Hopfen gedeiht wild in Gebüschen, Hecken und an Waldrändern.

Garten
Der Anbau erfolgt durch Auspflanzen von 12 bis 20 cm langen, vorjährigen Ausläuferstücken, die sich rasch bewurzeln. Zum Stützen gibt man dem Hopfen bis 5 m hohe Stangen und Drähte.

Verwendete Pflanzenteile
Der vor der völligen Reife geerntete Fruchtstand und die von den Tragblättchen abgetrennten braunen Drüsenhaare. Ernte im Spätsommer. Empfindliche Menschen erkranken beim gewerbsmässigen Pflücken (Schweissausbrüche, Fieber, Herzbeschwerden, Atemnot usw.). Zum Hausgebrauch können auch die Fruchtstände des wilden Hopfens verwendet werden.

Wirkstoffe und Wirkung
Hopfen-Bitterstoffe, Gerbstoffe und wenig Flavonoide. Hopfen wirkt beruhigend bei nervösen Erregungen und leicht einschläfernd (Schlummerbecher!). Nach neuesten Erkenntnissen wirkt Hopfen als Melatoninrezeptor. Die Bitterstoffe und das ätherische Öl wirken appetitanregend. Ausserdem wird eine leicht östrogenartige Wirkung vermutet. Die Wirkungen nehmen beim Lagern der Droge sehr rasch ab.

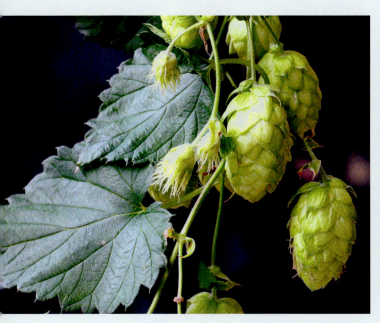
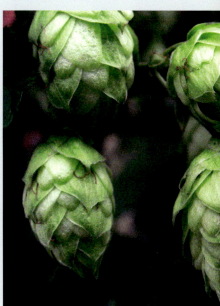

Anwendung

Tee: 1 bis 2 Teelöffel Hopfenzapfen mit einer Tasse heissem Wasser übergiessen und nach 10 Minuten durch ein Teesieb geben. Es werden bei Nervosität und leichter Schlaflosigkeit täglich 2 bis 3 Tassen Tee sowie eine Tasse vor dem Schlafengehen getrunken. Der Tee ist allerdings sehr bitter. Hopfen wird häufig mit Baldrian und weiteren pflanzlichen Sedativa kombiniert. Es stehen gut dokumentierte pflanzliche Arzneimittel in Kombination mit Baldrian zur Verfügung.

Rezept

Kräuterkissen mit Hopfenzapfen: Ein Stoffbeutel wird mit einer Mischung aus getrockneten Hopfenzapfen, Lavendel und Steinklee gefüllt und neben das Kopfkissen gelegt. Der Duft entspannt und beruhigt.
Hinweis: Weitere mild beruhigende Pflanzen sind ↦ Baldrian, ↦ Kamille, Orangenblüten, ↦ Melisse, Dillsamen.

Geschichte

Als Bierzusatz verleiht der Hopfen dem Bier seinen typischen bitteren Geschmack und das spezifische Aroma.

Element und Energetik

«Der Hopfen ist warm und trocken, und er hat etwas Feuchtigkeit.»
Hildegard von Bingen, Physica, Cap. 1–61

• Hecke und Waldrand

Kreuzdorn

Rhamnus cathartica L. Purgier-Kreuzdorn

Familie der Kreuzdorngewächse
Rhamnaceae

Weitere Namen: Amselbeeren, Chelgerli, Färberbeere, Kreuzbeere, Purgierdorn, Schyssbeeri

Droge: Kreuzdornbeeren *Rhamni catharticae fructus*

Vorsicht: Die unreifen Früchte und die Rinde sind giftig.

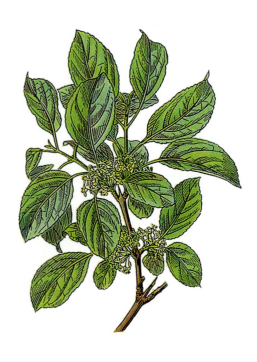

Beschreibung
Der Kreuzdorn ist ein 2 bis 3, selten bis 5 m hoher, sparriger Strauch mit schwärzlicher Rinde und gegenständigen Zweigen, die meist in einem Dorn enden. Die eiförmigen bis fast kreisrunden Blätter messen 2 bis 9 cm in der Länge und 1 bis 4 cm in der Breite. Sie sind am Rande fein gezähnelt und haben tief eingesenkte Seitennerven. Die unscheinbaren, kleinen, grünlich gelben Blüten sitzen in Büscheln. Die Frucht ist eine erbsengrosse, blauschwarze Beere mit harten Kernen.

Blütezeit
Mai bis Juli.
Fruchtreife: September bis Oktober.

Vorkommen
An steinigen, felsigen und waldigen Orten, in Hecken und Gebüschen; in den Alpen und im Jura fast überall bis gegen 1500 m hoch vorkommend, jedoch nirgends sehr häufig.

Verwendete Pflanzenteile
Die frische und die getrocknete Beere. Die reifen Beeren können an der Sonne getrocknet werden.

Wirkstoffe und Wirkung
Kreuzdornbeeren enthalten Anthrachinonderivate, die stark abführend wirken, besonders auf den Dickdarm. Grosse Dosen wirken brechreizerregend und reizen den Darm stark, sodass es zu Blutungen kommen kann.

Anwendung
Die frischen und die getrockneten Beeren wurden bei Verstopfung gekaut (etwa zehn Beeren morgens nüchtern oder vor dem Zubettgehen mit Konfitüre oder mit Äpfeln zusammen essen); bei Kindern wirken sie sehr stark und sollten nicht verwendet werden. Auch von Erwachsenen dürfen Kreuzdornbeeren nicht während längerer Zeit eingenommen werden, sondern nur kurzfristig bei Verstopfung. Generell werden bei Verstopfung aus Gründen der Arzneimittelsicherheit standardisierte **Fertigarzneimittel** aus Faulbaumrinde ↪ Faulbaum S. 312 (wie auch Sennesblätter, die ähnlich wirken) empfohlen. Kreuzdorn *Rhamnus cathartica* wird auch als homöophatische Zubereitung verwendet.

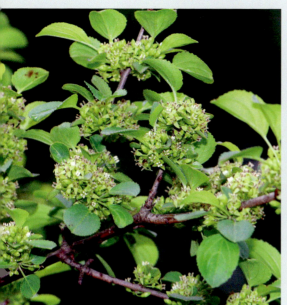
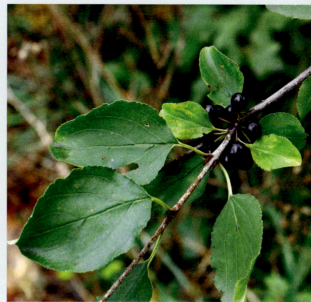

Geschichte
Der Kreuzdorn war im angelsächsischen Raum von alters her bekannt und genutzt.

● Hecke und Waldrand

Nelkenwurz

Geum urbanum L. Echte Nelkenwurz

Familie der Rosengewächse *Rosaceae*

Weitere Namen: Benediktenkraut, Gemeine Nelkenwurz, Mannskraftwurzel, Märzwurz

Droge: Nelkenwurzelstock *Gei urbani radix*

«Die Botaniker des Mittelalters nannten sie (die Nelkenwurz) auch Sanamunda und schätzten ihre Heilkraft gegen zahlreiche Krankheiten sehr.»
Gerhard Madaus (1938)

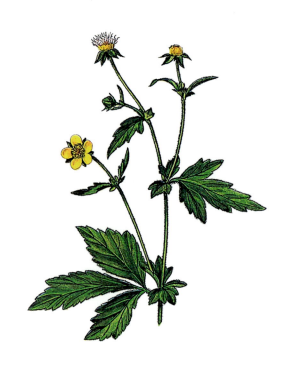

Beschreibung
Die Nelkenwurz begleitet den Menschen entlang von Hecken und Wegrändern. Die Blätter sind auffallend, die gelben fünfzähligen «Rosen»-Blüten hingegen unauffällig, die Früchte sind stachelige Klettenkugeln. Die Blätter haben sehr variable Gestalt. Die Nelkenwurz ist eine 25 bis 90 cm hohe Halbrosettenstaude. Ihr 3 bis 7 cm langer und 1 bis 2 cm dicker Wurzelstock ist nur selten verzweigt und trägt die überwinternden Blattrosettenreste. Die grundständigen Rosettenblätter sind kurz gestielt und fiederschnittig. Die seitenständigen, flaumig behaarten Stängel sind entfernt beblättert. Die Stängelblätter sind dreizählig gefiedert, behaart und kerbig gesägt. Auf langen Stielen stehen die hellgelben, 7 bis 15 mm grossen Blüten aufrecht und bilden einen lockeren, traubig-rispigen Blütenstand.

Blütezeit
Mai bis Oktober.

Vorkommen
Die Nelkenwurz ist in Wäldern, Gebüschen, Hecken und an Mauern häufig, oft wächst sie in Siedlungsnähe. Sie steigt vom Tiefland bis auf 1700 m.

Verwendete Pflanzenteile
Der getrocknete Wurzelstock und seltener das getrocknete, blühende Kraut. Einsammlung des bewurzelten Rhizoms und des Krautes zur Blütezeit. Trocknung am Schatten.

Wirkstoffe und Wirkung
Die Nelkenwurz gehört zu den typischen Gerbstoffpflanzen, wobei der Wurzelstock zusätzlich ätherisches Öl mit dem Hauptbestandteil Eugenol enthält (in der frischen Pflanze als Glykosid gebunden), das bei der Trocknung freigesetzt wird. Wegen des Eugenolgehaltes duftet der getrocknete Wurzelstock wie Gewürznelken. Die Wirkung von Nelkenwurz ist stopfend, entzündungswidrig und zusammenziehend.

Anwendung
Tee: Bei Durchfall und Magenschmerzen 1 Teelöffel klein geschnittene Droge mit 1 Tasse heissem Wasser übergiessen und ziehen lassen.
Äusserlich: Zum Baden schlecht heilender Wunden und als Gurgelmittel bei Entzündungen von Zahnfleisch, Mund- und Rachenschleimhaut.

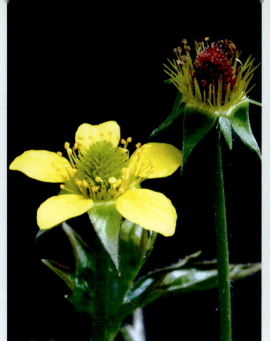
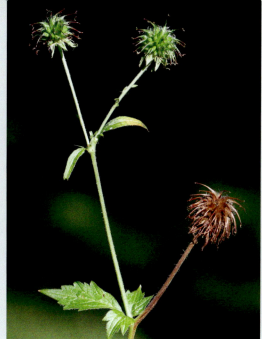

Geschichte
Beide Nelkenwurzarten werden seit der Antike genutzt.

Element und Energetik
«Das Benediktenkraut (Nelkenwurz) ist warm.»
Hildegard von Bingen, Physica, Cap. 1–163

Weitere Nelkenwurzarten

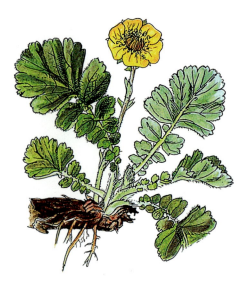

Berg-Nelkenwurz *Geum montanum* L.

Bach-Nelkenwurz
Geum rivale L.

Beschreibung
Die Blätter der Bach-Nelkenwurz sind denen der Echten Nelkenwurz sehr ähnlich. Die Blüten sind nickend und richten sich erst mit der Fruchtreife auf. Die fünf bis sechs hellgelb bis rötlichen Kronblätter sind mit auffallend purpurfarbenen Kelchblättern umgeben.

Vorkommen
Auf feuchten Wiesen, entlang von Bächen, vom Tiefland bis über 2000 m.

Wirkung und Anwendung
In der **Volksheilkunde** wird die Bach-Nelkenwurz ersatzweise wie die Echte Nelkenwurz verwendet. Allerdings ist der Gehalt an eugenolhaltigem ätherischem Öl wesentlich geringer als bei der Echten Nelkenwurz.

Berg-Nelkenwurz
Geum montanum L.

Beschreibung
Die Berg-Nelkenwurz ist eine Halbrosettenstaude mit kräftiger Pfahlwurzel. Die nach dem Verblühen bis 30 cm hohen Stängel entspringen aus den Achseln der Grundblätter und tragen eine endständige Blüte. Die gestielten Grundblätter sind unterbrochen fiederschnittig mit sehr grossem Endabschnitt und drüsig behaart. Die Stängelblätter sind klein, ungeteilt oder dreispaltig. Die leuchtend gelben, aufrechten Blüten haben einen Durchmesser von 3 bis 4 cm. Die lang behaarten Früchte bilden fast kugelige Köpfchen.

Vorkommen
Die Berg-Nelkenwurz ist auf kalkarmen Alpwiesen von 1600 bis 2800 m ziemlich häufig.

Wirkung
Die Berg-Nelkenwurz enthält viele Gerbstoffe. Sie wirkt stopfend und zusammenziehend.

Anwendung
Innerlich wie die Echte Nelkenwurz als Tee aus dem getrockneten Wurzelstock oder blühenden Kraut bei Durchfall.

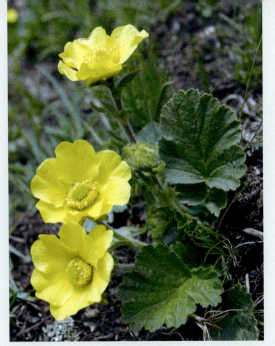

Berg-Nelkenwurz *Geum montanum* L.

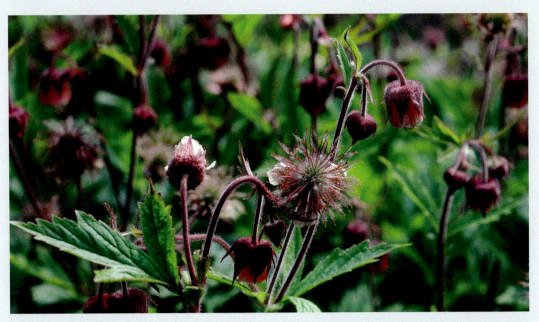

Bach-Nelkenwurz *Geum rivale* L.

Odermennig

Agrimonia eupatoria L. Kleiner Odermennig und *Agrimonia procera* L. Grosser Odermennig

Familie der Rosengewächse *Rosaceae*

Weitere Namen: Argemönli, Brustchrut, Odermandli, Wundermennig, Kleiner oder Gemeiner Odermennig

Droge: Odermennigkraut *Agrimoniae herba*

«Es ist die Odermenig ein edel und rechtes heylsames Leberkraut.»
Jacobus Theodorus Tabernaemontanus, Kreuterbuch (1625)

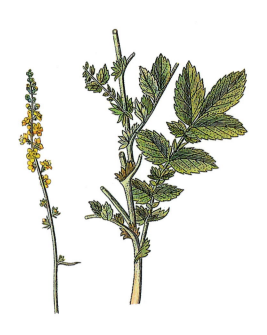

Beschreibung
Von fern gleicht der Odermennig einer kleinen Königskerze. Er ist eine ausdauernde Staude, die einen unverzweigten oder wenig verzweigten, 30 bis 100 cm hohen, behaarten Blühstängel treibt, an dem die bis 20 cm langen, unpaarig gefiederten, stark behaarten, oft drüsig-klebrigen Laubblätter sitzen. Die etwa 1 cm grossen gelben Blüten sitzen in einem langen, ährigen Blütenstand am Ende des Stängels. Sie blühen von unten nach oben nacheinander auf.

Blütezeit
Juni bis Herbst.

Vorkommen
In Hecken und lichten Gehölzen, auf Magerwiesen, in Schutt- und Geröllfeldern, von der Ebene bis gegen 1500 m ansteigend, oft häufig an geeigneten Standorten.

Verwendete Pflanzenteile
Verwendet wird das blühende, getrocknete Kraut des Kleinen Odermennig *Agrimonia eupatoria* und des Grossen oder Wohlriechenden Odermennig *Agrimonia procera,* der schattigere und feuchtere Standorte bevorzugt.
Einsammlung während der Blütezeit, womöglich vor Mitte August. Trocknung am Schatten bei nicht über 40 °C.

Wirkstoffe und Wirkung
Hauptsächlich Gerbstoffe. Odermennig wirkt zusammenziehend, entzündungswidrig und stopfend.

Anwendung
Tee: Bei Magen- und Darmbeschwerden, vor allem bei Durchfall 1 Handvoll getrocknetes Odermennigkraut mit 1 Liter Wasser kalt aufsetzen, zum Kochen bringen und ziehen lassen.
Äusserlich: Der Tee wird als Spülmittel bei entzündeten Mund- und Rachenschleimhäuten und als Bademittel bei schlecht heilenden Wunden eingesetzt.

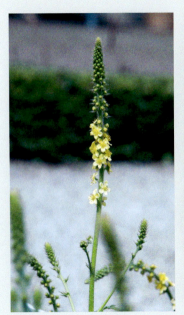
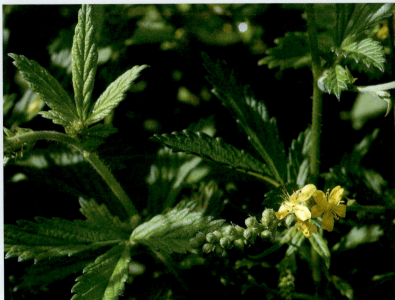

Geschichte
Der Namensbestandteil *eupatoria/hepatoria* weist darauf hin, dass es sich um ein altes Leberheilmittel handelt.

Element und Energetik
«*Der Odermennig ist warm.*»
Hildegard von Bingen, Physica, Cap. 1–114

- Hecke und Waldrand

Schwarzer Holunder

Sambucus nigra L.

Familie der Geissblattgewächse
Caprifoliaceae

Weitere Namen: Elderbaum, Flieder, Holder, Husholder, Schwarzholder, Schwitztee

Droge: Holunderblüten *Sambuci flos*, Holunderbeeren *Sambuci fructus*

«Rinde, Beere, Blatt und Blüte./Jeder Teil ist Kraft und Güte./Jeder segensvoll.»
Sprichwort

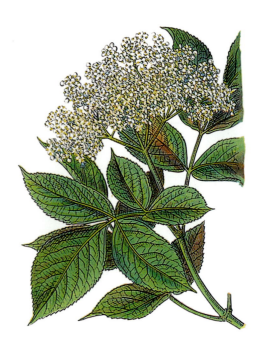

Beschreibung
Der Schwarze Holunder ist ein bis 6 m hoher Strauch oder Baum mit hellgraubrauner, längsrissiger Rinde. Die Zweige enthalten ein grosses weisses Mark. Die unpaarig gefiederten, grossen Blätter führen fünf bis sieben elliptische, zugespitzte, wenig behaarte, am Rande gesägte Fiederblättchen. Die süsslich duftenden Blüten sitzen in grossen, flachen, trugdoldigen Blütenständen und besitzen 5 bis 9 mm breite, fünfstrahlige, weisse Kronen. Die Früchte sind kugelig, 5 bis 6 mm gross und schwarz mit tiefrotem Saft.
Es gibt neben dem Schwarzen Holunder noch zwei weitere einheimische Holunderarten, die sich äusserlich deutlich abheben: Der **Zwerg-Holunder** *Sambucus ebulus* unterscheidet sich vom Schwarzen und Roten Holunder dadurch, dass seine Stängel im Herbst bis auf den Boden absterben. Es gibt also keine verholzten Teile am Zwerg-Holunder (↪ S. 246).
Der **Rote Holunder** *Sambucus racemosa* wird im Gegensatz zum Schwarzen Holunder nicht über 4 m hoch, und seine Blüten sind grünlich gelb in aufrechten, kegelförmigen Rispen angeordnet. Die Frucht ist eine leuchtend rote Beere.

Blütezeit
Juni bis Juli.

Vorkommen
Der Holunder wächst bei uns von der Ebene bis gegen 1500 m Höhe wild in Laub- und Auenwäldern, an Waldrändern und Rainen und wird an den verschiedensten Standorten angebaut.

Garten
Der Schwarze Holunder wird oft als «Schutzbaum» in der Nähe von Ställen und Häusern gepflanzt.

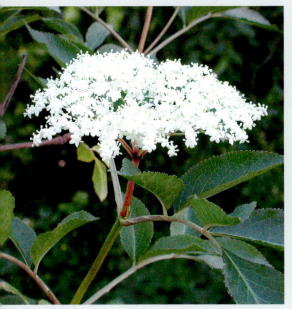 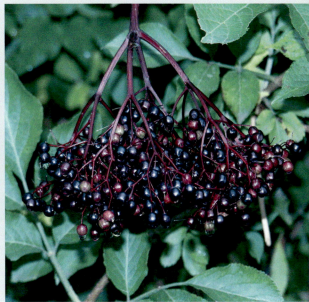

Verwendete Pflanzenteile
Die getrocknete Blüte, die frische Frucht und selten auch die getrocknete Frucht und das getrocknete Blatt. Einsammlung der Blüten nach vollem Aufblühen. Trocknung am Schatten, möglichst rasch, jedoch nicht bei über 40°C.

Wirkstoffe und Wirkung
Holunderblüte enthält Schleim und Flavonoidglykoside; sie wirkt schweisstreibend. Holunderblätter und -rinde und die unreifen Früchte enthalten ein blausäureabspaltendes Glykosid und sind giftig. In getrocknetem Zustande wirken Holunderbeeren schwach harntreibend und leicht abführend.

Anwendung
Tee: Die Blüte (1 bis 2 Esslöffel mit 1 Liter kochendem Wasser anbrühen und ziehen lassen) bei fiebrigen Erkrankungen, besonders bei Grippe. Die Beeren als Konfitüre, esslöffelweise als Abführmittel.

Küche
Der Holunderblütensirup ist ein erfrischendes Sommergetränk.

Geschichte
Der Holunder gehörte als Schutzbaum für Haus und Familie lange Zeit in die Nähe menschlicher Siedlungen. Galten die Haselsträucher als Helfer bei der Ernährung, so war der Holunder das «Arzneikästchen». Bei Ausgrabungen von steinzeitlichen Siedlungen wurden schon Überreste von Holunderbeeren gefunden. Der Holunder gehört also seit frühgeschichtlicher Zeit zu den Begleitern des Menschen.

Der Name wird auf «Holda» oder «Holle» zurückgeführt, eine frühgermanische Muttergöttin, die bis heute als Frau Holle aus dem gleichnamigen Märchen bekannt ist. Um den Holderbaum ranken sich viele Sagen und Legenden, die oft im Zusammenhang mit dieser alten Muttergöttin stehen.

Element und Energetik
«Der Holunder ist mehr warm als kalt.»
Hildegard von Bingen, Physica, Cap. 3–44

«... dass die Rinde/die Blätter/die Blumen/ und die Frucht dess Holderbaums warmer und truckner Natur seyn/und haben ein Art/das Gewässer auss dem Leib zu treiben.»
Jacobus Theodorus Tabernaemontanus, Kreuterbuch (1625)

Weitere Holunderart

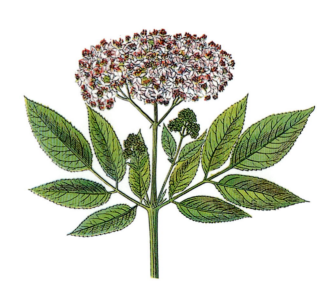

Zwerg-Holunder *Sambucus ebulus* L.

Zwerg-Holunder
Sambucus ebulus L.

Weitere Namen: Attich, Krautiger Holunder, Stinkholunder

Beschreibung
Der Zwerg-Holunder ist eine krautige, ausdauernde Staude mit derbem, kriechendem Wurzelstock. Die im Herbst bis auf den Boden absterbenden Stängel werden 50 bis 150 cm hoch. Die Blätter sind unpaarig gefiedert und haben fünf bis neun längliche, bis 6 cm lange, schwach behaarte Fiederblättchen mit gesägtem Rande. Die süss und nach bitteren Mandeln duftenden Blüten stehen in einer grossen, ebenen Dolde. Sie besitzen eine weisse bis rötliche, 6 bis 8 mm breite, fünfzipflige Krone und purpurne Staubgefässe.

Blütezeit
Juni bis August.

Vorkommen
Auf Ödplätzen, in feuchten Kahlschlagböden, in Hecken und an Gräben, von der Ebene bis gegen 1300 m Höhe, meist in grösseren Beständen auftretend.

Verwendete Pflanzenteile
Der getrocknete Wurzelstock und die Wurzeln. Die frischen Beeren sollen wegen ihrer Giftigkeit nicht verwendet werden. Sammelzeit des Wurzelstockes: im Frühjahr oder Herbst.

Wirkstoffe und Anwendung
Attichwurzel enthält Iridoidglykoside. In hohen Dosen erzeugen Wurzel und Frucht Schwindelanfälle und Brechreiz und sind giftig. Attichwurzel wurde früher vor allem als harntreibendes Mittel bei Wasserstauungen gebraucht. Heute wird sie wegen der schwindel- und brechreizerregenden Wirkung kaum mehr verwendet.

Element und Energetik

«Wirkung und Anwendung sind bei beiden [Schwarzer Holunder und Zwergholunder] dieselben; sie sind austrocknend und Wasser abtreibend, aber dem Magen zuwider.»

Dioskurides, De materia medica

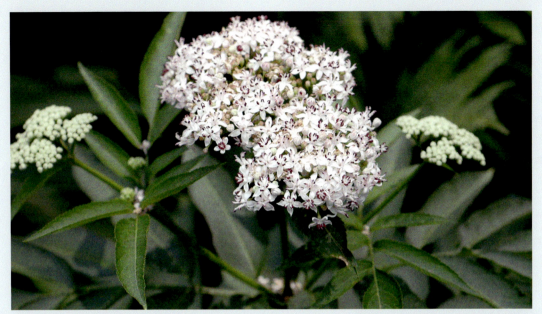
Zwerg-Holunder *Sambucus ebulus* L.

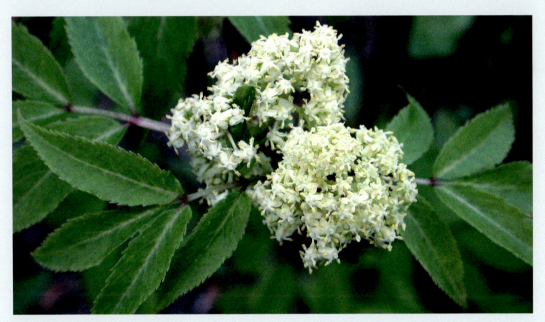
Roter Holunder *Sambucus racemosa*

Veilchen

Viola odorata L. Wohlriechendes Veilchen

Familie der Veilchengewächse *Violaceae*

Weitere Namen: Maienägeli, Veieli, Viönli, März-Veilchen

Droge: Veilchenblüten *Violae odoratae flos*

«Weder die Pracht der Rose noch die Lilie kann die duftenden Veilchen übertreffen in Gestalt und Geruch und Wirkungsmacht.»
Macer floridus, Verse 1343–1344

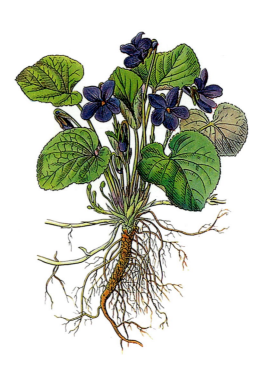

Beschreibung
Das Veilchen ist eine ausdauernde Pflanze, die einen sich verzweigenden, kriechenden Wurzelstock besitzt und unterirdische Ausläufer treibt. Die Laubblätter, die mit der Blüte erscheinen, sind klein (2 bis 4 cm gross), herz- und breit-eiförmig, mit gesägtem Rand; die später erscheinenden Blätter sind wesentlich grösser. Die im März und April erscheinenden tiefblauvioletten, wohlriechenden Blüten sind in der Regel unfruchtbar. Im August erscheinen an den diesjährigen Trieben kleine, unscheinbare Blüten mit fast farblosen Blumenblättern, die fruchtbar sind und Samen hervorbringen.

Blütezeit
März bis April.

Vorkommen
Das Veilchen wächst an Rainen, in Gebüschen und Hecken und auf Ödplätzen.

Verwendete Pflanzenteile
Die getrocknete Blüte, ferner das getrocknete Kraut. Die Blüten und auch das Kraut werden im Frühjahr zur Blütezeit gesammelt. Trocknung am Schatten ist zu empfehlen.
Unter der Bezeichnung «Veilchenwurzel» wird der getrocknete Wurzelstock der Schwertlilie *Iris germanica* gehandelt.

Wirkstoffe und Wirkung
Veilchen enthält in allen Teilen Saponine, ferner Salicylverbindungen und in der Blüte den Riechstoff, der allerdings für die arzneiliche Wirkung nicht von Bedeutung zu sein scheint, da auch das nicht riechende Hundsveilchen (Tubechropf) fast die gleichen Wirkungen besitzt. Es wirkt lösend und auswurfbefördernd bei Katarrhen der Luftwege.

Anwendung
Tee: Veilchenblüten und Kraut werden hauptsächlich Hustenteemischungen beigegeben, speziell auch in Mischungen für Kinder z. B. mit Schlüsselblume, Gänseblümchen, Gundelrebe, Spitz-Wegerichblätter und Fichtensprossen. Hauptanwendungsgebiet sind Katarrhe der Luftwege, besonders wenn der Schleim nicht lösen will.

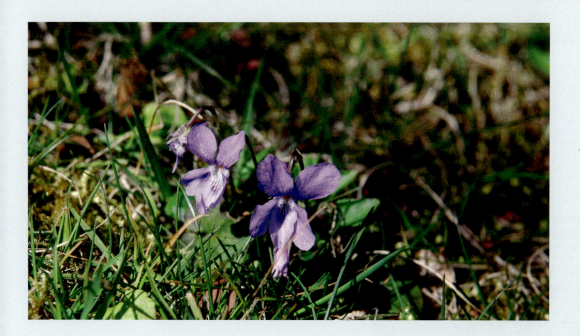

Geschichte
Das Veilchen gilt als Symbol für Demut und Bescheidenheit.

Element und Energetik
«Das Veilchen ist zwischen warm und kalt. Aber es ist doch kalt und wächst von der Luft, nämlich wenn die Luft nach dem Winter zuerst beginnt, warm zu werden.»

Hildegard von Bingen, Physica, Cap. 1–103

«Ihre [der Veilchen] Tugend wird als kalt und feucht im ersten Grade eingestuft.»

Macer floridus , Verse 1344–1345

Hecke und Waldrand

Weissdorn

Crataegus laevigata [POIR.] D.C.
Zweigriffeliger Weissdorn
und *Crataegus monogyna* JACQ.
Eingriffeliger Weissdorn

Familie der Rosengewächse *Rosaceae*

Weitere Namen: Hagedorn, Lusbeeri, Mehlfässli

Droge: Weissdornblätter und -blüten *Crataegi folium cum flore,* Weissdornfrüchte *Crataegi fructus*

«*Der Weissdorn nährt und stärkt das Herz.*»
Volksmund

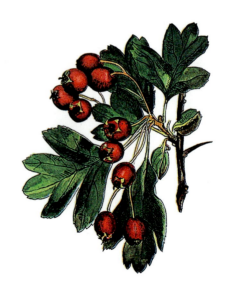

Beschreibung
Der Weissdorn treibt im Frühling erst Blätter, dann ist er mit weissen Blüten übersät, und schliesslich locken die roten Früchte im Herbst. Beide Weissdornarten sind mittelgrosse, sparrige Sträucher. Die Zweige führen bis 1,5 cm lange, scharfe Dornen. Die Blätter sind kurz gestielt und mehr oder weniger tief gelappt (beim Eingriffeligen Weissdorn tiefer als beim Zweigriffeligen). Die auffälligen, im Mai und Juni aufbrechenden 1 bis 1,5 cm grossen Blüten besitzen fünf weisse Kronblätter und beim Eingriffeligen Weissdorn einen einzigen weissgrünen Griffel, beim Zweigriffeligen deren zwei (selten auch drei). Die Früchte (Scheinfrüchte, mit Beteiligung des erweiterten Achsenbechers) sind eikugelig, 8 bis 12 mm gross und leuchtend rot (selten gelb oder weisslich).

Blütezeit
Mai bis Juni.

Vorkommen
Beide Arten finden sich in Gebüschen, Hecken, lichten Laubwäldern, in felsigem Gebiet und überdies sehr häufig angepflanzt als Hecke. Sie sind von der Ebene bis in den Jura und die Alpen (1200 bis 1600 m) verbreitet.

Verwendete Pflanzenteile
Das getrocknete Blatt, die frische oder getrocknete Blüte und die frische oder getrocknete Frucht.

Wirkstoffe und Wirkung
Die wichtigsten nachgewiesenen Wirkstoffe sind: Procyanidine und Flavonoide. Weissdorn steigert die Durchblutung der Herzkranzgefässe und hebt das subjektive Befinden bei Patienten und Patientinnen mit leicht unregelmässiger Herztätigkeit. Die Wirkungen treten erst bei längerer Einnahme auf. Bei schweren Herzkrankheiten kann der Weissdorn höchstens unterstützend wirken.

Anwendung
Weissdorn wird häufig in Form von standardisierten **Fertigpräparaten** angewendet.
Tee: 1 Teelöffel Blätter und Blüten mit 1 Tasse heissem Wasser übergiessen und zugedeckt 15 Minuten ziehen lassen. In der Naturheilkunde wird Weissdorn oft mit anderen beruhigenden Pflanzen kombiniert wie z. B. mit ↦ Melisse und ↦ Baldrian. Die Weissdornfrüchte werden selten zur Teezubereitung genutzt. Sie werden eher zu Saft oder Mus verarbeitet und in Fertigpräparaten angewendet.
Tinkturen: Anwendung findet der Weissdorn bei leichteren Herzrhythmusstörungen. Er wirkt bei Herzkranken allgemein beruhigend.

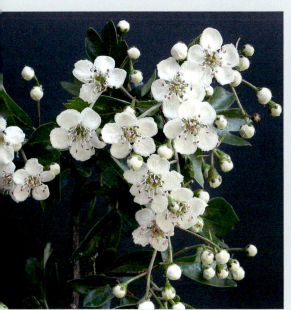 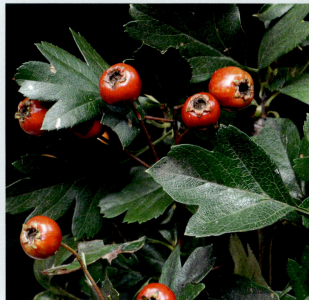

Geschichte
Weissdorn wird seit dem Mittelalter vor allem zur Stärkung von Herz und Seele verwendet. Im Altertum war die Heilwirkung der Beeren vermutlich nicht bekannt.

● Hecke und Waldrand

Weisse Taubnessel

Lamium album L.

Familie der Lippenblütler *Lamiaceae*

Weitere Namen: Weisser Bienensaug, Kuckucksnessel, Sügerli, Sugnessle, Tote Nessel

Droge: Weisse Taubnesselblüten *Lamii albi flos*, Weisses Taubnesselkraut *Lamii albi herba*

«*Die Taubnesseln gleichen im Blattwerk der Brennnessel und sind wie diese Kinder des frühen Frühlings.*»
Pfr. Joh. Künzle

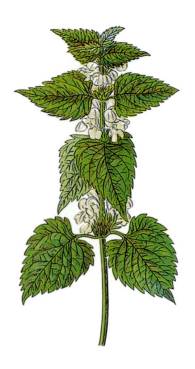

Beschreibung
Die Weisse Taubnessel ist eine ausdauernde Staude mit verzweigtem, meist unterirdischem Ausläufersystem, das oft weite Flächen überwuchert und nach oben die 20 bis 40 cm hohen Blühtriebe bildet. Die Stängel der Blühtriebe sind behaart, vierkantig und tragen die kreuzgegenständigen, eiförmigen, zerstreut behaarten Laubblätter, die ungestielt bis kurz gestielt sind, 4 bis 7 cm lang werden und einen grob gezähnten Rand aufweisen. Die Blüten sitzen in Quirlen zu sechs bis sechzehn und haben eine weisse bis gelblich weisse Krone mit grosser Oberlippe.

Blütezeit
Mai bis August.

Vorkommen
In Hecken, an Wegrändern, um Viehställe und an Lagerplätzen, besonders in warmen Lagen. In einzelnen Gebieten selten bis fehlend, in andern Gebieten häufig und in den Alpen bis 2200 m steigend.

Garten
Die Weisse Taubnessel lässt sich gut im Kräutergarten in Nachbarschaft zu anderen Taubnesseln, Brennnesseln oder Hohlzahn ziehen. Sie bevorzugt nährstoffreichen Boden und wächst sowohl an sonnigen als auch an halbschattigen Standorten.

Verwendete Pflanzenteile
Das getrocknete, blühende Kraut und die getrocknete Blütenkrone samt Staubgefässen. Einsammlung zur Blütezeit; Trocknung am Schatten, möglichst rasch bei nicht über 35 °C.

Wirkstoffe und Wirkung
Spuren ätherischen Öls, Gerbstoffe, Schleim, Flavonoide und Saponine. Taubnessel wirkt regulierend auf die Darmtätigkeit, lösend auf Katarrhe der Luftwege und leicht harntreibend. Die Wirkungen sind eher schwach.

Anwendung
Tee: 1 bis 2 Esslöffel mit 1 Liter Wasser zum Kochen bringen und ziehen lassen, zur Regulierung der Darmtätigkeit bei Durchfall und Verstopfung sowie bei Katarrh der Luftwege.
Äusserlich: Der Tee wird für Bäder und Umschläge bei Brand- und anderen Wunden verwendet.
Volksheilkunde: Die Taubnessel ist eine verbreitete Frauenheilpflanze in Form von Tee und Sitzbädern bei Weissfluss *(Fluor albus)* und unregelmässiger, schmerzhafter Periode.

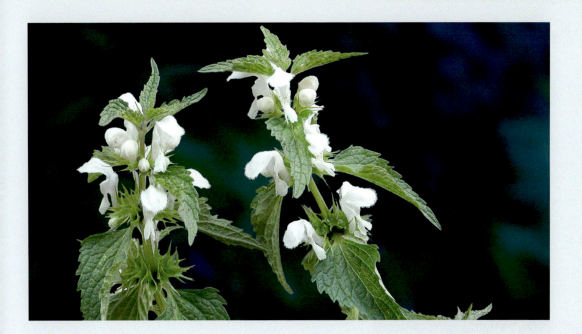

Geschichte
Es ist nicht klar, ob Dioskurides mit «Leukas» tatsächlich die Weisse Taubnessel oder eine andere Taubnesselart gemeint hat. Sie wird in der mittelalterlichen Literatur gelegentlich erwähnt. Kneipp und Pfarrer Künzle haben die Taubnessel in neuerer Zeit wieder in Erinnerung gerufen.

● Hecke und Waldrand

Zaunrübe

Bryonia dioica Jacq. Zweihäusige Zaunrübe
und *Bryonia alba* L. Einhäusige Zaunrübe

Familie der Kürbisgewächse
Cucurbitaceae

Weitere Namen: Faselwurz, Gichtwurz, Heckenrübe, Teufelsrübe

Droge: Zaunrübenwurzel *Bryoniae radix*

Vorsicht: Alle Teile der Pflanze sind giftig.

«*Bryonia, die geheimnisvolle Wurzel, in nördlichen Ländern einst wie die Alraune gesucht und verwendet …*»
Wilhelm Pelikan

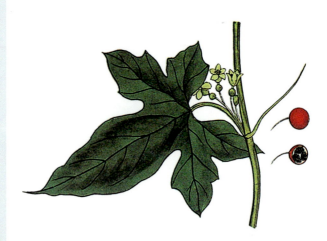

Beschreibung
Die Zaunrübe ist eine ausdauernde Pflanze, die eine rübenförmige, dicke Wurzel besitzt und deren Stängel mithilfe von Ranken bis 4 m hoch klettert. Die kurz gestielten Laubblätter sind herzförmig und fünflappig. Die Blüten sind zweihäusig; die männlichen, grünlich weissen bilden lang gestielte Trauben, die weiblichen sind gelblich weiss und kurz gestielt. Die kugeligen Beeren sind bei ihrer Reife scharlachrot. Die ebenfalls medizinisch verwendete **Weisse Zaunrübe** *Bryonia alba* L. ist im Gegensatz zu *Bryonia dioica* einhäusig und hat schwarze Beeren. *Bryonia alba* kommt in der Schweiz nur sehr selten vor und ist stark gefährdet.

Blütezeit
Juni bis September.

Vorkommen
Die ursprünglich aus dem Mittelmeergebiet stammende Zaunrübe kommt verstreut an Hecken, in Gebüschen und lichten Wäldern in den meisten Gebieten Mitteleuropas vor.

Verwendete Pflanzenteile
Hauptsächlich die frische, seltener die getrocknete Wurzel von *Bryonia dioica* und *Bryonia alba*. Die bis zu 2,5 kg schweren Wurzeln werden vor der Blütezeit ausgegraben.

Wirkstoffe und Wirkung
Die Wurzel enthält sehr stark abführende Bitterstoffe, Cucurbitacine. Alle Teile der Pflanze sind giftig. Sie bewirken kolikartige, schmerzhafte Krämpfe.

Anwendung
Die Zaunrübe wird wegen ihrer Giftigkeit und der schmerzhaften Koliken, die sie verursachen kann, in der Phytotherapie kaum mehr verwendet.
In der **Homöopathie** kommen aus frischen Wurzeln hergestellte potenzierte Bryoniapräparate zur Anwendung.

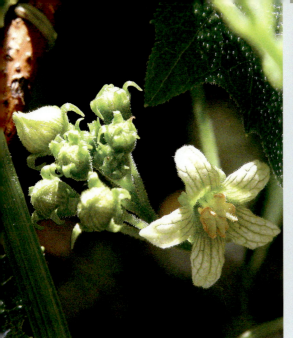
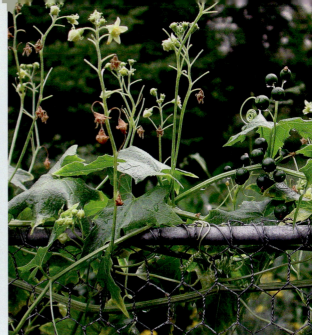

Geschichte

Die Weisse Zaunrübe ist seit der Antike bekannt, unter anderem als starkes Abführmittel, Abortivum und äusserlich als Mittel bei Rheuma und Gicht. In einigen Regionen diente die Zaunrübe auch als Stellvertreterin der Alraune *Mandragora* und wurde wie diese zu Amuletten geschnitzt.

Element und Energetik

«Die Zaunrübe ist warm und unnütz zum Gebrauch des Menschen wie Unkraut, das unnütz ist.»

Hildegard von Bingen, Physica, Cap. 1–43

Wälder mit ihren typischen Gemeinschaften von Laub- und Nadelbäumen, Sträuchern, Stauden und Kräutern beherbergen eine Vielzahl von Heilpflanzen. Unter dem geschlossenen Blätterdach der Bäume ist es schattig und oft eher feucht. Das Klima der Wälder ist ausgeglichener, die Tages- und Jahreszeitenschwankungen bei Temperatur und Feuchtigkeit sind weniger ausgeprägt als in der offenen Landschaft. Diese Lebensbedingungen sind insbesondere für Farne und Moose optimal. So gehören Vertreter dieser Pflanzengruppen neben Schatten ertragenden Kräutern zur typischen Waldvegetation.

Je nach Gestein und Höhenlage haben sich unterschiedliche Waldgesellschaften ausgebildet:

Eichen-Buchen-Laubmischwälder im Mittelland, Jura und im nördlichen Alpenvorland (kolline Stufe 600 bis 800 m ü. M.): Natürlicherweise herrscht in diesen Wäldern die Buche vor, der oft andere Laubbäume wie Eiche, Hagbuche, Linde oder Kirsche beigemischt sind. In der Krautschicht gedeihen die typischen Frühlingsblüher wie Bärlauch an den feuchteren Stellen, Waldmeister, Bingelkraut oder Buschwindröschen. Diese Pflanzen sind in ihrem Lebenszyklus, mit Blattaustrieb und Blühen, meist weit vorangeschritten, bevor die Buchen ihre Blätter entfalten und der Wald sehr schattig wird.

Buchen-Nadelbaum-Laubmischwälder bis zur oberen Grenze des Buchenvorkommens (montane Stufe 1100 bis 1500 m ü. M.). Die Weisstanne findet hier neben der Buche optimale Bedingungen und hat ihre grösste Verbreitung.

Rottannenwälder bis zur Waldgrenze der äusseren Alpenkette (subalpine Stufe), zwischen 1500 bis 2000 m ü. M. Die Krautschicht der Rottannenwälder ist über die ganzen Alpen relativ eintönig, wenn die Wälder nicht beweidet werden. Die Rottannenwälder sind das ganze Jahr über dunkel, und der Boden ist oft von einer dichten Schicht Tannennadeln bedeckt, die das Aufkommen einer Krautschicht erschwert.

Waldföhre und **Arve** bilden in den inneren Zentralalpenketten zwischen 2100 bis 2500 m ü. M. die Waldgrenze.

Farne	Bäume und Sträucher	Kräuter
Engelsüss	Eiche	Aronstab
Wurmfarn	Esche	Bärlauch
	Föhre	Baldrian
	Linde	Efeu
	Stechpalme	Ehrenpreis
	Ulme	Heidelbeere
		Lungenkraut
		Maiglöckchen
		Mistel
		Roter Fingerhut
		Sanikel
		Seidelbast
		Tausendgüldenkraut
		Tollkirsche

Durch menschliche Eingriffe und Bewirtschaftung sind in den Wäldern des Mittellandes ebenfalls viele Nadelbäume zu finden.

Wenn die Waldränder sich durch eine Strauchschicht und einen langsam verbuschenden Krautsaum mit der offenen Landschaft verflechten, ist in diesem Übergangsbereich die Artenvielfalt grösser als im Waldesinnern. Die typischen Heilpflanzen dieser natürlichen Waldränder sind im Abschnitt «Hecke und Waldrand» aufgeführt.

Aronstab

Arum maculatum L. Gemeiner Aronstab

Familie der Aronstabgewächse *Araceae*

Weitere Namen: Aronenkraut, Chindlichrut, Deutsche Ingwerwurz, Dittichrut, Guggerchindli, Ronechrut, Trommelschlägel

Droge: Wird in den Arzneibüchern nicht mehr aufgeführt.

Vorsicht: Alle Pflanzenteile einschliesslich der Beeren sind stark giftig.

Naturschutz: In einzelnen Regionen ist der Aronstab geschützt.

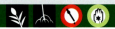

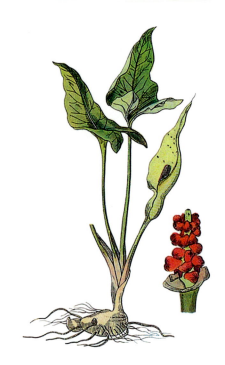

Beschreibung
Aronstab ist eine ausdauernde Staude, die einen unterirdischen nussgrossen, braunen (innen weissen) Knollen bildet, aus dem im Frühjahr zuerst die bis 25 cm langen, dreieckigen, pfeilförmigen, am Grunde tief eingeschnittenen Blätter entstehen. Die Blüten sitzen in merkwürdigen Blütenständen, die von einem tütenartig eingerollten, bis 15 cm langen, unten kolbigen, oben in eine Spitze auslaufenden Hüllblatt umschlossen werden. Aus dieser Tüte ragt das braunviolette Ende der Achse des Blütenstandes. Die Früchte sind beerenartig und rot. Blatt und Stiel schmecken sehr scharf. Der Aronstab ist eine Kesselfallenpflanze, die Mücken und Fliegen über ihren aasartigen Geruch anlockt. Die Insekten bleiben in der Blüte gefangen, bis die Bestäubung erfolgt ist und die Haare am Kolbeneingang verdorren.

Blütezeit
April bis Mai.

Vorkommen
Aronstab ist stellenweise aber häufig, z. B. in den Voralpen und im Jura. Er kommt fast ausschliesslich in Hecken und Gebüschen und in schattigen Laubwäldern vor.

Verwendete Pflanzenteile
Das getrocknete, seltener auch das frische Blatt und die getrocknete, selten auch die frische Knolle.

Wirkstoffe und Wirkung
In ihrer Wirkung unterscheiden sich die frische und die getrocknete Pflanze stark. Die frische Pflanze enthält in allen Teilen Salze der Oxalsäure, die auf Haut und Schleimhaut stark reizend wirken und sogar Blasen ziehen können. Besonders empfindlich ist die Zunge. Die ganze frische Pflanze ist giftig. Besonders Kinder sind gefährdet, weil die beerenartigen roten Früchte locken. Das getrocknete Kraut und die getrocknete Knolle sind weniger giftig.

Anwendung
Frisches Aronenkraut wurde früher selten bei Rheuma in gequetschtem Zustand auf die schmerzende Stelle aufgelegt, was aber zu schmerzhaften Reizungen führte.
Heute wird Aronstab *Arum maculatum* nur noch in **homöophatischen** Zubereitungen verwendet.

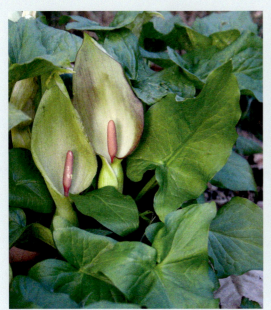
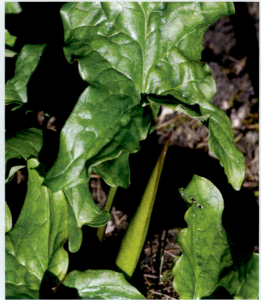

Geschichte

In verschiedenen Gegenden gilt der Aronstab nicht nur als «Lospflanze» für die Ernte, sondern auch als Liebesblume, die im Frühjahr gesucht und für Liebeszauber verwendet wurde. Die Pflanze hatte sogar den Ruf, Kinder zu beschützen, und wurde deshalb trotz ihrer Giftigkeit mancherorts in die Kinderbetten gelegt, um den Alb und Hexen fernzuhalten.

Element und Energetik

Hildegard von Bingen ist voll des Lobes über den Aronstab und seine ausgeglichenen Kräfte:
«Der Aronstab ist weder lauwarm noch zu stark, sondern hat gleichmässige und massvolle Wärme, wie die Sonne nach dem Morgenrot angenehme Wärme hält und auch hat, wie der Tau im Sommer vor Tagesanbruch angenehm ist …»
Hildegard von Bingen, Physica, Cap. 1–49

«Aronstab gehört zu den alten Orakelpflanzen, die die zukünftige Ernte anzeigten, je nach Ausprägung des Blütenstandes.»
Nach Gertrud Scherf

● Wald

Bärlauch

Allium ursinum L.

Familie der Liliengewächse *Liliaceae*

Weitere Namen: Chrottechrut, Ramseren, wilder Knoblauch, Waldknoblauch

Droge: Bärlauchkraut *Allii ursini herba*

«*Der Bärlauch ist eine der stärksten und gewaltigsten Medizinen.*»
Pfr. Joh. Künzle

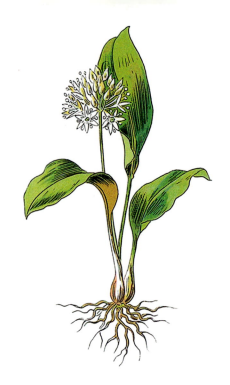

Beschreibung
Im frühen Frühling überdecken die grünen Bärlauchblätter den braunen Waldboden wie ein Teppich. Schon vor der Blüte riecht der ganze Wald nach dem typischen Senföl, kurz danach zerfallen die Blätter, und die Pflanze zieht sich bereits im Sommer wieder in ihre Zwiebel zurück. Bärlauch ist eine ausdauernde, 15 bis 40 cm hohe Pflanze mit schlanker, weisslich gelblicher Zwiebel und zwei bis drei grossen, elliptischen, zugespitzten Grundblättern. Der undeutlich dreikantige, derbe Blütenstängel trägt einen endständigen Blütenstand mit fünfzehn bis fünfundzwanzig ansehnlichen, etwa 1,5 cm grossen weissen, gelegentlich rosa angelaufenen Blüten, die sechs Blütenblätter führen.

Blütezeit
April bis Juni.

Vorkommen
Bärlauch wächst gesellig an schattigen und feuchten Standorten in Gebüschen und Wäldern, im Flachland und in niedrigen Berglagen.

Verwendete Pflanzenteile
Vor allem das frische Kraut und der Presssaft. Einsammlung der Blätter im Frühling. Achtung vor Verwechslung mit Herbst-Zeitlosen (die auf Wiesen wachsen) und Maiglöckchen; deren Blätter sind geruchlos, während die Bärlauchblätter stark nach Knoblauch riechen.

Wirkstoffe und Wirkung
Wirkstoffe und Wirkungen sind denen des Knoblauchs (↦ Seite 66) sehr ähnlich. Die schwefelhaltigen Verbindungen werden ebenfalls erst beim Zerkleinern der Blätter in den eigentlichen Wirkstoff umgewandelt. Die Wirkung ist antibakteriell, schwach gefässerweiternd und blutdrucksenkend.

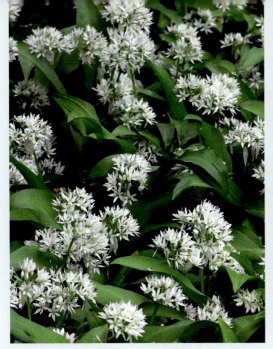
Bärlauch *Allium ursinum* L.

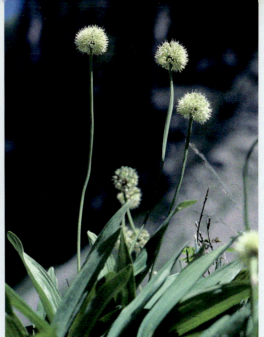
Allermannsharnisch *Allium victorialis*

Anwendung
Innerlich in kleinen Mengen zerkleinert in Salat. Bärlauch wird vor allem zur sogenannten Frühjahrskur verwendet (verdauungsfördernde Wirkung), ferner als sehr schwach blutdrucksenkendes Mittel. Übermässiger Gebrauch kann zu Magenreizungen führen.

Andere Laucharten, besonders *Allium victorialis* L. (Allermannsharnisch oder Nünhemlere) wirken ähnlich wie Bärlauch.

Küche
Bärlauch gehört im Frühling als Gewürz in Salate, Suppen und Saucen oder wird als Bärlauchpesto zubereitet.

Geschichte
Die innerlich reinigende Wirkung wurde bereits in der antiken Medizin geschätzt. Der Bärlauch, auch Waldknoblauch genannt, gilt in der Volksheilkunde als heilkräftiger als der Gartenknoblauch.

Element und Energetik
«Der Bärlauch hat nicht die rechte Wärme, sondern scharfe Feuchtigkeit.»

Hildegard von Bingen, Physica, Cap. 1–83

Baldrian

Valeriana officinalis L. Gewöhnlicher Arznei-Baldrian

Familie der Baldriangewächse
Valerianaceae

Weitere Namen: Dammarg, Katzenkraut, Menten, Stinkwurz, Tannmark, Waldspeik, Wendkraut

Droge: Baldrianwurzeln *Valerianae radix*

«*Der Baldrian besitzt grosse Heilkraft bei allen nervösen Leiden.*»
Pfr. Joh. Künzle

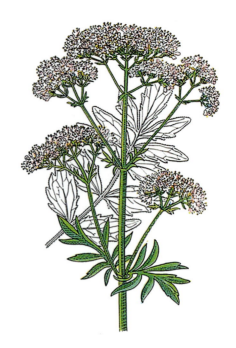

Beschreibung
Baldrian ist eine ausdauernde Staude, die von einem kurzen Wurzelstock aus unterirdische Ausläufer treibt. Von dem etwa 2 cm grossen Wurzelstock entspringen bei wild wachsenden Pflanzen einige etwa 2 bis 3 mm dicke und 10 bis 20 cm lange Faserwurzeln. Bei der kultivierten Pflanze bilden sich sehr viele solche Faserwurzeln. Die Blätter sind unpaarig gefiedert mit sieben bis einundzwanzig lanzettlichen und gezähnten Fiederblättchen. Die Blühtriebe, die im zweiten bis dritten Jahre erscheinen, haben runde, gerillte, bis 1,5 m hohe Stängel und tragen oben die doldigen Blütenstände mit den rosaroten, seltener weissen, kleinen, röhrenförmigen Blütchen.

Blütezeit
Juni bis August.

Vorkommen
Baldrian kommt bei uns an Fluss- und Bachufern, auf moorigen Wiesen, an Dämmen und in Wäldern und Gebüschen ziemlich häufig vor, von der Ebene bis in die Bergwälder.

Garten
Anbau durch Auspflanzen der jungen, im Herbst oder Frühjahr im Freiland gesammelten Ausläuferpflanzen in lockeren Ackerboden auf etwa 30 cm Abstand. Ernte im September bis November. Wurzeln gut waschen, wenn für Trockendroge bestimmt, mit sehr grobem Kamm kämmen (zum Entfernen der feinen Seitenwurzeln) und am Schatten trocknen.

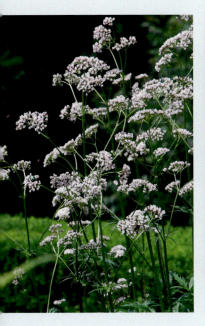
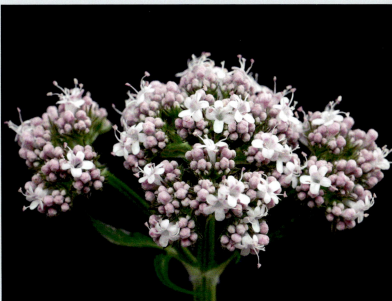

Verwendete Pflanzenteile
Der frische oder getrocknete Wurzelstock mit den Wurzeln.

Wirkstoffe und Wirkung
Baldrianwurzeln enthalten ätherisches Öl und Valerensäuren. Sie wirken in normalen Dosen beruhigend und leicht einschlaffördernd.

Anwendung
Tee: Baldrianwurzel ist Bestandteil vieler Schlafteemischungen. Für den Baldriantee 1 Teelöffel fein geschnittene Wurzel mit siedendem Wasser übergiessen und ungefähr 10 Minuten ziehen lassen. Baldriantee wird eingesetzt bei Nervosität, leichter Schlaflosigkeit und nervöser Herzstörung. Klinisch geprüft sind einige Fertigarzneimittel.
Die **Tinktur** wird gleich eingesetzt wie der Tee.

Geschichte
Baldrian wird seit der Antike in den Kräuterschriften erwähnt und war als Heilpflanze geschätzt. Die heute bekannte und viel genutzte Wirkung bei Nervosität und Schlaflosigkeit wird aber erst in neuerer Zeit erwähnt. Rund um den Baldrian ranken sich viele Geschichten und Legenden, die ihn als Pflanze für Liebeszauber und zur Hexenabwehr auszeichnen.

Element und Energetik
«*Der Baldrian ist warm und feucht.*»
Hildegard von Bingen, Physica, Cap. 1–142

● Wald

Efeu

Hedera helix L.

Familie der Efeugewächse *Araliaceae*

Weitere Namen: Mauerefeu, Rankenefeu, Todesranke

Droge: Efeublätter *Hederae helicis folium*

«*Was Efeu umschlungen hat, gibt er nicht mehr frei und hält über dessen Tod hinaus, dem Objekt seiner Zuneigung die Treue.*»
Marianne Beuchert. Symbolik der Pflanzen

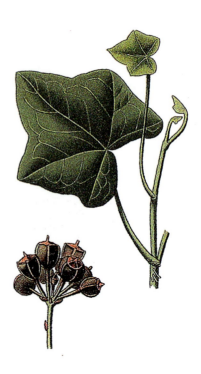

Beschreibung
Der Efeu ist ein immergrünes, mithilfe von Haftwurzeln kletterndes Holzgewächs. An nicht blühenden Zweigen sind die Blätter drei- bis fünfeckig gelappt, dunkelgrün, weiss geadert, glänzend, derbledrig. Die Blätter der Blühtriebe sind rautenförmig und ganzrandig. Die Blüten sind zahlreich, unauffällig, gelbgrün, in halbkugeligen Dolden vereinigt. Die reifen Früchte sind blauschwarze, kugelige Beeren.

Blütezeit
August bis Oktober.
Reifezeit der Beeren: Frühling.

Vorkommen
Wälder, Hecken und Mauern in West-, Mittel- und Südeuropa.

Verwendete Pflanzenteile
Die getrockneten, gelappten Blätter. Die Blätter werden im Frühling bis Frühsommer eingesammelt.

Wirkstoffe und Wirkung
Efeublätter enthalten v. a. Saponine (Gehalt stark variierend) und Flavonoide. Sie wirken bei Husten schleimlösend, auswurffördernd und krampfwidrig. Die Efeubeeren sind giftig.

Anwendung
Besser und sicherer als selbst zubereite Teeaufgüsse wirken Fertigarzneimittel, die aus Efeublättern hergestellt und genau dosiert sind. Weit verbreitet ist die Anwendung von standardisierten Efeupräparaten in der Kinderheilkunde bei Katarrhen der Luftwege und Bronchitis.
Efeu *Hedera helix* wird auch in **homöophatischen** Zubereitungen angewendet.

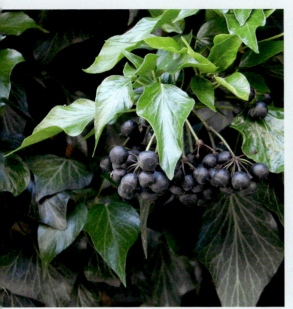 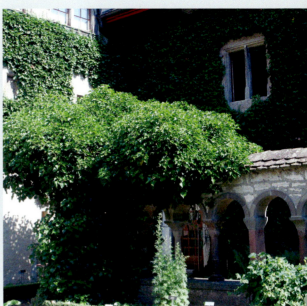

Geschichte

Efeu ist ein Symbol der Treue, des Ruhms sowie von Tod und Unsterblichkeit. Bei kultischen Handlungen spielen Efeukränze und Efeublätter seit dem Altertum eine wichtige Rolle. In der Antike galt der Efeu als Schmuck des Weingottes Bacchus und wurde auch zum Symbol von ausgelassener Freude und Geselligkeit. Als Heilmittel zum inneren und äusseren Gebrauch war der Efeu ebenfalls seit der Antike bekannt.

Element und Energetik

«Der Efeu ist mehr kalt als warm und er ist für den Menschen unnütz zu essen wie Unkraut»

Hildegard von Bingen, Physica, Cap. 1–140

• Wald

Ehrenpreis

Veronica officinalis L. Echter Ehrenpreis

Familie der Rachenblütler
Scrophulariaceae

Weitere Namen: Ehrentraut, Europäischer Tee, Frauenlist, Katzenäuglein

Droge: Ehrenpreiskraut *Veronicae herba*

«Weil die Blüten einem strahlenden Angesichte gleichen, gaben die vom Christentum tief durchdrungenen Alten der Pflanze den botanischen Namen Veronica, d.h. das wahrhafte Bild vom Antlitz unseres Herrn.»
Pfr. Joh. Künzle

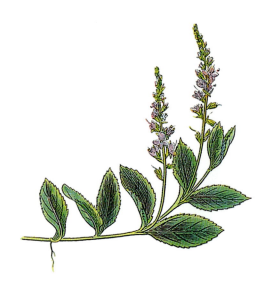

Beschreibung
Ehrenpreis ist eine ausdauernde, kriechende Pflanze, von der sich nur die Blütenstängel aufrichten und 5 bis 20 cm hoch werden. Die Blätter sind gegenständig, verkehrt-eiförmig bis elliptisch, etwa 1 bis 3 cm lang, spärlich behaart und am Rande gesägt. Die Blüten sitzen in gestreckten Ähren und sind klein (5 bis 7 mm gross), hellviolett, selten weiss (andere Ehrenpreisarten haben fast alle rein blaue, selten weisse Blüten), mit vierzipfliger Krone.

Blütezeit
Mai bis August.

Vorkommen
Ehrenpreis ist häufig in lichteren Wäldern und Gebüschen und auf Magermatten, von der Ebene bis gegen 2000 m Höhe.

Verwendete Pflanzenteile
Das getrocknete, blühende Kraut. Einsammeln zur Blütezeit. Trocknung am Schatten oder an der Sonne.

Wirkstoffe und Wirkung
Ehrenpreiskraut enthält vor allem Iridoidglykoside und Flavonoide. Die Wirkung ist leicht harntreibend und hustenlösend.

Anwendung
Volksheilkunde: Vor allem als Tee (2 Esslöffel mit ½ Liter Wasser kalt aufsetzen, 5 Minuten kochen und ziehen lassen), innerlich als hustenlösendes Mittel bei Bronchialkatarrh, ferner als schwach harntreibendes Mittel bei Rheumatismus.
Äusserlich als Bademittel bei Hautausschlägen und schlecht heilenden Wunden.

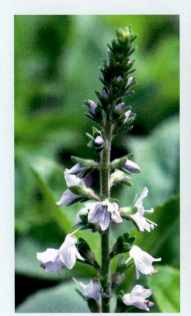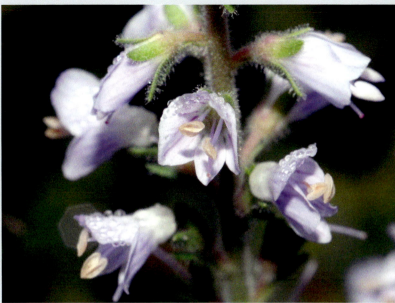

Geschichte

Ehrenpreis galt im Mittelalter als wertvolle Heilpflanze und wurde entsprechend vielfältig eingesetzt, so zum Beispiel bei Schwindsucht und anderen Lungenleiden, bei Magen-Darm-Beschwerden, Nierensteinen, Kolik, Krätze.

Eiche

Quercus robur L. Stieleiche, *Quercus petraea* [Matt.] Liebl. Traubeneiche, *Quercus pubescens* Willd. Flaumeiche

Familie der Buchengewächse *Fagaceae*

Droge: Eichenrinde *Quercus cortex*

«Auf den Eichen wachsen die besten Schinken.»
Hans Jakob Christoffel von Grimmelshausen, Simplicissimus (1668)

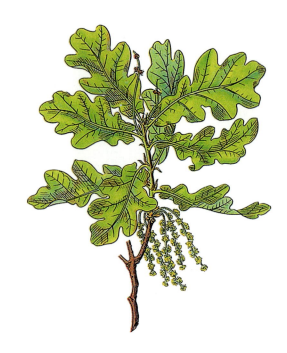

Beschreibung
Die Eichenarten bilden bis 40 m hohe Bäume mit anfangs glatter, später stark rissiger Rinde. Der Blattstiel ist bei der Stieleiche ganz kurz (0,5 bis 1 cm), bei der Traubeneiche 10 bis 25 mm lang. Die Früchte sitzen bei der Stieleiche an ziemlich langen Stielchen, bei der Traubeneiche und der Flaumeiche dagegen in Büscheln zu eins bis drei an einem ganz kurzen Stiel.

Vorkommen
Stiel- und Traubeneiche kommen häufig vor und steigen in den Alpen bis etwa 1400 m hoch; die Flaumeiche findet sich nur in wärmeren Gebieten. Die Traubeneiche bevorzugt Kalkboden.

Verwendete Pflanzenteile
Vor allem die getrocknete glatte Rinde junger (fünf- bis zwölfjähriger) Stockausschläge, selten auch die getrockneten Blätter oder die getrockneten oder gerösteten Früchte. Alte Rinde mit rauer, rissiger Aussenseite ist weniger wirksam. Die Einsammlung der Rinde erfolgt am besten im Frühjahr. Trocknung an der Sonne oder im Schatten, auch bei künstlicher Wärme (50 bis 60 °C). Die Einsammlung erfolgt am besten von Stockausschlägen.

Wirkstoffe und Wirkung
Eichenrinde und auch die Blätter und Früchte der Eiche enthalten als Hauptwirkstoff Gerbstoffe. Sie wirken zusammenziehend und entzündungswidrig auf gereizte und entzündete Schleimhäute, ferner stopfend bei Diarrhöe.

Anwendung
Äusserlich: Als Abkochung (50 bis 100 g fein geschnittene Rinde mit 1 Liter Wasser kurz aufkochen und lange ziehen lassen) zum Gurgeln und Spülen bei entzündeten Schleimhäuten der Mund- und Rachenhöhle, ferner als Badmittel gegen Frostbeulen, bei Verbrennungen und bei Hämorrhoiden.

Küche
Die gerösteten Früchte wurden vor allem früher als Kaffee-Ersatz verwendet.

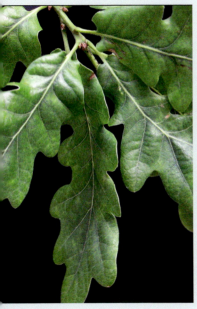 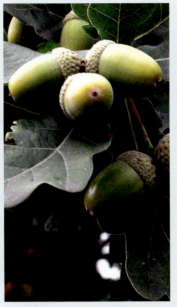 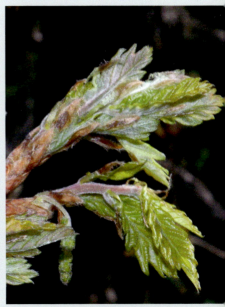

...leiche *Quercus robur* L. Stieleiche *Quercus robur* L. Flaumeiche *Quercus pubescens* WILLD.

Geschichte

Die Eiche spielt in der antiken griechischen und römischen, in der keltischen und germanischen Mythologie und in den Sagen eine grosse Rolle. Sie gilt als Symbol von Stärke, Ausdauer und kraftvoller Männlichkeit.

Da Eichen während Jahrhunderten zu eindrucksvollen lebendigen Baummonumenten gedeihen können, ist es nicht erstaunlich, dass einzelnen Bäumen auch göttliche Eigenschaften zugeschrieben wurden und das Rascheln des Eichenlaubes als Stimme der Götter interpretiert wurde. Unter Eichen wurde oft auch Gericht gehalten.

Die Aussage, dass auf den Eichen die besten Schinken wachsen, bezieht sich auf die seit dem Mittelalter gepflegte Tradition der Schweinemast in den Eichenwäldern.

Element und Energetik

«*Die Eiche ist kalt, und sie ist hart und bitter, und keine Weichheit kann in ihr sein.*»

Hildegard von Bingen, Physica, Cap. 3–25

«*Alles was an dem Eychbaum ist/als nemlich die Rinde/Blätter/Eycheln und deren Häutlein/[zwischen den Eychelkern und der Schele/]haben ein Krafft und Natur/damit sie zusammenziehen.*»

Theodorus Tabernaemontanus, Kreuterbuch (1625)

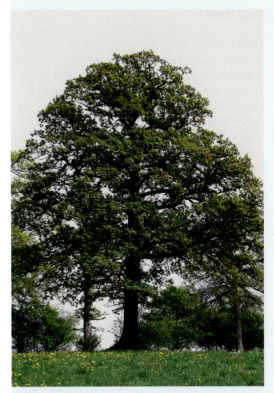

Traubeneiche *Quercus petraea* [MATT.] LIEBL.

Engelsüss

Polypodium vulgare L. Gemeiner Tüpfelfarn

Familie der Tüpfelfarngewächse
Polypodiaceae

Weitere Namen: Leberkraut, Süssfarn, Süssholz (jedoch nicht das echte Süssholz)

Droge: Engelsüsswurzelstock *Polypodii rhizoma*

«*Engelsüss – der Zucker des Waldes.*»
Quelle unbekannt

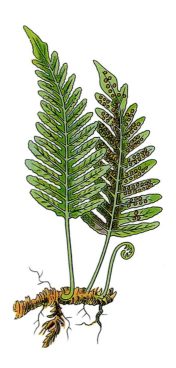

Beschreibung
Wie viele Farnpflanzen bevorzugt der Engelsüss das geheimnisvolle Dunkel des Waldes mit einer sehr hohen Luftfeuchtigkeit. Er besitzt direkt unter der Bodenfläche oder im Moos kriechende, 0,3 bis 1 cm dicke, etwas abgeflachte, süss schmeckende Wurzelstöcke, auf denen die Ansätze der früheren Blätter noch als kurze Zähne stehen geblieben sind. Das einfach fiederteilige Blatt hat wechselständige bis gegenständige derbe, lanzettliche Fiedern, mit unterseits vorstehendem Mittelnerv, längs dem sich zwei Reihen oranger, später braun gefärbter Sporenhäufchen finden.

Vorkommen
Die über die ganze Erde verbreitete Art bevorzugt bei uns die subalpinen und alpinen Wälder, kommt aber auch in der Ebene vor. Sie liebt humöse, eher kalkarme Böden und wächst auf Felsen, im moosigen Grund und gelegentlich auch auf alten Bäumen.

Verwendete Pflanzenteile
Der getrocknete Wurzelstock. Einsammlung im Herbst, wobei die Spitze des Wurzelstockes wieder eingesetzt werden sollte. Trocknung an der Sonne oder am Schatten.

Wirkstoffe und Wirkung
Im Wurzelstock sind das süsse Saponin Osladin, allerdings nur in geringer Konzentration sowie Flavonoide und Schleimstoffe vorhanden.
Engelsüsswurzel wirkt auswurffördernd bei Bronchialkatarrh und regt die Gallenabsonderung an, wodurch auch eine leicht abführende Wirkung zustande kommt.

Anwendung
Gelegentlich wird in der **Volksheilkunde** noch der **Tee** verwendet: 1 Teelöffel fein geschnittene Wurzel mit 1 Tasse Wasser 5 Minuten kochen und ziehen lassen. Verwendung bei Bronchialkatarrh, bei leichter Verstopfung und bei ungenügender Gallenabsonderung.

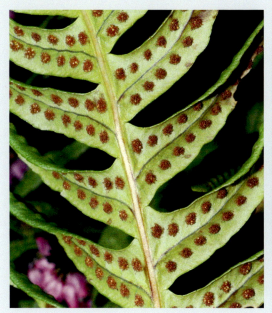
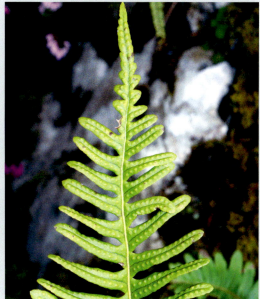

Geschichte
Der Engelsüssfarn wird seit der Antike als Abführmittel gebraucht, wie auch bei Dioskurides beschrieben:
«Abgeschabt ist sie [die Wurzel] innen grün, hat herben, süsslichen Geschmack und purgierende Kraft.»
Dioskurides, De materia medica

Element und Energetik
«Engelsüss ist warm und trocken.»
Hildegard von Bingen, Physica, Cap. 1–205

Esche

Fraxinus excelsior L. Gemeine Esche

Ölbaumgewächse *Oleaceae*

Weitere Namen: Aschbaum, Oesch, Oeschbaum

Droge: Eschenblätter *Fraxini folium*

«Drei Wurzeln/gehen nach drei Seiten/von der Esche Yggdrasil»
Edda, Grimnirlied

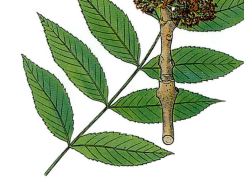

Beschreibung
Die Esche ist baumartig (bis 30 m hoch) oder strauchartig. Sie ist auch im Winter an den schwarzen Knospen ihrer Zweige leicht kenntlich. Die Blätter stehen kreuzgegenständig an den Zweigen. Sie sind unpaarig gefiedert mit sieben bis dreizehn Fiederblättchen, die kurz gestielt oder sitzend sind und einen scharf gesägten Rand aufweisen. Die Blätter erscheinen erst nach dem Verblühen. Die Blüten sitzen in Rispen und führen in der Regel weder Kelch- noch Kronblätter, indessen auffällig rotbraun gefärbte Staubgefässe. Die Früchte sind geflügelt und hängen in dichten Büscheln.

Vorkommen und Einsammlung
Die Esche findet sich vor allem an feuchten Standorten, so in feuchten Wäldern und an Fluss- und Bachufern von der Ebene bis in die Voralpenwälder. Das Blatt wird im Juni bis August gesammelt, und die Fiederblättchen werden vom Hauptstiel, der ziemlich wertlos ist, abgestreift und am Schatten getrocknet, bei nicht mehr als 40 °C.

Verwendete Pflanzenteile
Die getrockneten Fiederblättchen.

Wirkstoffe und Wirkung
Eschenblatt enthält als Hauptwirkstoffe Cumarinverbindungen; in der Rinde kommt der Zuckerersatz Mannit vor. Eschenblatt wirkt leicht harntreibend, besonders an der kranken Niere und bei Wasserstauungen im Körper. Als Folge dieser harntreibenden Wirkung wird Esche auch bei Rheumatismus verwendet. Ferner wirkt Eschenblatt leicht abführend.

Anwendung
Volksheilkunde: Der **Tee** (2 bis 3 Esslöffel geschnittene Blätter mit ½ Liter Wasser kalt aufsetzen, bis zum Sieden erhitzen und ziehen lassen) wird bei Nieren- und Blasenerkrankungen, Wasserstauungen sowie bei Rheumatismus angewendet.

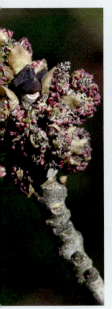 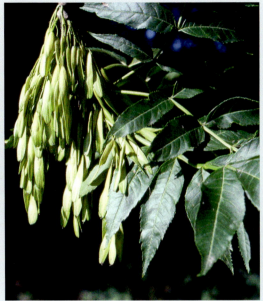 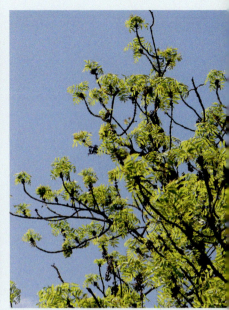

Geschichte
Die nordische Mythologie kennt die Esche als Weltenbaum Yggdrasil. Gemäss einer altgermanischen Sage soll aus einer Esche der erste Mann geschaffen worden sein (die Frau aus einer Erle oder Ulme). Die Esche gehörte in den nördlichen Ländern zu den sogenannten Häuptlingsbäumen wie auch Eiche und Hasel, die als heilig galten und die zu fällen unter Androhung hoher Strafen verboten war. Als Heilpflanzen ist die Esche ebenfalls seit der Antike bekannt.

Element und Energetik
«Die Esche ist mehr warm als kalt.»
Hildegard von Bingen, Physica, Cap. 3–27

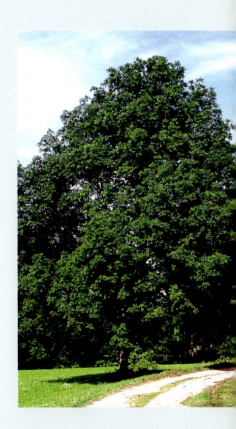

Föhre

Pinus sylvestris L. Wald-Föhre

Familie der Nadelhölzer *Pinaceae*

Weitere Namen: Dähle, Kiefer

Droge: Kiefernsprosse *Pini turiones*, Ätherisches Kiefernöl *Pini aetheroleum*, Kieferholzteer *Pix liquida*

«... und so bezeichnet die Föhre die Trauer und hat in ihrer Natur nichts Fröhliches.»

Hildegard von Bingen, Physica, Cap. 3–33

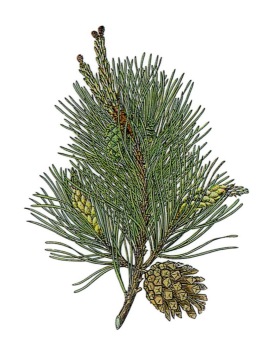

Beschreibung
Die Wald-Föhre wird bis über 40 m hoch. Die Rinde ist im oberen Teile (bei jungen Bäumen auch im unteren Teile) deutlich rotbraun gefärbt. Die 4 bis 6 cm langen Nadeln sitzen in Büscheln zu zweien und sind aussen grün, innen mehr blaugrün bereift. Die kurzen Zapfen weisen derbe Schuppen auf. Der Geschmack der jungen Triebe ist harzig-bitterlich.

Vorkommen
Die Wald-Föhre liebt warme und trockene Standorte und kommt bei uns vor allem auf Schutthängen und felsigem Boden in den Föhntälern vor, etwa im Rheintal, im Reusstal und im Wallis, sie findet sich aber auch in kleinen Beständen oder vereinzelt in der ganzen schweizerischen Hochebene.

Verwendete Pflanzenteile
Die noch nicht voll entwickelten, getrockneten Frühjahrstriebe.

Wirkstoffe und Wirkung
Kiefernsprosse enthalten Harz und ätherisches Öl, die beide auswurffördernd bei Bronchialkatarrh, ferner leicht harntreibend wirken. Überdies befördern Kiefernspitzenbäder die Heilung schlecht heilender Wunden.

Anwendung
Äusserlich: Als Dampf gegen Schnupfen. Als Bad (eine Handvoll mit 2 Litern Wasser zum Kochen bringen) zum Baden schlecht heilender Wunden und gegen Rheumatismus.
Die Leg-Föhre oder Latsche *Pinus mugo* ssp. *mugo* liefert über eine Wasserdampfdestillation ihrer Zweige das Latschenkieferöl, das in Inhalationen und Salben gegen Erkrankungen der Luftwege benützt wird.

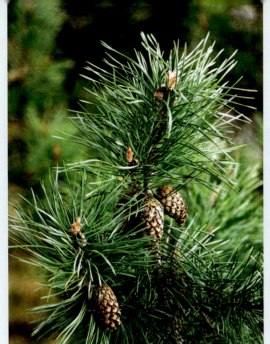 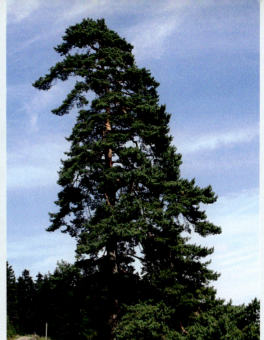

Geschichte

Die Föhre, vor allem auch ihr Harz, wird seit der Antike bis heute genutzt. Als Kienspan erhellte sie einst die Nächte. Rittersäle wurden mit Kienfackeln beleuchtet, und die Bauern nutzten sie bis ins vorletzte Jahrhundert als Stubenleuchten.

Element und Energetik

«*Die Föhre ist mehr warm als kalt und feucht.*»

Hildegard von Bingen, Physica, Cap. 3–33

Heidelbeere

Vaccinium myrtillus L.

Familie der Erikagewächse *Ericaceae*

Weitere Namen: Haselbeeri, Heiti, Heubeeri, Schnuderbeeri

Droge: Heidelbeeren *Myrtilli fructus*, Heidelbeerblätter *Myrtilli folium*

«Reiche Heidelbeerernte kündet einen strengen Winter an.»
Volksmund

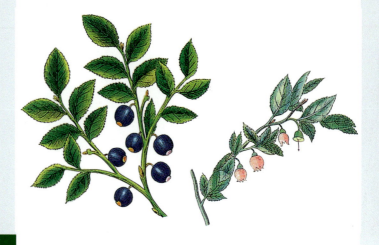

Beschreibung
Die Heidelbeere ist ein nur teilweise verholztes Sträuchlein, das 25 bis 50 cm hoch wird. Die Laubblätter sind sommergrün, dünn, etwa 1 cm lang, länglich-elliptisch bis länglich-eiförmig und am Rande fein gezähnt. Die anfangs grünlichen, später rötlichen Blüten stehen einzeln oder zu zweien in den Blattachseln und sind etwa 5 mm gross, glockenförmig.

Blütezeit
Mai bis Juni. **Fruchtreife:** Juli bis September.

Vorkommen
Die Heidelbeere wächst auf humosen Böden von der Ebene bis gegen 2700 m.

Verwendete Pflanzenteile
Die getrocknete Frucht, in geringem Masse auch das getrocknete Blatt. Einsammeln des Blattes Juni bis August; Trocknung am Schatten. Einsammeln der Beere zur Reifezeit, Trocknung an der Sonne oder am Schatten (bei nicht über 55 °C).

Wirkstoffe und Wirkung
Die Beere enthält besonders Gerbstoff. Sie wirkt daher stopfend, vor allem in getrocknetem Zustand. Die frischen Beeren wirken dagegen eher abführend. Das Blatt enthält v. a. Gerbstoffe und Flavonoide. Eine blutzuckersenkende Wirkung, wie sie in der Volksheilkunde angenommen wird, ist bisher wissenschaftlich nicht erwiesen.

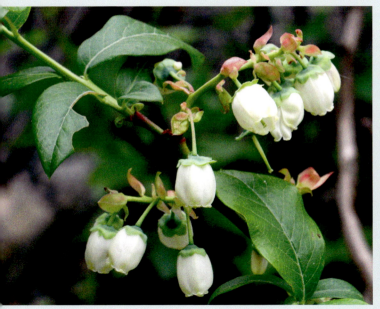
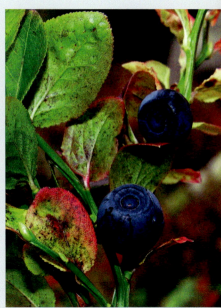

Anwendung

Die getrockneten Beeren werden vor allem bei Durchfall gegessen; 50 bis 100 g trockene Heidelbeeren entweder gründlich kauen und schlucken oder mit Wasser aufquellen lassen. Die Heidelbeere ist besonders in der Kinderheilkunde eine beliebte, wohlschmeckende und bunte Medizin (Kinder über 4 Jahre 15 bis 20 g Heidelbeeren pro Tag).

Tee: 1 bis 2 Esslöffel getrocknete Heidelbeeren mit 1 Tasse Wasser kalt ansetzen und zum Kochen bringen, 10 Minuten kochen und danach abseihen. Der Auszug dient vor allem auch zum Spülen von Mund- und Rachenhöhle bei Entzündungen.

Die Blätter werden als **Aufguss** (1 bis 2 Teelöffel mit ¼ Liter siedendem Wasser übergiessen) zubereitet.

Präparate mit den isolierten Inhaltsstoffen Anthocyanoside werden bei Netzhauterkrankungen und Störungen des Nacht- und Dämmerungssehens eingesetzt.

Geschichte

Die Heidelbeere wird in der antiken Literatur nirgends mit Sicherheit erwähnt, und auch die mittelalterlichen Kräuterbücher nennen sie nur vereinzelt.

Linde

Tilia cordata MILLER Winter-Linde, Kleinblättrige Linde

Tilia platyphyllos SCOP. Sommer-Linde, Grossblättrige Linde

Familie der Lindengewächse Tiliaceae

Droge: Lindenblüten *Tiliae flos*

«Lindenblüten – der süsse Duft des Sommers.»
Quelle unbekannt

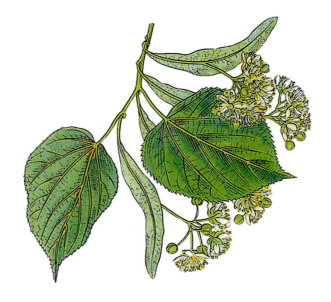

Beschreibung
Linden sind stattliche Bäume mit weit ausladenden Ästen und süss duftenden Blüten. Die Winter-Linde besitzt breit-herzförmige Blätter mit gesägtem Rand, die unterseits in den Nervenwinkeln rostfarbene Haarbüschel aufweisen. Die Blüten sitzen zu fünf bis elf an einem Stiel, der seinerseits einem pergamentartigen, breit-lanzettlichen Tragblatt entspringt. Die Blüten führen fünf kleine, grünlich weisse Kelchblätter und fünf gelblich weisse, schmale, kahnförmige Kronblätter sowie sehr viele Staubblätter. Die Sommer-Linde besitzt grössere Blätter mit weissen Haarbüschelchen in den Nervenwinkeln und drei bis sechs Blüten pro Blütenstand.
Verwechslungsmöglichkeiten: Die Silber-Linde *Tilia tomentosa* ist der Winter-Linde sehr ähnlich, allerdings sind Blattunterseite und junge Zweige silbrig behaart, die Blätter sind mit 8 bis 10 cm Durchmesser deutlich grösser als die der Winter-Linde (3 bis 8 cm). Die Silber-Linde wird angebaut und erscheint im Süden selten verwildert.

Blütezeit
Winter-Linde Juni bis Juli, Sommer-Linde etwa 14 Tage früher.

Vorkommen
Beide Linden finden sich sowohl wild in Laubwäldern und Gebüschen, werden jedoch oft angepflanzt. Ernte der Rinde im April bis Mai.

Verwendete Pflanzenteile
Die getrocknete Blüte von Winter- und Sommer-Linde. Die Ernte der Blüten findet sofort nach dem Aufblühen statt. Trocknung am Schatten bei nicht über 35 °C. Blüten anderer angebauter Lindenarten (Silber-Linde, Amerikanische Linde) werden nicht arzneilich verwendet. Seltener wird auch die Rinde verwendet *Cortex Tiliae,* gelegentlich auch die Lindenkohle *Tiliae carbo*.

Wirkstoffe und Wirkung
Lindenblüten enthalten Flavonoide und Schleim. Sie wirken schwach schweisstreibend und Hustenreiz lösend. Mit ihrem süssen Duft sind Lindenblüten oft Bestandteil von Hausteemischungen (Durstlöschertee) oder zur Geschmacksverbesserung in Kräuterteemischungen. Die Lindenrinde enthält sehr viel Schleim und Gerbstoffe und wirkt entzündungswidrig.

Anwendung
Tee: 1 Teelöffel getrocknete Lindenblüten pro Tasse Tee als Aufguss 5 bis 10 Minuten abgedeckt ziehen lassen. Oder 1 Teelöffel Lindenblüten pro Tasse Tee mit kaltem Wasser ansetzen, kurz zum Sieden erhitzen und nach 5 bis 10 Minuten absieben. Der Lindenblütentee wirkt vor allem bei Erkältungskrankheiten schweisstreibend und durststillend. Der Tee wird bei längerem Kochen rot und verliert seine schweisstreibende Wirkung.

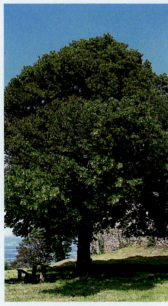
Winter-Linde *Tilia cordata* Miller

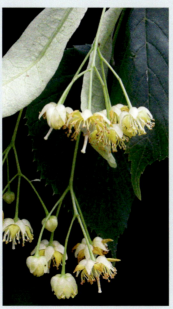
Winter-Linde *Tilia cordata* Miller

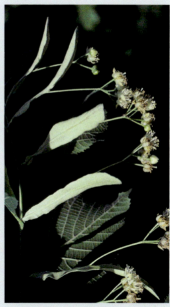
Sommer-Linde *Tilia platyphyllos* Scop.

Rezept
Sommer-HausTee: 1 Teil Lindenblüten (klein geschnitten), 1 Teil Zitronen-Melissen-Blätter, 1 Teil Pfefferminzblätter, 1 Teil Verveineblätter, ½ Teil Karkade (Hibiscus). 1 bis 2 Teelöffel pro Tasse heisses Wasser als Aufguss 5 bis 10 Minuten ziehen lassen. Den Tee auskühlen lassen und mit Zitronenscheiben garnieren.

Geschichte
Im Altertum und frühen Mittelalter (erste Klostermedizin) war die Verwendung von Lindenblüten offenbar weitgehend unbekannt. Blätter und Rinde wurden jedoch äusserlich angewendet bei Geschwüren (Blätter) und Aussatz (Rinde).

Lindenbast wurde seit der Jungsteinzeit als Textilfaser für Bastschnüre, Matten und Kleider genutzt. Der Baum war bei den Germanen der Göttin Freyja geweiht, da alles an der Linde weich und «lind» ist, vom Holz über den Bast bis zu den runden Blättern und den süss duftenden Blüten.

Um die Linde ranken sich unzählige Legenden und Geschichten. Oft wurde sie als Mittelpunkt einer Siedlung beim Brunnen auf den Dorfplatz gepflanzt, als Schutzbaum in die Nähe von Gehöften oder zur Geburt des Stammhalters oder des ersten Mädchens in der Familie. Das Leben im Sommer spielte sich oft unter diesen riesigen und uralten Bäumen ab. Die Linde war beliebter Treffpunkt, viele Volkslieder und Gedichte erzählen noch davon.

«Sieh dies Lindenblatt! Du wirst es
Wie ein Herz gestaltet finden,
Darum sitzen die Verliebten
Auch am liebsten unter Linden.»
Heinrich Heine

Die Linde gilt als Symbol für Fruchtbarkeit, Zärtlichkeit, Güte, Gastfreundschaft und eheliche Liebe.

Element und Energetik
«Die Blumen des Lindenbaume sollen warmer und truckner Natur seyn.»
Theodorus Tabernaemontanus, Kreuterbuch (1625)

«Die Linde hat grosse Wärme, …»
Hildegard von Bingen, Physica, Cap. 3–24

Lungenkraut

Pulmonaria officinalis L. Gewöhnliches Lungenkraut und *P. obscura* Dumort. Dunkelgrünes Lungenkraut

Familie der Borretschgewächse
Boraginaceae

Weitere Namen: Brunneschüsseli, Fleckenlungenkraut, Güggelhose, Händschechrut, Königsstiefel, Pluderhose, Schwindsuchttee

Droge: Lungenkraut *Pulmonariae herba*

«Was die Natur und Krafft dieser Kreuter anlanget/ werden dieselbige zu den Gebrechen der Brust und der Lungen angewendet»
Theodorus Tabernaemontanus, Kreuterbuch (1625)

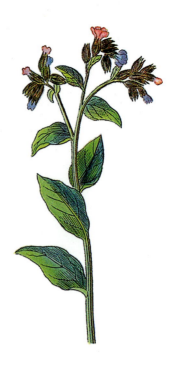

Beschreibung
Das Lungenkraut ist eine ausdauernde, 20 bis 30 cm hohe Pflanze mit einem dünnen Wurzelstock und einem derben, grünen, ziemlich rauhaarigen Stängel, der oft nur in der Region der Blüten verzweigt ist. Die Blätter sind ebenfalls rauhaarig, eiförmig, ganzrandig, die untersten gestielt, die am Stängel sitzenden ungestielt. Bei *P. officinalis* sind die Laubblätter oft weisslich gescheckt, *P. obscura* hat ungescheckte Blätter. Die Blüten sitzen in wenigblütigen Blütenständen an den oberen Enden der Stängel. Sie sind unten röhrenförmig, 12 bis 18 mm lang, oben mit fünf Lappen, anfangs rosa, später bei der erstgenannten Art violett und bei der zweiten Art meist reinblau gefärbt.

Blütezeit
März bis Mai.

Vorkommen
Lungenkraut wächst in lichten Gehölzen, an Bachufern und in Gebüschen, besonders gerne auf Kalkboden, von der Ebene bis gegen 1700 m. Lungenkraut fehlt in gewissen Gegenden fast ganz, in anderen ist es ziemlich häufig.

Verwendete Pflanzenteile
Das getrocknete Kraut.

Wirkstoffe und Wirkung
Nachgewiesen wurden reichlich Gerbstoff, ferner viele Kalisalze, Kieselsäure und Allantoin. Im Gegensatz zu anderen Pflanzen aus der Familie der *Boraginaceae* fehlen beim Lungenkraut die Pyrrolizidinalkaloide. Das Lungenkraut soll eine kräftigende und hustenlösende Wirkung auf die Atemwege besitzen.

Anwendung
Volksheilkunde: Der **Tee** wird noch gelegentlich als hustenlösendes Mittel bei Bronchialkatarrh angewendet: 1 bis 2 Esslöffel voll mit ½ Liter Wasser kalt aufsetzen, bis zum Sieden erhitzen und ziehen lassen.

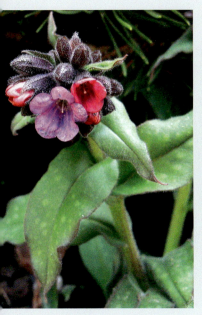
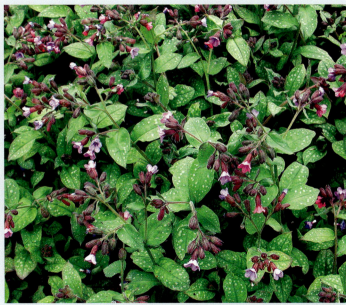

Gewöhnliches Lungenkraut *Pulmonaria officinalis* L.

Geschichte
Das Lungenkraut spielte früher eine wichtige Rolle bei der Behandlung von Lungenkrankheiten, vor allem Tuberkulose. Es wurde aufgrund seines hohen Kieselsäuregehaltes angewendet, spielt heute aber nur noch eine unbedeutende Rolle.

Element und Energetik
«*Das Lungenkraut ist kalt und etwas trocken.*»
Hildegard von Bingen, Physica, Cap. 1–29

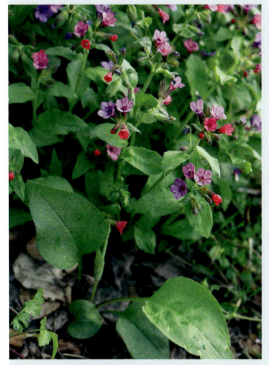

Dunkelgrünes Lungenkraut *P. obscura* DUMORT.

Maiglöckchen

Convallaria majalis L.

Familie der Liliengewächse *Liliaceae*

Weitere Namen: Maierysli, Convojerl, Faltrian, Maiblueme, Maililie

Droge: Maiglöckchenkraut *Convallariae herba*

Vorsicht: Alle Pflanzenteile, besonders Blüten und Früchte sind stark giftig.

Naturschutz: Das Maiglöckchen steht in vielen Regionen unter Schutz

«Das Maiglöckchen wird auch als Salus mundi = Heil der Welt bezeichnet.»
Nach Marianne Beuchert

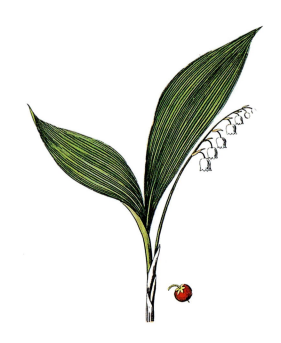

Beschreibung
Das Maiglöckchen ist eine ausdauernde, 10 bis 20 cm hohe Pflanze, die jedes Jahr zwei elliptische, lang gestielte, zugespitzte Laubblätter erzeugt. Der unbeblätterte Blütenstängel trägt an der Spitze eine fünf- bis zehnblütige Traube. Die nickenden, weissen, kugelig-glockenförmigen Blüten sind wohlriechend. Die Früchte bestehen aus zwei- bis sechssamigen, leuchtend roten, kugeligen Beeren.

Blütezeit
Mai bis Juni.

Vorkommen
Das Maiglöckchen wächst gesellig, meist auf leicht feuchten Böden, besonders Kalkverwitterungs- oder Lehmböden, in leichten Laub-, seltener Nadelwäldern, auf Bergwiesen und Flussanschwemmungen. Es ist stellenweise häufig in den Voralpen, im Mittelland und im Jura.

Verwendete Pflanzenteile
Meistens das blühende Kraut, die oberirdischen Teile der Pflanze.

Wirkstoffe und Wirkung
Alle oberirdischen Organe enthalten stark wirksame Stoffe (Herzglykoside), ähnlich wie Roter Fingerhut. Die Glykoside wirken in medizinisch gebräuchlichen Dosen regulierend und verstärkend auf die Herztätigkeit. Die ganze Pflanze ist giftig.

Anwendung
Maiglöckchen bzw. Maiglöckchenpräparate werden wegen ihrer Giftigkeit bei zu hoher Dosierung ausschliesslich vom **Arzt** verwendet bei Herzkrankheiten.

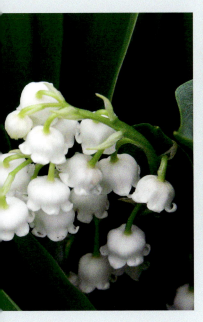
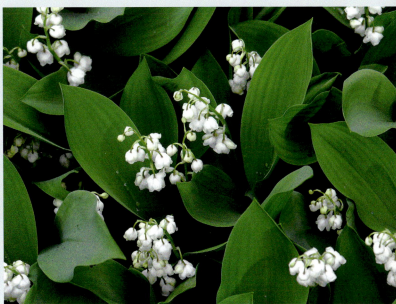

Geschichte
Das Maiglöckchen war bei den antiken Autoren offenbar nicht bekannt, was wohl auch damit zusammenhängt, dass es in Griechenland nur äusserst selten vorkommt. In den mittelalterlichen Kräuterbüchern wird es verschiedentlich genannt als Herzmittel, kam aber auch bei Schwächezuständen oder Epilepsie zum Einsatz. Der ursprüngliche lateinische Name *Lilium convallium* bedeutet «Lilie der Täler».

Element und Energetik
«Das Maiglöckchen ist kalt und hat die gleiche Kälte wie die Erde, wenn sie die Blüten zu Früchten macht.»
Hildegard von Bingen, Physica, Cap. 1–159

Wald

Mistel

Viscum album L.

Familie der Mistelgewächse *Loranthaceae*

Weitere Namen: Hexenbesen, Hexennest, Geissechrut, Immergrün, Vogelchrut.

Droge: Mistelkraut *Visci herba*

«Die Druiden halten nichts für heiliger als die Mistel und den Baum, auf welchem sie wächst, namentlich wenn es eine Eiche ist.»
Plinius, Historia naturalis

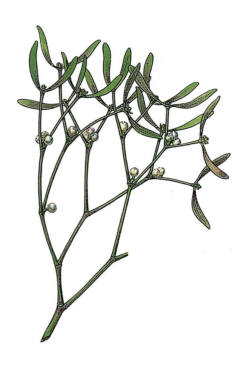

Beschreibung
Die Mistel hat einen Lebensrhythmus, der dem sonst üblichen Pflanzenzyklus der gemässigten Breiten widerspricht. Sie blüht im Frühling und fruchtet erst im folgenden Winter, wenn die übrige Pflanzenwelt Winterruhe hält.
Die Mistel ist ein Halbschmarotzer, von der drei Rassen bekannt sind, die Laubholz-Mistel *Viscum album* ssp. *album* (auf fast allen unseren Laubhölzern, besonders auf Apfelbaum, Linde usw.), die Tannen-Mistel *V. a.* ssp. *abietis* (auf der Weisstanne) und die Föhren-Mistel *V. a.* ssp. *austriacum* (auf der Föhre). Die Mistel bildet immergrüne, meist kugelige, 30 bis 90 cm grosse gabelästige Büsche auf den Ästen der Wirtsbäume, denen sie mittels Senkerwurzeln die mineralischen Nährstoffe und das Wasser aus dem Holz entzieht.

Vorkommen
Bis etwa 1200 m Höhe verbreitet, meist in den obersten Kronenregionen der Wirtsbäume gedeihend.

Verwendete Pflanzenteile
Die frischen oder getrockneten, beblätterten Zweige. Ernte das ganze Jahr hindurch möglich, meistens im Winter praktiziert; Trocknung bei nicht über 45 °C.

Wirkstoffe und Wirkung
Als wichtigste Wirkstoffe enthält die Mistel eiweissartige Verbindungen (Viscotoxine und Lectine), ferner Lignane und Flavonoide. Peroral eingenommen, wirkt die Mistel schwach blutdrucksenkend.

Anwendung
Zur Unterstützung der ärztlichen Therapie bei zu hohem Blutdruck, wobei am besten die sachkundig hergestellten Spezialitäten verwendet werden.
Bei Krebs werden speziell hergestellte Injektionspräparate angewendet (in der anthroposophischen Medizin).

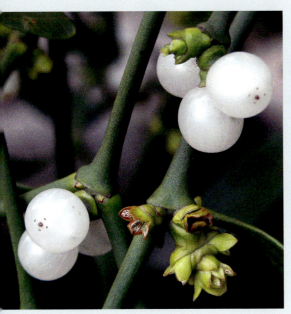 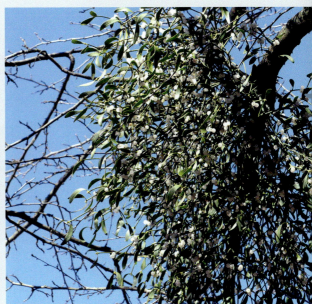

Geschichte
In der griechischen, römischen und auch in der nordeuropäischen Mythologie spielte die Mistel eine wichtige Rolle. Sie gilt als Geschenk der Götter, eine Pflanze, die zwischen Himmel und Erde schwebt. Entsprechend begegnete man ihr auch mit gebührendem Respekt und erntete sie nur unter ganz bestimmten Ritualen.
Medizinisch wurde die Mistel früher u. a. auch bei Epilepsie verwendet.

Roter Fingerhut

Digitalis purpurea L.

Familie der Rachenblütler *Scrophulariaceae*

Weitere Namen: Handschuhkraut, Potschen, Waldglocke

Droge: Fingerhut-Blätter *Digitalis purpureae folium*

Vorsicht: Alle Pflanzenteile des Fingerhuts sind sehr stark giftig.

Naturschutz: Die verschiedenen Fingerhutarten sind in einzelnen Regionen geschützt.

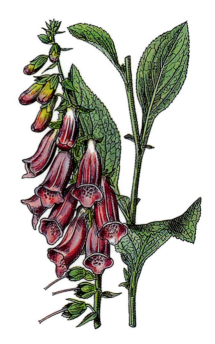

Beschreibung
Der Rote Fingerhut ist eine zweijährige Pflanze, er bildet im ersten Jahr eine Grundrosette mit 10 bis 30 cm langen, elliptischen, stark behaarten, runzligen Blättern und wächst sich im zweiten Jahr zu einem meist unverzweigten 1 bis 2 m hohen, beblätterten Blühtrieb aus. Die Blüten sind intensiv rot, röhrig glockig, die untere Innenseite der Blüte ist heller gefärbt und dunkel punktiert.

Weitere Fingerhutarten
Die in der Schweiz heimischen Fingerhutarten **Grossblütiger Fingerhut** *Digitalis grandiflora* Mill. und **Gelber Fingerhut** *Digitalis lutea* L. wirken gleich wie der Rote Fingerhut, werden jedoch nicht medizinisch verwendet; sie sind ebenfalls sehr giftig.

Blütezeit
Juni bis September.

Vorkommen
Fehlt wild in der Schweiz, häufig hingegen im Schwarzwald und anderen europäischen Mittelgebirgen mit Silikatgestein; besonders in Waldlichtungen, an Böschungen usw.

Garten
Anbau als Zierpflanze durch Aussäen ins Triebbeet, Versetzen auf 60×25 cm Abstand. Zur Gewinnung der Glykoside wird auch der Wollige Fingerhut *Digitalis lanata* angebaut, da er leichter zu kultivieren ist als der Rote Fingerhut.

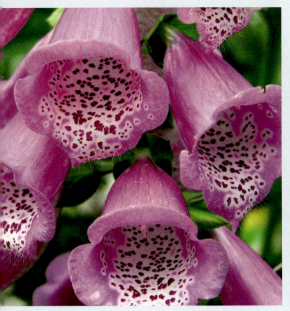
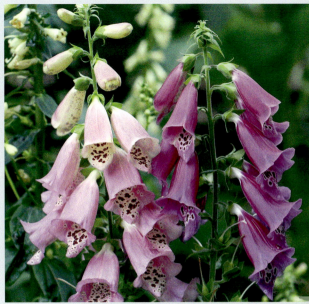

Verwendete Pflanzenteile
Das getrocknete Blatt der ein- und zweijährigen Pflanze, meistens das Blatt der einjährigen Grundrosette. Trocknung möglichst rasch am Schatten oder an der Sonne bei höchstens 60 °C.

Wirkstoffe und Wirkung
Alle Organe der Pflanze enthalten sehr stark wirkende Herzglykoside (sogenannte Digitaloide), die in medizinisch gebräuchlichen Dosen unregelmässige Herztätigkeit regulieren, die Menge des in den Körper ausgepumpten Blutes vergrössern und bei krankhaften Wasserstauungen im Körper die Harnabsonderung anregen. Fingerhut ist eine der stärksten Giftpflanzen unserer Flora. Äusserlich angewendet, beschleunigt Fingerhut die Wundheilung.

Anwendung
Fingerhut dient fast nur noch als Ausgangsmaterial zur Gewinnung von Reinglykosiden und partialsynthetischer Produkte, die vom Arzt als Reinstoffe (Digoxin, Digitoxin) bei Bedarf in speziellen Fällen verordnet werden.
In der **Homöopathie** werden Roter und Gelber Fingerhut ebenfalls angewendet.

Geschichte
Die Anwendung von Fingerhut war in der Antike nicht bekannt, erste schriftliche Zeugnisse gibt es aus dem 13. Jahrhundert aus England. Auch die frühen deutsprachigen Kräuterbücher beschrieben den Fingerhut, die Anwendung war jedoch sehr zurückhaltend. Überall bekannt wurde die Wirkung des Fingerhuts erst durch eine Abhandlung des englischen Arztes Withering im Jahr 1785. Richtig durchgesetzt hat sich die Digitalis-Therapie dann ab Mitte des 19. Jahrhunderts.

«Wozu diese Kreuter (Fingerhut) zu gebrauchen seyn/finde ich nicht bey den (Antiken) Authorn»
Theodorus Tabernaemontanus, Kreuterbuch (1625)

Sanikel

Sanicula europaea L.

Familie der Doldenblütler *Apiaceae*

Weitere Namen: Heil aller Schäden, Heildolde, Scharnikel, Schornigel

Droge: Sanikelkraut *Saniculae herba*

«Die Sanikel ist ein altberühmtes Heilkraut, das wärmt und stärkt.»
Pfr. Joh. Künzle

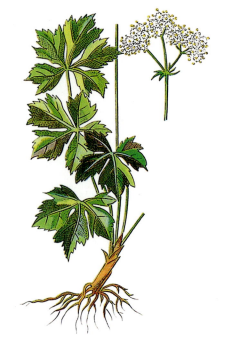

Beschreibung
Sanikel ist eine ausdauernde Staude mit kurzem, braunem Wurzelstock und Faserwurzeln. Die Blätter werden 4 bis 10 cm gross und besitzen einen kreisförmigen bis herzförmigen Umriss. Sie sind drei- bis fünfteilig, handförmig geteilt und lang gestielt. Die Abschnitte sind gegen die Spitze zu alle unregelmässig gesägt. Der 15 bis 50 cm hohe Stängel ist nur in der Blütenregion verzweigt, oft aber auch unverzweigt und führt eine bis fünf wenigblütige Dolden mit den kleinen weissen oder rötlichen Blüten.

Blütezeit
Mai bis Juli.

Vorkommen
Sanikel wächst auf Humusböden in Laubwäldern, seltener in Tannenwäldern und in Gebüschen von der Ebene bis in die Voralpen (selten über 1400 m). Anbau an schattigem Orte möglich durch Aussaat von Früchten von Wildpflanzen in humosen Böden.

Verwendete Pflanzenteile
Das getrocknete Blatt, das ganze blühende Kraut oder der Wurzelstock. Sammelzeit der Blätter zur Blütezeit. Das Rhizom wird im Herbst gesammelt. Trocknung am Schatten.

Wirkstoffe und Wirkung
Sanikel enthält Saponine, Gerbstoff und Allantoin. Er wirkt entzündungswidrig, besonders auf Schleimhäuten, sowie heilungsfördernd bei schlecht heilenden Wunden.

Anwendung
Sanikel wird vor allem äusserlich für Bäder verwendet (1 bis 2 Esslöffel klein geschnittene Droge mit 1 Liter Wasser bis zum Sieden erhitzen und ziehen lassen) bei schlecht heilenden Wunden. Gelegentlich wird Sanikeltee auch zu Spülungen bei Entzündungen der Mund- und Rachenhöhle angewendet.

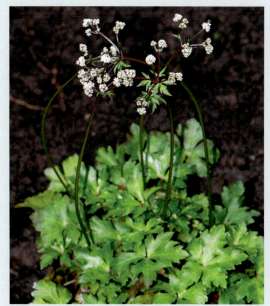 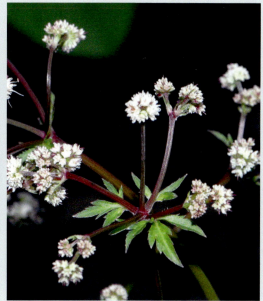

Geschichte
Seit dem Mittelalter wird Sanikel als Wundheilkraut in den Kräuterbüchern erwähnt.

Element und Energetik
«Der Sanikel ist warm, und es ist mehr Reinheit in ihm, und sein Saft ist angenehm und gesund, das heisst heilsam, ...»

Hildegard von Bingen, Physica, Cap. 1–45

«Der herb zusammenziehendt unnd bitter Geschmack dess Sanickels/gibt ein genugsame anzeigung/ dass es warmer unnd truckner Natur seye/ derowegen es heylsamlich beyde jnnerlich und eusserlich die Wunden zu heylen gebrauchet wirdt.»

Theodorus Tabernaemontanus, Kreuterbuch (1625)

• Wald

Seidelbast

Daphne mezereum L. Echter Seidelbast

Familie der Seidelbastgewächse
Thymelaeaceae

Weitere Namen: Giftbäumli, Giftbeeri, Kellerhals, Warzenbast, Zilliblueme, Zyland, Zyleblueme, Zyst

Droge: Seidelbastrinde *Mezerei cortex*

Vorsicht: Der Saft, der beim Brechen der Zweige, Blätter, Blüten und Früchte austritt, ist stark giftig, vor allem für Haut und Schleimhaut.

Naturschutz: Die Pflanze ist in den meisten Kantonen unter Schutz.

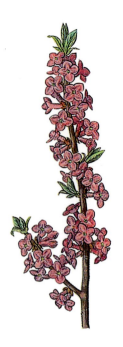

Beschreibung
Der Seidelbast ist ein Sträuchlein, das nur an den Zweigenden belaubt ist. Er wird 50 bis 150 cm hoch. Die Blätter sind länglich-lanzettlich und eiförmig, bis 8 cm lang und bis 2 cm breit. Sie erscheinen kurz nach den Blüten. Die Blüten stehen zu zwei bis vier in Büscheln und bekleiden das Zweigende. Sie sind rosarot, trichterförmig, 5 bis 10 mm lang, röhrig, mit ausgebreiteten, zipfligen Kelchblättern. Die Blüte hat keine Kronblätter und duftet angenehm und intensiv. Die Frucht ist eine rote einsamige Steinfrucht.

Blütezeit
Februar bis März.

Vorkommen
Seidelbast wächst auf etwas feuchten Böden in Wäldern und Gebüschen, auf Bachschutt und im Geröll von der Ebene bis auf über 2000 m Höhe.

Verwendeter Pflanzenteil
Die getrocknete und die frische Rinde.

Wirkstoffe und Wirkung
Seidelbast enthält lokal sehr stark reizende Stoffe, vor allem Daphnetoxin und Mezerein. Sie bewirken rasch eine starke Vermehrung der Blutzufuhr zu der betreffenden Stelle, und zwar sowohl auf Schleimhäuten als auch auf der gewöhnlichen Haut. Bei längerem Verweilen auf der Haut entstehen Blasen, Schleimhäute lösen sich ab. Noch längeres Verbleiben auf der Haut führt zu Schädigungen der unter der Haut liegenden Gewebe, die nur langsam heilen. Innerlich genommen, verursachen diese Stoffe schwerste Schäden des ganzen Magen-Darm-Kanals. Auch die Früchte sind giftig.

Anwendung
Seidelbast *Daphne mezereum* wird wegen seiner Giftigkeit heute nur noch in **homöopathischen** Zubereitungen angewendet.
Früher verwendete man Seidelbastrinde in Salben zur Behandlung von Rheuma, was jedoch oft zu schwerwiegenden Vergiftungen führte.

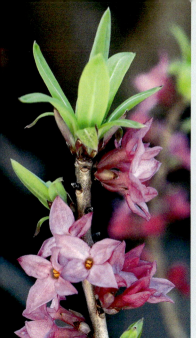
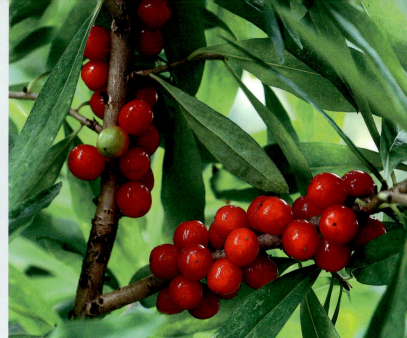

Geschichte

Daphne war in der griechischen Mythologie eine Flussnymphe. Der Name «Daphne» wurde ursprünglich für den Lorbeer *Laurus nobilis* verwendet und erst später auf den Seidelbast übertragen.

Stechpalme

Ilex aquifolium L.

Familie der Stechpalmengewächse
Aquifoliaceae

Weitere Namen: Balme, Pandore, Schwabendorn, Stecheiche, Stechlaub

Droge: Stechpalmenblätter *Aquifolii folium*

Vorsicht: Die Früchte der Stechpalme sind giftig.

Naturschutz: Die Stechpalme ist in verschiedenen Kantonen geschützt.

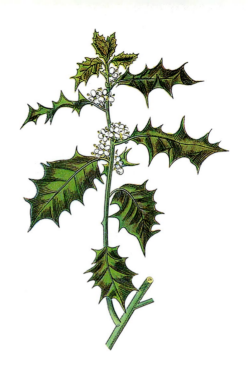

Beschreibung
Die Stechpalme ist ein meist 1 bis 5 m, selten bis 12 m hoher, immergrüner, zweihäusiger Strauch oder Baum. Die Blätter sind lederartig, oberseits dunkel, unterseits heller grün, im Umriss eiförmig bis elliptisch, am Rande mehr oder weniger gewellt und stachelspitzig gezähnt. Blätter älterer Bäume sind mehr glatt und wenig oder nicht gestachelt. Die weissen oder rötlichen, kleinen Blüten führen vier Kronblätter. Die Früchte sind leuchtend rot.

Blütezeit
Mai bis Juni.

Vorkommen
Vor allem als Unterholz in Buchenwäldern, seltener auch in Mischwäldern und Tannenwäldern, stellenweise häufig, so besonders in den Voralpen. Im Wallis und Engadin stellenweise ganz fehlend.

Verwendete Pflanzenteile
Das frische und das getrocknete Blatt. Erntezeit der Blätter während des ganzen Jahres möglich. Trocknung am Schatten und an der Sonne.

Wirkstoffe und Wirkung
Das Blatt enthält Chlorogensäure, Triterpenoide, Saponine, das Flavonoid Rutin und eventuell Spuren von Theobromin. Stechpalme gilt in der Volksheilkunde als fieberwidrig, hustenlösend, schwach harntreibend und galletreibend. Gesicherte Nachweise für diese Wirkungen fehlen bis heute. Nur die Beeren sind giftig; sie erzeugen Brechreiz und Durchfall.

Anwendung
Die Blätter wurden früher in der **Volksheilkunde** als **Tee,** vor allem bei Grippe und Bronchitis eingesetzt.
Der Matétee, der hauptsächlich in Südamerika viel getrunken wird, stammt von der Species *Ilex paraguayensis*.

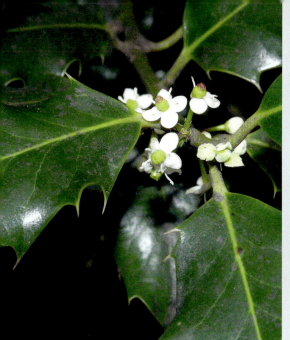
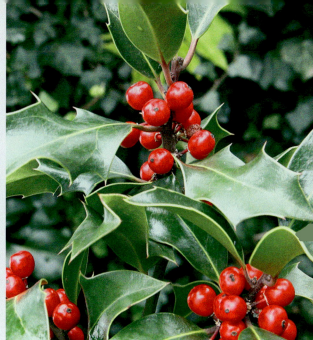

Geschichte

In den antiken und mittelalterlichen Heilpflanzenbüchern wird die Stechpalme gelegentlich erwähnt, oft als Heilmittel bei Seitenstechen.

Bei den Kelten und den Sachsen galt die Stechpalme als Pflanze, die allen bösen Zauber und Verhexungen fernhält. Zusammen mit Efeu und anderen immergrünen Pflanzen gilt die Stechpalme auch als Symbol der Unsterblichkeit.

«Die Stechpalm so in Ernst und Scherz, erfreuet stets das Menschenherz.»
Volksreim

• Wald

Tausendgüldenkraut

Centaurium erythraea RAFN. Echtes Tausendgüldenkraut

Familie der Enziangewächse
Gentianaceae

Weitere Namen: Centorelle, Fieberkraut, Piferkraut, Sanktorikraut, Tausendguldenkraut

Droge: Tausendgüldenkraut *Centaurii herba*

«Das Tausendgüldenkraut ist zwar recht bitter, jedoch heisst es im Sprichwort: Bitter dem Mund, dem Magen gesund!»
Pfr. Joh. Künzle

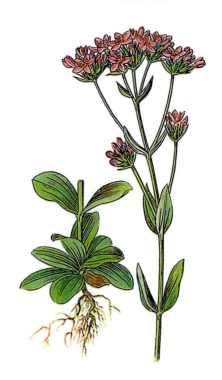

Beschreibung
Das Tausendgüldenkraut ist eine ein- bis zweijährige Pflanze und wird 15 bis 45 cm hoch. Der Stängel ist unten unverzweigt, in der Blütenregion jedoch stets verzweigt, vierkantig und kahl. Die Blätter sind kreuzgegenständig und länglich eiförmig bis lanzettlich klein, kahl, meist fünfnervig und ganzrandig. Die Blüten stehen in gabelig verzweigten lockeren Blütenständen, sie werden etwa 1 cm lang und haben eine hellrote, unten röhrige, oben radförmig ausgebreitete Krone.

Blütezeit
Juli bis September.

Vorkommen und Einsammlung
Tausendgüldenkraut findet sich in Mitteleuropa von der Ebene bis auf 1400 m Höhe, in Waldschlägen, feuchten und sonnigen Triften und an Wegrändern – im ganzen Lande, aber nirgends häufig.

Verwendete Pflanzenteile
Das getrocknete, blühende Kraut. Die Einsammlung erfolgt zur Blütezeit. Trocknung im Schatten oder an der Sonne.

Wirkstoffe und Wirkung
Bitterstoffe, welche die Speichel-, Magen- und Darmsaft-Abscheidung und dadurch auch das Hungergefühl und die Verdauungstätigkeit anregen.

Anwendung
Wie der botanisch verwandte ↪ Gelbe Enzian wird das Tausendgüldenkraut hauptsächlich als Bittermittel eingesetzt. Es wirkt milder als der Gelbe Enzian. Anwendung vor allem als **Tee** (1 Teelöffel bis 1 Esslöffel geschnittene Droge mit ½ Liter Wasser kalt ansetzen, zum Sieden erhitzen und ziehen lassen), vor dem Mittag- und Abendessen, bei Appetitlosigkeit, mangelnder Verdauungstätigkeit und Magenschmerzen.
Die **Volksheilkunde** setzte Tausendgüldenkraut früher auch gegen Fieber, Wurmbefall und bei nervöser Erschöpfung ein. Die Anwendung als Stärkungsmittel bei Rekonvaleszenten beruht auf der appetit- und verdauungsanregenden Wirkung.
Centaury ist eine der **Bachblüten,** die Willenskraft und Selbstbestimmung stärkt.

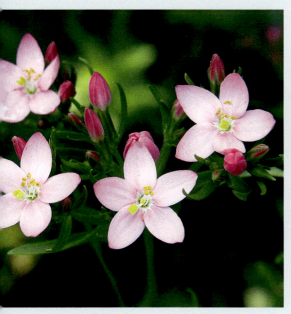 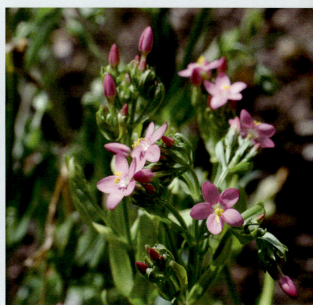

Element und Energetik

«*Das Tausendgüldenkraut ist warm und trocken, ...*»
Hildegard von Bingen, Physica, Cap. 1–125

«*Von vertrocknender Wirkung soll Centaurea minor sein.*»
Macer floridus, Vers 1715

Geschichte

Der Name *Centaurium* geht nach Plinius auf den sagenhaften Kentauren Chiron zurück, der mit dem Tausendgüldenkraut Wunden geheilt haben soll. Im Mittelalter wurde der Name mit den lateinischen Begriffen *centum*=hundert und *aureum*=Gold in Zusammenhang gebracht. Daraus ging der deutsche Name Tausend- (anstelle von Hundert-)Guldenkraut hervor.

Tollkirsche

Atropa bella-donna L.

Familie der Nachtschattengewächse
Solanaceae

Weitere Namen: Bollkraut, Chrottebeeri, Tollkraut, Tüfelsbeeri, Wolfskirsche

Droge: Tollkirschenblätter *Belladonnae folium*

Vorsicht: Alle Pflanzenteile sind stark giftig.

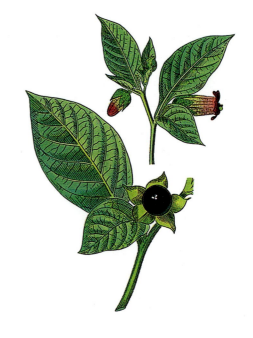

Beschreibung
Die Tollkirsche ist eine ausdauernde Staude mit dicker, verzweigter Wurzel, 50 bis 200 cm hoch. Die Laubblätter sind elliptisch zugespitzt, bis 20 cm lang, schwach behaart. Die Blüten haben eine glockige, aussen braunviolette, innen schmutzig braungelb und purpurn geaderte, etwa 2 cm lange Krone. Die Frucht ist eine etwa kirschgrosse, anfangs grüne, später violettschwarze Beere mit violettem Saft.

Blütezeit
Juni bis August.

Vorkommen
Zerstreut in Waldlichtungen und Kahlschlägen, vorzugsweise auf Kalk, seltener auf Kieselböden, in fast ganz Europa, in den Alpen bis 1600 m hoch steigend.

Verwendete Pflanzenteile
Wurzel, Blatt und blühendes Kraut. Einsammlung der Blätter erfolgt zur Blütezeit, der Wurzel im Herbst.

Wirkstoffe und Wirkung
Tollkirschenblatt, -kraut und -wurzel enthalten sehr stark wirkende Alkaloide, vor allem Hyoscyamin. In medizinisch gebräuchlichen Gaben werden unter anderem die Nerven des Magen-Darm-Kanals beruhigt, die Absonderungstätigkeit vieler Drüsen, z. B. der Speichel- und Schweissdrüsen herabgesetzt und die Pupillen erweitert. Hohe Dosen erzeugen zuerst starke Erregungszustände, später Atemlähmung und Tod. Die Frucht enthält dieselben Stoffe wie die Blätter und Wurzeln, doch mehr Atropin. Die ganze Pflanze ist sehr giftig!

Anwendung
Tollkirsche darf nur vom Arzt angewendet werden und dient u. a. zur Behandlung nervöser Diarrhöe und Verstopfungen, zur Bekämpfung des Nachtschweisses.
Tollkirsche *Belladonna* wird häufig in **homöopathischen** Zubereitungen angewendet.

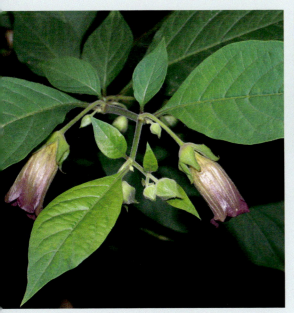 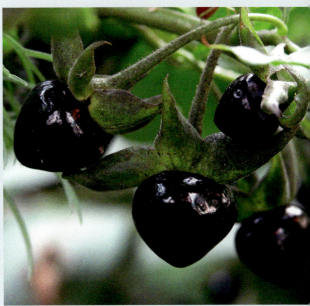

Geschichte

Die Tollkirsche ist eine der bekannten Hexen- und Zauberpflanzen. Sie ist Bestandteil der meisten Hexensalbenrezepte. Da mit Tollkirsche häufig tödlich verlaufende Vergiftungen auftraten, wurde oft das weniger giftige Bilsenkraut angewendet.

Element und Energetik

«Die Tollkirsche hat Kälte in sich.»

Hildegard von Bingen, Physica, Cap. 1–52

«Der Gattungsname leitet sich von Atropos (= die Grausame, die Unerbittliche) ab. Sie ist eine der drei Parzen oder Schicksalsgöttinnen, die über Leben und Tod bestimmen. Atropos ist diejenige, die den Faden des Lebens durchschneidet.»

Christian Rätsch, Enzyklopädie der psychoaktiven Pflanzen

Ulme

Ulmus minor MILL. Feld-Ulme

Ulmus glabra HUDS. Berg-Ulme

Familie der Ulmengewächse *Ulmaceae*

Droge: Ulmenrinde *Ulmi cortex*

«In Italien wurden die ‹männlichen› Ulmen in die Weinberge gepflanzt, damit sich die ‹weiblichen› Rebstöcke daran stützen konnten.»
Quelle unbekannt

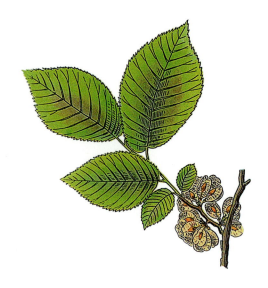

Beschreibung
Die beiden Arten ähneln einander stark. Bei der Feld-Ulme sind die jungen Zweige kahl und die Blätter etwas länger gestielt, bei der Berg-Ulme sind die jungen Zweige behaart und die Blätter kurz gestielt. Beide sind bis 40 m hohe Bäume mit dunkelgrauer, anfangs glatter, später längsrissiger Rinde. Blätter rau, breit-elliptisch bis verkehrt-eiförmig, am Grunde ungleichhälftig, am Rande einfach bis doppelt gesägt.

Vorkommen
Die Feld-Ulme ist einheimisch vom Mittelmeer bis zirka 50° Nord und steigt bis 1200 m ü. M. Die Berg-Ulme ist heimisch vom Mittelmeer bis zirka 62° Nord und steigt bis 1600 m ü. M. Beide Arten sind durch forstwirtschaftliche Massnahmen weit verbreitet.

Verwendete Pflanzenteile
Die getrocknete Rinde. Von der älteren Rinde mit rissiger Borke wird Letztere besser entfernt, da sie fast keine Wirkstoffe enthält. Die Rinde wird am besten im Frühjahr, unmittelbar vor dem Austreiben, gesammelt und an der Sonne oder rasch am Schatten getrocknet.

Wirkstoffe und Wirkung
Ulmenrinde enthält viel Schleim und Gerbstoff. Sie wirkt zusammenziehend und entzündungswidrig auf Schleimhäute (Gerbstoffwirkung) und zugleich einhüllend und vor äusseren Reizwirkungen schützend (Schleimwirkung).

Anwendung
Tee: Der Tee wird gelegentlich noch in der **Volksheilkunde** angewendet, innerlich bei Durchfall, äusserlich zum Baden schlecht heilender Wunden, bei Hämorrhoiden und zum Spülen der Entzündungen des Mund- und Rachenraumes. Zur inneren Einnahme eine handvoll fein geschnittene oder besser grob gepulverte Rinde mit 1 Liter Wasser kurz aufkochen lassen, für Bäder 30 bis 100 g Rinde auf 1 Liter Wasser geben.

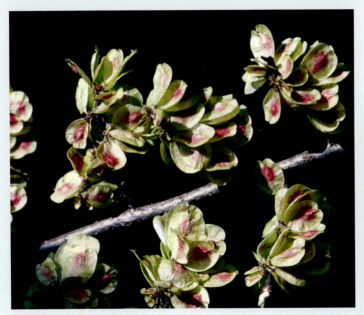
Feld-Ulme *Ulmus minor* MILL.

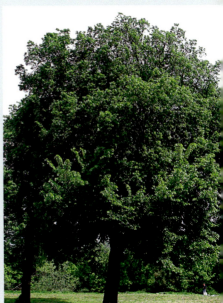
Feld-Ulme *Ulmus minor* MILL.

Geschichte

Die Ulmenrinde und -blätter sind seit der Antike als Heilmittel bekannt (Wunden, Knochenbrüche, Gicht u.a.), doch heute ziemlich in Vergessenheit geraten. Bei den Griechen galt die Ulme als Symbol der Trauer. Die germanische Mythologie sieht in Ulme und Esche die «Stammbäume» der Menschheit. Aus der Ulme soll der Mann, aus der Esche die Frau geschaffen worden sein.

Element und Energetik

«Die Ulme hat sommerliche Wärme, weil sie weder sehr warm noch sehr kalt ist, sondern richtig gemischt.»

Hildegard von Bingen, Physica, Cap. 3–47

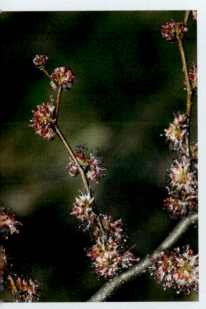
Feld-Ulme *Ulmus minor* MILL.

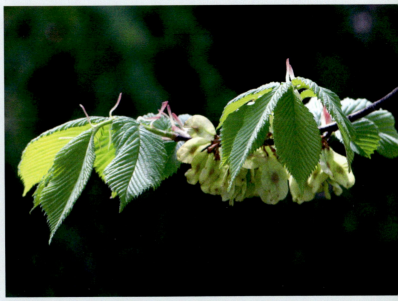
Berg-Ulme *Ulmus glabra* HUDS.

Wald

Wurmfarn

Dryopteris filix-mas [L.] Schott Echter Wurmfarn

Familie der Tüpfelfarngewächse *Aspidiaceae*

Weitere Namen: Bandwurmwurzel, Geissleitere

Droge: Farnwurzel *Filicis rhizoma*

Vorsicht: Wurzelstock, Blattstiele und vor allem junge Blätter sind giftig.

«Aber der Farnsaft ist zur Weisheit gesetzt, und in der Würde der Natur dient er zur Bezeichnung des Guten und der Heiligkeit.»
Hildegard von Bingen, Physica, Cap. 1–47

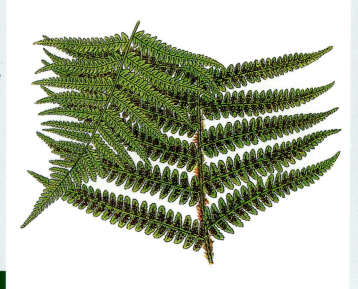

Beschreibung
Die grünen Farnwedel prägen das Bild vieler Wälder. Im geheimnisvollen Dunkel wachsen die Farne, die nicht blühen, sondern nur auf den Blattunterseiten Sporen tragen.
Der schwarzbraune Wurzelstock ist umgeben von den ausdauernden untersten Teilen der Blattstiele früherer Jahre und bildet mit diesen zusammen oft armdicke, 20 bis 50 cm lange Walzen. Die trichterartig angeordneten, 40 bis 140 cm langen Blätter haben einen derben, unten schuppig behaarten Stiel und eine zentrale Rippe mit wechselständigen, nach oben sich verjüngenden Fiedern. Diese sind nochmals gefiedert, und die kleinsten Abschnitte sind rundlich, nicht fein zugespitzt (im Unterschied zu anderen, ähnlichen, aber unwirksamen Farnarten); im Sommer und Herbst tragen sie unterseits die zuerst weisslich grünen, später braunen, runden Sporenhäufchen. Der Geschmack des Wurzelstockes ist süsslich und herb.

Vorkommen
Wurmfarn ist fast über die ganze Erde verbreitet und in der Schweiz überall anzutreffen, besonders in der Bergwaldregion, im Buchenwald und an Nordhängen.

Garten
Farne bevorzugen schattige, feuchte Stellen mit grosser Luftfeuchtigkeit. Sie eignen sich besonders für schattige Gärten, im Unterholz von Bäumen und für Nordseiten.

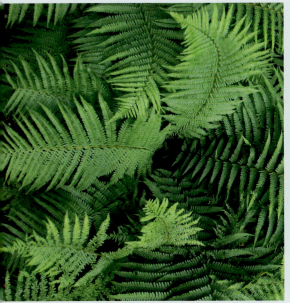
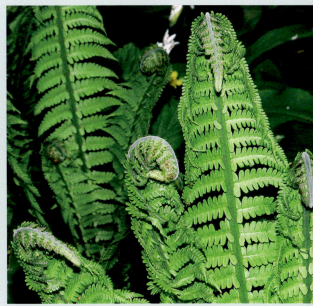

Verwendete Pflanzenteile
Der getrocknete Wurzelstock mit den Stielresten. Einsammlung im Herbst.

Wirkstoffe und Wirkung
Der Wurmfarn enthält bandwurmtreibende Stoffe (Phloroglucinderivate), wenig ätherisches Öl, Gerbstoff. Wurmfarn ist giftig und kann bei Überdosierung zu Krämpfen und Sehstörungen führen. Die braunen Sporen des Wurmfarns können über die Atemwege Allergien hervorrufen.

Anwendung
Vor allem als Extrakt. Wegen ihrer Giftigkeit dürfen Wurmfarn und daraus zubereitete Präparate nur unter **ärztlicher** Kontrolle genommen werden. Heute kennt man risikoarme, besser verträgliche und wirksame Alternativen.

Geschichte
Farne galten seit alters als geheimnisvolle Pflanzen, die auch im Zusammenhang mit Zauberei stehen. Es wurde erst mithilfe des Mikroskops möglich, die Sporen der Farne und damit ihre Vermehrungsweise sichtbar zu machen. Vorher standen die Farne im Ruf, nur in einer Nacht des Jahres (der Johannisnacht am 24. Juni) zu blühen und ihre Samen um Mitternacht zu streuen. Es galt als ausserordentliches Glück, wenn man in den Besitz dieser Samen gelangte. Die Farnsamen sollten den glücklichen Besitzer bei Bedarf unsichtbar machen. Farnwedel können Fäulnisprozesse verzögern. Deshalb wurden früher Obst oder Käse zur Lagerung oft in Farnwedel eingeschlagen.

Element und Energetik
«Der Farn ist sehr warm und trocken, und er hat etwas Saft in sich … Und er hat gewisse Kräfte, die der Kraft der Sonne gleichen, denn wie die Sonne das Dunkle erhellt, so treibt er die Fantasien in die Flucht, und daher verschmähen ihn die bösen Geister.»

Hildegard von Bingen, Physica, Cap. 1–47

Feuchtgebiete

Auf Riedwiesen, in Röhrichten, Mooren oder Flussauen gedeihen spezielle Sumpf- und Wasserpflanzen, deren Lebenszyklus eng an das Wasser gebunden ist. Wasserpflanzen verbringen den grössten Teil ihres Lebens im Wasser, das heisst sie stehen im oder direkt am Wasser. Sumpfpflanzen wie Blutweiderich, Gnadenkraut und Geissbart gedeihen in nassen oder wechselnassen Pflanzengesellschaften. Moorpflanzen wie zum Beispiel der Sonnentau benötigen zusätzlich ganz spezielle Nährstoffbedingungen. Der Boden einiger Feuchtgebiete ist zu nass, als dass Wald aufkommen könnte, so etwa die Seeufer. Andere Feuchtgebiete werden durch die Bewirtschaftung (früher zur Streugewinnung) waldfrei gehalten.
Der grösste Teil der einheimischen Feuchtgebiete – Moore, Riedwiesen, Auengebiete und Gletschervorfelder – ist im Laufe der letzten hundertfünfzig Jahre verschwunden, übrig geblieben sind lediglich Fragmente. Bautätigkeit, landwirtschaftliche Meliorationen, intensive Erholungsaktivitäten sind nur einige Gründe für das Verschwinden der Feuchtgebiete. Viele der übrig gebliebenen Fragmente sind heute unter Schutz gestellt – als kleinflächige Naturschutzgebiete oder als grössere Moor- und Auenlandschaften. In diesen Gebieten ist jegliches Sammeln von Pflanzen untersagt, oder es gelten ganz bestimmte Schutzbestimmungen. Auch typische Heilpflanzen der Feuchtgebiete sind stark gefährdet und daher geschützt, so etwa der Sonnentau oder der Fieberklee.
Birken, Weiden, Sanddorn und Faulbaum sind nicht eigentlich Sumpfpflanzen, sie bevorzugen jedoch ebenfalls feuchte Standorte und kommen oft im Übergang von offenen Feuchtgebieten zu Wäldern vor.

Bäume und Sträucher	Stauden und Kräuter
Birke	Blutweiderich
Faulbaum	Eibisch
Sanddorn	Engelwurz
Weide	Fieberklee
	Gnadenkraut
	Moor-Geissbart
	Schlangenknöterich
	Sonnentau
	Wasserpfeffer

● Feuchtgebiete

Birke

Betula pendula Roth Hänge-Birke

Betula pubescens Ehrh. Moor-Birke

Familie der Birkengewächse *Betulaceae*

Andere Namen: Warzenbirke, Harzbirke *(Betula pendula)*, Flaumbirke *(Betula pubescens)*

Droge: Birkenblätter *Betulae folium*

«Die Birke ist das Symbol des glücklichen Neubeginns, des Frühlings, des Lichtes, einer Liebe.»
Volksmund

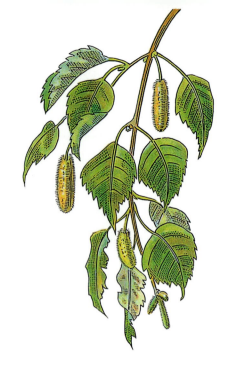

Beschreibung
Die Birke ist eine ausgesprochene Lichtbaumart, sehr frostresistent und damit in der Lage, bis weit in den Norden eisfreie Flächen zu besiedeln.
Die Hänge-Birke bildet schlanke, bis 30 m hohe Bäume, deren Rinde anfangs schneeweiss ist, aber bald stellenweise schwarze Borke bildet. Die Zweige hängen oft über und führen in jungem Zustande zahlreiche sich harzig anfühlende, winzig kleine Drüsenschuppen. Sie sind unbehaart. Die Blätter sind dreieckig rhombisch, mit wenig abgerundeten Seitenecken (im Unterschied zur **Moor-Birke**), 4 bis 7 cm lang, mit grob gesägtem Rand. Der Geschmack des Blattes ist schwach aromatisch und leicht bitter.
Die Moor-Birke hat im Gegensatz zur Hänge-Birke drüsenlose, behaarte junge Zweige.

Vorkommen
In ganz Mitteleuropa verbreitet an trockenen Stellen, auf trockenen Mooren, Geröllfeldern, an felsigen Hängen usw., bis 2000 m hoch steigend.

Verwendete Pflanzenteile
Das getrocknete, junge Blatt beider Birkenarten. Einsammlung der Blätter muss im Vorsommer, spätestens zwei Monate nach deren Austreiben erfolgen. Trocknung am Schatten bei nicht über 40 °C.

Wirkstoffe und Wirkung
Flavonoide. Birkenblätter wirken beim Menschen mit ungenügender Harnausscheidung harntreibend, ohne die Nierengewebe stark zu reizen. Die Birkenblätter haben auch eine entzündungshemmende Wirkung.

Anwendung
Tee: 1 bis 2 Esslöffel geschnittene Blätter mit ½ Liter kochendem Wasser übergiessen und ziehen lassen, bei ungenügender Harnausscheidung, vor allem bei Entzündungen der Harnwege; ferner bei Rheumatismus und Gicht.
Volksheilkunde: Die Birke ist der Baum für eine Frühjahrskur (Tee, Saft, Sirup).
Der frische **Birkensaft,** der vor dem Blattaustrieb gewonnen wird, hat ähnliche Wirkung wie der Tee.

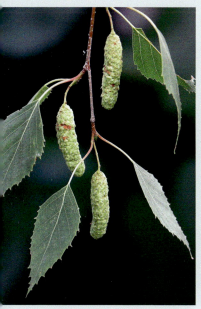
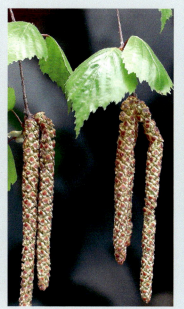

Hänge-Birke *Betula pendula* ROTH

Moor-Birke *Betula pubescens* EHRH.

Geschichte

Im Norden gilt die Birke als eigentlicher Lebensbaum. Wenn die Birkenblätter sich wieder zeigen, dann ist der Bann des Winters gebrochen. Die Birke war der Frühlingsgöttin geweiht.
Aufgrund ihrer Gestalt wurde die Birke mit Freude, Glück, Jugend, Leichtigkeit und Heiterkeit in Verbindung gebracht.

Element und Energetik

«*Die Birke ist mehr warm als kalt und bezeichnet das Glück.*»
Hildegard von Bingen, Physica 3–32

«*Die Rinde an den Bircken erweichet unnd zertheilet.*»
Jacobus Theodorus Tabernaemontanus, Kreuterbuch (1625)

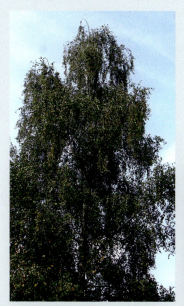
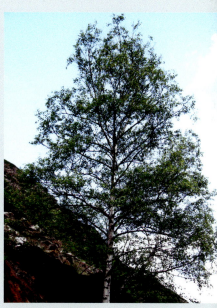

Hänge-Birke *Betula pendula* ROTH

Moor-Birke *Betula pubescens* EHRH.

Blutweiderich

Lythrum salicaria L.

Familie der Weiderichgewächse
Lythraceae

Weitere Namen: Ährenweiderich, roter Weiderich, stolzer Heinrich

Droge: Blutweiderich-Kraut *Salicariae herba*

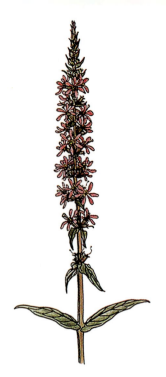

Beschreibung
Der Blutweiderich ist ein 30 cm bis 2 m hohes Kraut mit holzigem Wurzelstock und aufrechtem Stängel, der sich im oberen Teil meistens verzweigt. Die Blätter sind sitzend, lanzettlich, bis 10 cm lang, drei- bis sechsmal so lang wie breit und am Grunde abgerundet oder herzförmig. Die untersten Blätter sind sehr kurz, nur bis 3 cm lang. Die endständigen, in verlängerter Ähre quirlig angeordneten Blüten sind meistens dunkelrot, selten rosa oder weiss. Sie haben sechs Kronblätter und zwölf Staubblätter, die in zwei Kreisen stehen.

Blütezeit
Juli bis September.

Vorkommen
Der Blutweiderich ist sehr verbreitet und bevorzugt feuchte bis nasse, zeitweise überschwemmte Standorte, wie Wiesen, Gräben und Flachmoore.

Verwendete Pflanzenteile
Das getrocknete, blühende Kraut. Das Blutweiderich-Kraut wird zur Blütezeit eingesammelt.

Wirkstoffe und Wirkung
Der Blutweiderich enthält vor allem Gerbstoffe. Er wirkt stopfend und blutstillend.

Anwendung
Volksheilkunde: Blutweiderich wird als **Tee** innerlich angewendet bei Durchfällen (1 Teelöffel mit 1 Tasse kochendem Wasser übergiessen und ziehen lassen).
Auch äusserlich wird der Tee als Blutstillungsmittel gebraucht.

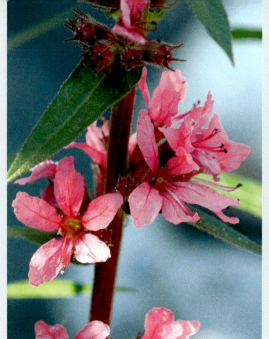
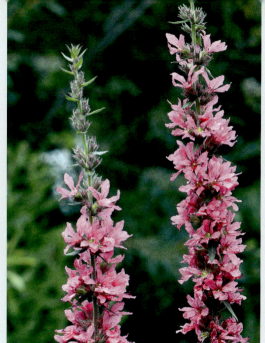

Geschichte
Seit der Antike geniesst der Blutweiderich einen guten Ruf als wertvolles Mittel bei Durchfallerkrankungen. Während Ruhr- und Typhusepidemien soll er gute Dienste geleistet haben.

Feuchtgebiete

Eibisch

Althaea officinalis L. Echter Eibisch

Familie der Malvengewächse *Malvaceae*

Weitere Namen: Alter Thee, Althee, Heilwurz, Hübsche, Ibsche, Weisswurzel

Droge: Eibischwurzel *Althaeae radix,* Eibischblätter *Althaeae folium*

«*Althaia heisst sie, weil sie viele Krankheiten heilt und eine vielfache Verwendung findet.*»
Dioskurides, De materia medica

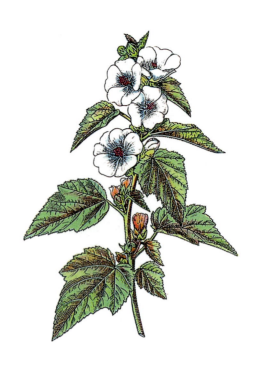

Beschreibung
Ausdauernde 70 cm bis 2 m hohe, filzig behaarte Pflanze. Die Wurzel ist hellgelblich gefärbt. Der Stängel ist aufrecht, weichhaarig. Die Blätter sind ebenfalls weichhaarig, filzig, die unteren tiefer, die oberen weniger tief drei- bis fünflappig geteilt, kurz gestielt. Die Blüten haben fünf weisse bis rosarote, am Grunde meist violette, verkehrt-herzförmige Kronblätter und viele Staubgefässe, die dunkelviolette bis purpurrote Staubbeutel tragen.

Vorkommen
Ursprünglich vor allem auf salzhaltigen Böden in Osteuropa, seit Langem auch in Mitteleuropa vereinzelt auf Ödplätzen und an feuchten Standorten. Der Eibisch wird gelegentlich wie die nahe verwandte Stockrose als Zierpflanze im Garten gezogen.

Garten
Anbau durch Auspflanzen der Wurzelsprosse, die bei der Ernte abgetrennt und im Frühjahr auf 50×40 cm versetzt werden, in tiefgründigen, etwas sandigen Böden. Seltener findet Anzucht aus Samen statt. Ernte im Spätherbst. Eibischwurzel wird fast nur noch geschält verwendet.

Verwendete Pflanzenteile
Wurzel, Blatt und Blüte.

Wirkstoffe und Wirkung
Schleime. Auszüge aus Eibischwurzel wirken reizmildernd auf die Schleimhäute und verdecken den schlechten Geschmack von manchen Arzneimitteln; beruhigend bei Reizhusten; hustenlösende Wirkung eher schwach.

Anwendung
Der wässerige Auszug als Hustenmittel (2 Kaffeelöffel fein geschnittene oder grob gepulverte Wurzel mit ½ Liter Wasser kalt ansetzen und ½ Stunde [kalt!] ziehen lassen). Für Kinder ist der Eibischsirup zu empfehlen.

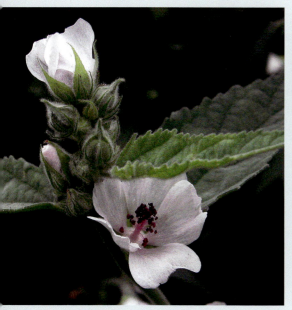 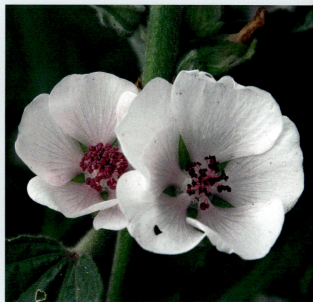

Geschichte
Der Eibisch ist seit der Antike bis heute eine in der Volksheilkunde viel gelobte Heilpflanze.

Element und Energetik
«Der Eibisch ist warm und trocken, und ist gut gegen Fieber.»

Hildegard von Bingen, Physica, Cap. 1–141

• Feuchtgebiete

Engelwurz

Angelica archangelica L. Echte Engelwurz

Familie der Doldenblütler *Apiaceae*

Weitere Namen: Angelika, Angulken, Brustwurz, Engelkraut, Erzengelwurz

Droge: Angelikawurzel *Angelicae radix*

«Engelwurz steht stattlich, kräftig und doch edel gewachsen vor dem Beschauer; einer der vollkommensten Repräsentanten der grossen Familie der Doldengewächse.»
Wilhelm Pelikan, Heilpflanzenkunde

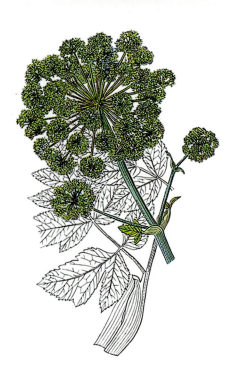

Beschreibung
Engelwurz ist eine zwei- bis vierjährige Pflanze und treibt zunächst nur eine mächtige Blattrosette. Im zweiten, seltener im dritten oder vierten Jahr blüht und fruchtet die Pflanze und stirbt dann ab. Der Wurzelstock wird nur wenige Zentimeter lang, jedoch oft fast armdick. Im Wildstand bildet die Engelwurz nur wenige, rübenartige Wurzeln, während sie in Kultur unter dem Wurzelstock zahlreiche zentimeterdicke Wurzeln entwickelt. Die Grundblätter sind bis 90 cm gross, von dreieckigem Umriss und dreifach fiederschnittig, mit 4 bis 8 cm grossen, grob gezähnten Abschnitten. Dem Stängel entlang werden die Blätter immer kürzer und einfacher. Die oberen Blattscheiden sind sackförmig aufgeblasen – ein sicheres Erkennungsmerkmal. Der bis 6 cm dicke und bis über 2 m hohe Stängel ist fein gerillt und hohl; er ist spärlich beblättert und trägt einige grosse, kugelige Dolden mit weissen bis grünlichen Blüten. Die ganze Pflanze riecht aromatisch würzig, von den Wurzeln, über Stängel, Blätter und Blüten bis zu den Früchten.

Weitere Engelwurz-Arten
Die kleine Schwester der Echten Engelwurz ist die in Mitteleuropa heimische **Wald-Engelwurz** *Angelica sylvestris*. Sie ist der Echten Engelwurz sehr ähnlich, jedoch kleiner von Gestalt, bis 150 cm hoch und mit zweifach gefiederten bis 60 cm grossen Grundblättern. Die Wald-Engelwurz ist an feuchten Waldstellen und in Hochstaudenfluren stellenweise häufig. Sie enthält ähnliche Inhaltsstoffe, wird jedoch selbst in der Volksheilkunde kaum noch verwendet.

Blütezeit
Juni bis Juli.

Vorkommen
Engelwurz stammt aus Nordeuropa und kommt gelegentlich in Mitteleuropa entlang von Flussläufen verwildert vor.

Garten
Der Anbau erfolgt in nördlicheren Gebieten meistens durch Herbstaussaat ins Saatbeet in etwa 30 cm entfernte Reihen. Die Samen benötigen zur Keimung eine ausgedehnte Kälteperiode. Im ersten Sommer belässt man die Pflanzen im Saatbeet und verpflanzt sie im September in ein tiefgründiges, nicht zu trockenes und nicht frisch gedüngtes, nährstoffreiches Feld auf 50 bis 60 cm Entfernung. Damit die Engelwurz gross und stattlich wächst, braucht sie eine hohe Luftfeuchtigkeit (z. B. entlang von Fliessgewässern).

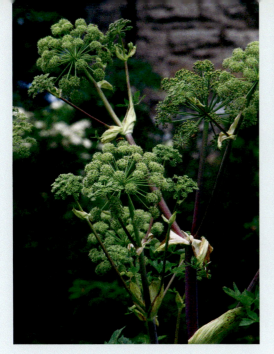
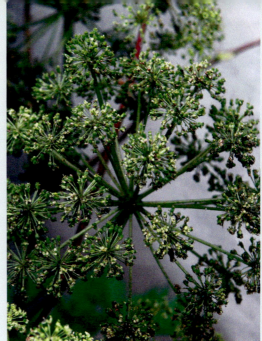

Verwendete Pflanzenteile
Die getrockneten Wurzeln und der Wurzelstock, seltener auch die jungen Stängel und die Frucht. Geerntet wird, bevor die Pflanze geblüht hat, im zweiten Spätherbst nach der Aussaat. Trocknung ist am Schatten und an der Sonne möglich.

Wirkstoffe und Wirkung
Wesentlicher Wirkstoff ist das ätherische Öl, daneben Cumarinverbindungen und Bitterstoffe. Engelwurz wirkt vor allem anregend auf die Magensaftdrüsen und beruhigend auf erregte Darmmuskeln.

Anwendung
Tee: Vor allem als appetitanregendes Mittel. 1 Teelöffel kleingeschnittene Wurzel mit 1 Tasse kaltem Wasser aufsetzen und zum Kochen bringen, 2 Minuten ziehen lassen und abgiessen. 2 bis 3 Tassen täglich trinken.
Küche: Engelwurz ist ein wesentlicher Bestandteil vieler Liköre, wie *Chartreuse* und *Bénédictine*.
Vorsicht: Bei Engelwurz-Anwendungen intensives Sonnenbaden und UV-Strahlung meiden, da die Lichtempfindlichkeit der Haut herabgesetzt wird und Allergien auftreten können.

Geschichte
Engelwurz ist eine der wenigen Heilpflanzen, die aus dem hohen Norden (Island, Grönland, Skandinavien) stammt und nicht aus dem Mittelmeergebiet. Sie war den antiken Ärzten deshalb auch als Heilpflanze nicht bekannt. Ihren Höhepunkt erlebte die Engelwurz im Mittelalter, als man sie zusammen mit Bibernell, Enzian, Wacholderbeeren und Blutwurz zu den Pflanzen zählte, die vor der Pest schützen konnten.

Element und Energetik
«*Die Angelica/sonderlich aber die zame/hat eine Krafft unnd Wirckung zu wärmen/zu eröffnen und zu trucknen/ und ist warm im dritten/ und trucken im zweyten Grad.*»
Jacobus Theodorus Tabernaemontanus, Kreuterbuch (1625)

• Feuchtgebiete

Faulbaum

Frangula alnus MILL.

Familie der Kreuzdorngewächse
Rhamnaceae

Weitere Namen: Chrottebeeri, Chrotteholz, Faulbeere, Pfyfeholz, Pulverholz, Schwarzhasel

Droge: Faulbaumrinde *Frangulae cortex*

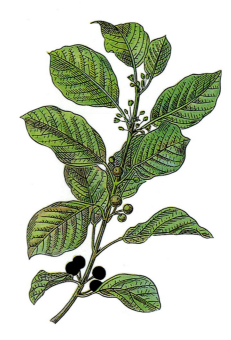

Beschreibung
Der Faulbaum ist ein 1 bis 4 m hoher Strauch mit meist geraden, glatten Ästen und lockerer Verzweigung. Die Rinde ist aussen schwarzgrau, mit vielen weissen, kurzen Rissen übersät und innen in frischem Zustande gelb, später braun. Die locker stehenden, ovalen Blätter sind derb, meist ganzrandig, oberseits glänzend und haben sechs bis zehn deutlich sichtbare Seitennerven. Die unscheinbaren, grünlich weissen, kleinen Blüten sitzen in Büscheln zu zwei bis acht in den Blattachseln auf kurzen Stielen. Die Früchte sind knapp erbsengrosse, schwarzblaue Beeren.

Vorkommen
Auf sumpfigen, waldigen, seltener auch auf trockenen Böden, an Waldrändern und in lichten Gehölzen, in ganz Mitteleuropa verbreitet bis 1400 m ü. M.

Verwendete Pflanzenteile
Die getrocknete Rinde von geschnittenen Ästen. Einsammlung am besten im April bis Mai. Trocknung rasch, auch an der Sonne möglich.

Wirkstoffe und Wirkung
Anthrachinonderivate, die vor allem auf den Dickdarm abführend wirken.

Anwendung
Als pharmazeutische Spezialität (Fluidextrakt, Sirup) erhältlich in Apotheken und Drogerien, eventuell in Form von Tee als Abführmittel. Einnahme gemäss Patienteninformation, nicht während längerer Zeit und nur bei Bedarf.

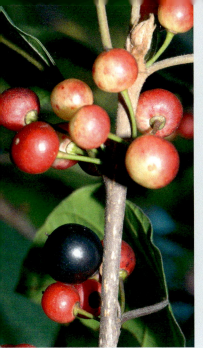
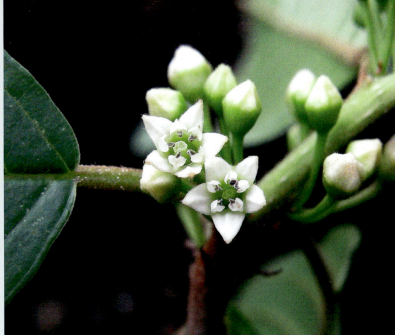

Geschichte
Der Faulbaum trägt seinen Namen aufgrund des fauligen Geruchs, der von Rinde und Holz ausgeht.

Element und Energetik
«Der Faulbaum hat weder rechte Wärme noch rechte Kälte.»

Hildegard von Bingen, Physica, Cap. 3–38

Feuchtgebiete

Fieberklee

Menyanthes trifoliata L.

Familie der Bitterkleegewächse
Menyanthaceae

Weitere Namen: Bachgläsli, Biberklee, Bitterklee, Hasenohr

Droge: Fieberkleeblätter, Bitterkleeblätter
Trifolii fibrini folium, Menyanthis folium

Naturschutz: Der Fieberklee ist in vielen Regionen geschützt und gehört zu den gefährdeten Arten.

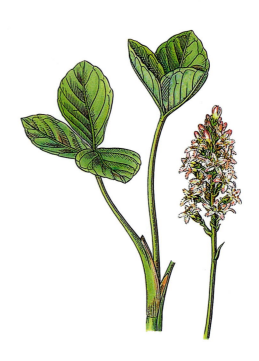

Beschreibung
Beim Fieberklee erinnern die dreizähligen Blätter in der Form an Wiesenkleeblätter. Die auffallende weisse Blütentraube zeigt jedoch, dass der Fieberklee nicht mit dem Wiesenklee verwandt sein kann, sondern den Enziangewächsen nahesteht. Fieberklee ist eine ausdauernde Staude, die einen dicken, kriechenden Wurzelstock besitzt, aus dem die bis 30 cm hohen Blühstängel und die Blätter entspringen. Die lang gestielten Blätter sind dreizählig, und die einzelnen Fiederblättchen sind verkehrt-eiförmig, mit entfernt gebuchtetem bis stumpf gesägtem Rande und auffällig breitem Mittelnerv. Die Blüten stehen in einer endständigen, dichten, pyramidenförmigen Traube. Sie sind weiss bis rosarot, mit fünf Kronblattzipfeln, die dicht mit feinen, langen Haaren bedeckt sind.

Blütezeit
April bis Mai.

Vorkommen
Fieberklee wächst nur in Sümpfen und an sumpfigen Teich- und Seeufern, am liebsten dort, wo der Wurzelstock im Wasser liegt. Er ist eine typische Hochmoorpflanze und kommt von der Ebene bis gegen 2000 m hoch vor.

Verwendete Pflanzenteile
Das getrocknete Fiederblättchen. Einsammlung der Blätter im Mai bis Juli. Trocknung am Schatten oder an der Sonne möglich.

Wirkstoffe und Wirkung
Das Fieberkleeblatt enthält Bitterstoffe (Secoiridoide). Fieberklee wirkt anregend auf die Verdauungsdrüsen, insbesondere auf die Magensaftdrüsen. Die fieberwidrige Wirkung, die ihm nachgesagt wird, kann aufgrund der Inhaltsstoffe nicht erklärt werden.

Anwendung
Von der Anwendung her trifft der Name Bitterklee besser zu als Fieberklee.
Tee: 2 bis 3 Esslöffel geschnittene Droge mit ½ Liter Wasser kalt aufsetzen, bis zum Sieden erhitzen und ziehen lassen. Das Dekokt wird bei Magenbeschwerden, insbesondere bei Appetitlosigkeit und ungenügender Verdauung gegeben. Bitterklee ist im Vergleich zu Tausendgüldenkraut, Enzianwurzel und Wermut eine milde Bitterpflanze.
Es werden auch **homöopathische** Zubereitungen aus Fieberklee angewendet.

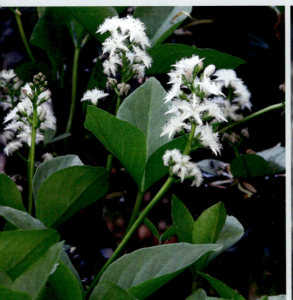
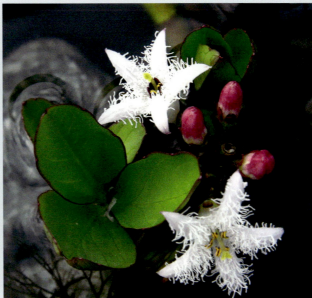

Geschichte

Fieberklee ist eine zirkumpolare Pflanze, das heisst, sie ist in den Mittelmeerländern nicht vertreten und wird im Arzneischatz der Antike auch nicht erwähnt.

«Vom Mai bis Juni ersteht da eine wunderschöne, schneeweisse Blüte, ähnlich den Orchideen. Eine der feinsten in unserer ganzen Pflanzenwelt.»
Pfr. Joh. Künzle

• Feuchtgebiete

Gnadenkraut

Gratiola officinalis L.

Familie der Rachenblütler
Scrophulariaceae

Weitere Namen: Gottesgnadenkraut, Gichtkraut, Laxierkraut, Purgierkraut

Droge: Gottesgnadenkraut *Gratiola herba*

Vorsicht: Alle Pflanzenteile sind stark giftig.

Naturschutz: Das Gnadenkraut ist in einzelnen Regionen geschützt.

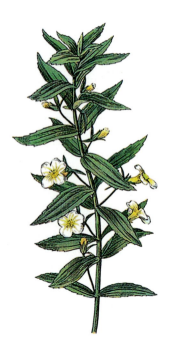

Beschreibung
Gnadenkraut bildet ausdauernde Stauden mit einem kriechenden, weissen, dünnen Wurzelstock und 15 bis 35 cm hohen, oberirdischen, wenig verzweigten oder unverzweigten Stängeln, die im oberen Teil oft vierkantig sind. Die Blätter sind kreuzgegenständig, ungestielt, sattgrün, unbehaart, klein und von lanzettlicher Form, mit wenigen Randzähnen in der oberen Hälfte. Die etwa 1,5 cm langen Blüten sitzen auf kurzen Stielen in den Blattachseln und haben eine ansehnliche, gelblich weisse, unten röhrige Krone.

Blütezeit
Juli bis August.

Vorkommen
Gnadenkraut wächst auf Sumpfwiesen, besonders in wärmeren Gebieten (zum Beispiel im Tessin).

Verwendete Pflanzenteile
Das blühende, getrocknete Kraut. Ernte zur Blütezeit, Trocknung möglichst rasch bei zirka 60 °C.

Wirkstoffe und Wirkung
Alle Organe der Pflanze, besonders die Blätter, enthalten stark wirkende Stoffe, vor allem Cucurbitacine, die stark abführend wirken und die Harnabsonderung anregen. Grosse Mengen sind giftig, bereits bei therapeutischen Dosen können schwere Nebenwirkungen auftreten.

Anwendung
Gnadenkraut wurde früher vor allem als kräftiges Abführmittel sowie als harntreibendes Mittel bei Gicht verwendet (ausschliesslich durch den Arzt wegen seiner Giftigkeit!).
Heute wird Gnadenkraut *Gratiola* nur noch in der **Homöopathie** angewendet.

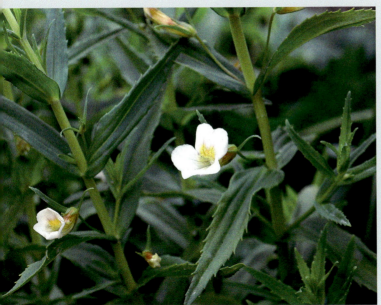
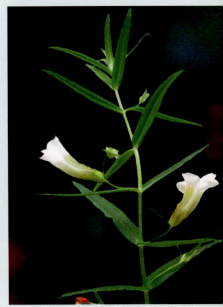

Geschichte

Der Name Purgierkraut kommt von der stark abführenden Wirkung, vor der bereits in den älteren Kräuterbüchern gewarnt wird. In der Antike scheint die Pflanze nicht angewendet worden zu sein, sie wird erst seit der Renaissance in den Kräuterbüchern sicher erwähnt.

● Feuchtgebiete

Moor-Geissbart

Filipendula ulmaria (L.) Maxim.

Familie der Rosengewächse *Rosaceae*

Weitere Namen: Wiesen-Geissbart, Spierstaude, Echtes Mädesüss, Rüsterstaud, Bocksbart, Imbelichrut, Beielichrut, Geissleitere

Droge: Mädesüssblüten *Spireae flos*

«Wiesen-Geissbart – Blüte gewordenes Sommerwölckchen.»
Jürg Reinhard

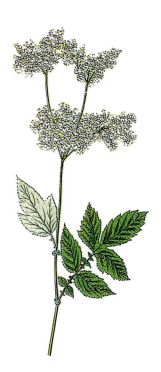

Beschreibung
Der Moor-Geissbart ist eine ausdauernde Staude, die einen kräftigen Wurzelstock treibt. Die Laubblätter sind unterbrochen gefiedert, d. h., grössere Fiederblättchen wechseln oft mit kleineren an der Blattspindel ab. Die Fiederblättchen haben eine sehr ausgeprägte fiederige Nervatur und sind oft oben etwas rot überlaufen und unterseits silbrig behaart. Die Stängel werden bis über 1 m hoch und sind oft auch rötlich überlaufen. Die Blüten sind klein, weiss, mit fünf Kelch- und fünf Kronblättern und vielen Staubgefässen und stehen in trugdoldigen Blütenständen.
Die grosse Verwandte des Moor-Geissbarts, der **Wald-Geissbart** *Aruncus dioicus* und die Gartenformen der Spireen werden nicht medizinisch verwendet.

Blütezeit
Juni bis August.

Vorkommen
Moor-Geissbart ist in Mitteleuropa in der Ebene und in der voralpinen Stufe häufig in Gräben, auf moorigen Wiesen und an Bachufern.

Garten
Der Moor-Geissbart bevorzugt feuchte, nährstoffreiche Standorte.

Verwendete Pflanzenteile
Die getrockneten Blüten, das getrocknete ganze Kraut, selten auch der getrocknete Wurzelstock und die Wurzeln. Einsammlung der Blüten, sobald sie ganz aufgeblüht sind. Die Einzelblütchen werden von Hand oder mit Kämmen von den Stielen abgestreift und am Schatten getrocknet bei nicht über 40 °C.

Wirkstoffe und Wirkung
Moor-Geissbart enthält Salicylverbindungen, Flavonoide und wenig ätherisches Öl. Den höchsten Gehalt an Salicylverbindungen erreichen die Blüten. In der Wurzel kommt neben Salicylverbindungen auch Gerbstoff vor, der stopfend wirkt. Die Blüte wirkt fieberhemmend, schweiss- und harntreibend.

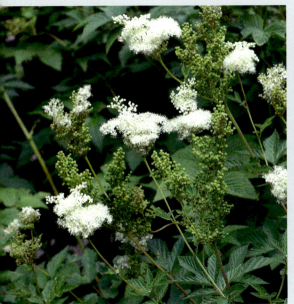
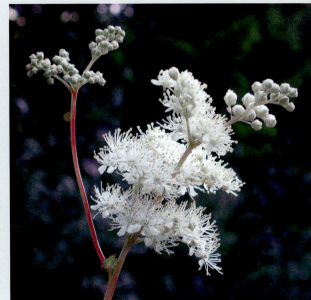

Anwendung

Moor-Geissbart wird vor allem als Tee bei fiebrigen Erkrankungen eingesetzt, z. B. bei Erkältung, Grippe, ferner in der **Volksheilkunde** bei Rheumatismus und Wasserstauungen.

Tee: 1 Teelöffel Kraut oder ½ Teelöffel Blüten mit 1 Tasse heissem Wasser übergiessen und 7 Minuten ziehen lassen. Mehrmals täglich eine Tasse Tee trinken, möglichst heiss und bei beginnender Erkältung mit Honig gesüsst.

Rezept

Erkältungs-Tee: 1 Teil Holunderblüten, 1 Teil Moor-Geissbart-Blüten, 1 Teil Lindenblüten (klein geschnitten). 1 Teelöffel Pflanzenteile mit 1 Tasse heissem Wasser übergiessen und 5 Minuten ziehen lassen. Den Tee mit Zitronensaft abschmecken und mit Honig süssen, möglichst warm trinken.

Geschichte

Vom lateinischen Namen *Spiraea,* den die Pflanze früher getragen hat, wurde der Name für eines der bekanntesten Schmerzmittel (Aspirin®) abgeleitet. Der Wirkstoff (Acetylsalicylsäure) ist ähnlich dem Salicylsäuremethylester in den Moor-Geissbart-Blüten. Er kommt in der Natur jedoch nicht vor.

Element und Energetik

«Die drey ersten Geschlecht der Filipendelwurtz/sind warmer und truckener Natur/eröffnen und abstergieren mit einer ziemlichen Astriction»

Jacobus Theodorus Tabernaemontanus, Kreuterbuch (1625)

● Feuchtgebiete

Sanddorn

Hippophaë rhamnoides L.

Familie der Ölweidengewächse
Elaeagnaceae

Weitere Namen: Stranddorn, Seedorn, Weidendorn, Ölweide

Droge: Sanddornfrüchte *Hippophaë rhamnoides fructus*

«Sanddorn, der ein Nichts vom Boden, ein Maximum aus der Welt des Lichts beansprucht.»
Wilhelm Pelikan

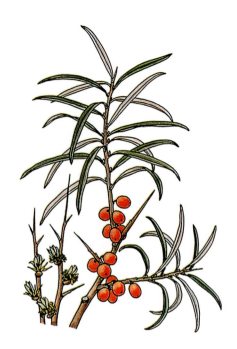

Beschreibung
Der Sanddorn ist ein zweihäusiger, dorniger, weidenähnlich aussehender, vielästiger, Wurzelbrut treibender Strauch von 1 bis 3,5 m Höhe; selten ist der Sanddorn ein aufrechter Baum, der 10 m hoch wird. Die sparrig abstehenden Äste haben eine dunkelrotbraune, glatte Rinde. Die lineal-lanzettlichen, ganzrandigen kurz gestielten Blätter sind auf der Oberseite mattgrün, auf der Unterseite silbergrau bis kupferrot und dicht behaart. Die Blüten sind unscheinbar gelbbräunlich; die männlichen Blüten stehen in kopfartigen Blütenständen, die weiblichen in kurzen, wenigblütigen Trauben. Die Früchte (eigentlich Scheinfrüchte) sind meistens eiförmig, selten rundlich, leuchtend gelbrot bis orangerot gefärbt, bis 8 mm lang und meistens einsamig. Sie schmecken sauer und etwas aromatisch.

Blütezeit
April bis Mai.
Früchte: August bis Spätherbst.

Vorkommen
Sanddorn wächst vor allem an kiesigen Orten und Flussufern und meidet Humus sowie Staunässe. Der Sanddorn ist eine typische Pionierpflanze, die wenig Ansprüche an den Boden stellt, dafür umso mehr Licht benötigt. Sanddorn wächst nur an sehr sonnigen Standorten und weicht, sobald andere Sträucher aufkommen.

Garten
Der Sanddorn lässt sich gut auf sandigen, durchlässigen Böden anbauen. Da es sich um einen zweihäusigen Strauch handelt, ist darauf zu achten, das Pflanzen beiderlei Geschlecht gepflanzt werden, um Früchte zu erhalten. Wegen der starken Wurzelausläufer ist der Standort sorgfältig auszuwählen.

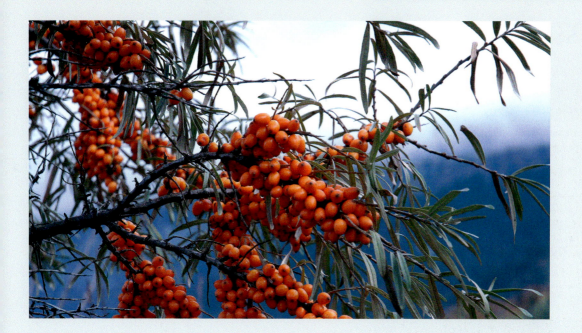

Verwendete Pflanzenteile
Die reifen Scheinfrüchte, auch Sanddornbeeren genannt. Im Gegensatz zu vielen anderen Wildfrüchten vor dem ersten Frost ernten. Zur Ernte am besten langärmlige alte Kleider anziehen, da die Sträucher mit starken Dornen versehen sind und die reifen Früchte dahinter zu finden sind.

Wirkstoffe und Wirkung
Die Sanddornfrüchte enthalten sehr viel Vitamin C, Carotin, Flavonoide. Dank seinem hohen Vitamingehalt stärkt der Sanddorn das Immunsystem. Die Fruchtkerne enthalten ungesättigte Fettsäuren, die wundheilende Eigenschaft haben (Sanddornöl).

Anwendung
Am wirksamsten sind die rohen Sanddornfrüchte und die daraus hergestellten Konzentrate, Presssäfte und Sirupe. Vorbeugend, wenn die Abwehrkräfte besonders gefordert sind (im Herbst und Frühling, bei Stress, in der Rekonvaleszenz), zur Stärkung der Abwehrkräfte.

Die Anwendung als **Tee** oder als gekochtes **Mus** ist wegen des Verlusts an Vitamin C bei der Zubereitung nicht zu empfehlen.

Rezept
Sanddorn-Püree: Die reifen Früchte werden von den Stielen entfernt und durch ein Küchensieb gestrichen. Das Püree kann direkt verwendet werden, z. B. 2 bis 3 Esslöffel Sanddornpüree in 250 g Vollmilchquark einrühren, mit Vanille würzen und nach Belieben Birnell (Birnendicksaft) zum Süssen zugeben.

Weiterverarbeitung zu **Sanddornsaft:** 5 Deziliter Sanddornpüree zusammen mit 2 Deziliter Apfelsaft kurz aufkochen, nach Belieben süssen und kalt oder warm trinken.

Geschichte
Der aus Asien stammende Sanddorn ist zwar schon lange in Mitteleuropa heimisch, seine Heilkraft wird jedoch erst seit dem Mittelalter genutzt. In alten Pflanzenbüchern ist wenig über den Sanddorn überliefert, im Gegensatz dazu steht seine grosse Bedeutung heute.

● Feuchtgebiete

Schlangenknöterich

Polygonum bistorta L.

Knöterichgewächse *Polygonaceae*

Weitere Namen: Chölbli, Kalbszunge, Schaflälli, Schlangenwurz, Schluche

Droge: Schlangenwurzel *Bistortae rhizoma*

«Die Abkochung von Schlangen-Knöterich ist ein ausgezeichnetes Gurgelwasser gegen Halsentzündungen, Zahnweh und Mundgeschwulste.»
Pfr. Joh. Künzle

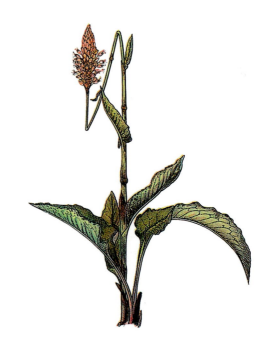

Beschreibung
Der Schlangenknöterich ist eine ausdauernde, 30 cm bis über 1 m hohe Staude mit dunkler, schlangenartig verkrümmter Grunddachse, die Ausläufer treibt. Die Grundblätter sind gross, länglich-lanzettlich, oberseits dunkelgrün, unterseits mehr bläulich grün, mit welligem Rand und dreikantigem Stiel. Der Blühstengel ist immer einfach und trägt oben einen grossen, walzlichen Blütenstand. Die Blüten sind heller bis dunkler rosa, mit einfacher Blütenhülle (keine Unterscheidung von Kelch und Krone) und haben vorragende Staubgefässe.

Blütezeit
Mai bis Juli.

Vorkommen
Der Schlangenknöterich ist eine Pflanze der feuchten Alp- und Juraweiden, wo er oft grössere Bestände bildet. Er steigt vereinzelt auch ins Tiefland hinab und geht in den Alpen bis auf 2300 m.

Verwendete Pflanzenteile
Der getrocknete Wurzelstock. Die Einsammlung erfolgt während des ganzen Sommers, am besten aber von August bis September. Die Trocknung darf an der Sonne erfolgen, eventuell bei grossen Wurzelstöcken nach vorheriger Längsspaltung.

Wirkstoffe und Wirkung
Gerbstofffe, die entzündungswidrig und beim Schlangenkröterich besonders stopfend wirken. Ausserdem enthält der Wurzelstock bis dreissig Prozent Stärke, die reizmildernd wirkt.

Anwendung
Volksheilkunde: Die Anwendung ist ähnlich wie bei der Blutwurz, vor allem gegen Durchfall, oder als Gurgelmittel bei Entzündungen der Mund- und Rachenhöhle. Früher wurde direkt das Pulver angewendet oder der kalt angesetzte wässerige Auszug (3 bis 10 Stunden ziehen lassen).

Küche
Die frischen Blätter können als Wildsalat oder wie Spinat zubereitet werden.

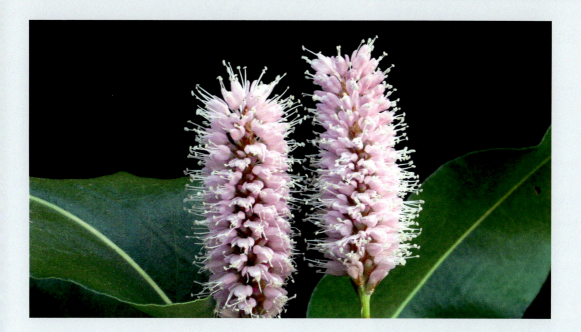

Geschichte
Der Schlangenknöterich wird in alten Kräuterbüchern, z. B. bei Leonhart Fuchs, unter dem Begriff «Naterwurz» beschrieben.

Element und Energetik
«Wiszgras (Knöterich) sind von gemässigter Natur und gemässigt trocken, und für Gesunde und Kranke sind sie wie Melde und Lattich zu essen.»

Hildegard von Bingen, Physica, Cap. 1–85

«Die Naterwurz dieweil sie an geschmack rauch seind / unnd seer zusamen ziehen / külen sie und trücknen / ...»

Leonhart Fuchs, New Kreüterbuch (1543)

Feuchtgebiete

Sonnentau

Drosera rotundifolia L. Rundblättriger Sonnentau

Familie der Sonnentaugewächse
Droseraceae

Weitere Namen: Bauernlöffelkraut, Rossolikraut

Droge: Sonnentaukraut *Droserae herba*

Naturschutz: Der Sonnentau ist in der Schweiz vollständig geschützt.

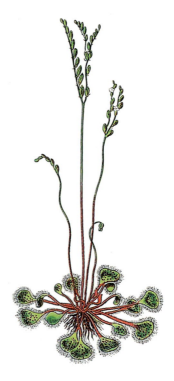

Beschreibung
Der Sonnentau ist eine 5 bis 25 cm hohe, ausdauernde Pflanze mit einem rötlich angelaufenen, zarten, oft etwas verbogenen, kahlen Stängel. Die Blätter sind kreisrund bis queroval und 5 bis 10 mm lang und breit oder lineal-keulenförmig. Sie sitzen an langen Stielen und sind über und über mit bis 5 mm langen, abstehenden Drüsenhaaren besetzt, die ganz aussen auch bei trockenem Wetter einen oder mehrere schleimige Tropfen aufweisen. Die 5 bis 8 mm grossen Blüten haben weisse Kronblätter. Wenn ein Insekt auf ein Laubblatt gerät, so bleibt es an den Drüsenhaaren kleben und wird durch vom Blatt ausgeschiedene Verdauungssäfte aufgezehrt.

Blütezeit
Juni bis August.

Vorkommen
Auf Torfmooren, von der Ebene bis etwa 1900 m. Sonnentau ist bei uns durch die Trockenlegung von Hochmooren selten geworden.

Verwendete Pflanzenteile
Die frische und die getrocknete blühende Pflanze ohne die Wurzeln. Die Einsammlung ist in der Schweiz gesetzlich verboten.

Wirkstoffe und Wirkung
Nachgewiesen sind Naphthochinonderivate, v. a. Plumbagin und Ramentaceon, die krampflösend wirken, und Flavonoide. Sonnentau wirkt krampflösend bei Hustenanfällen.

Anwendung
Sonnentau wird hauptsächlich in pharmazeutischen Spezialitäten (erhältlich in Apotheken und Drogerien) gegen Husten sowie in der **Homöopathie** *(Drosera)* angewendet.

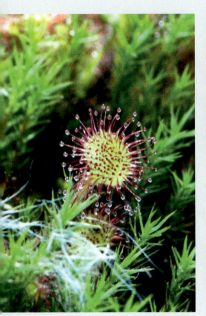
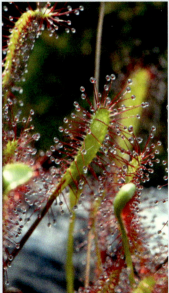
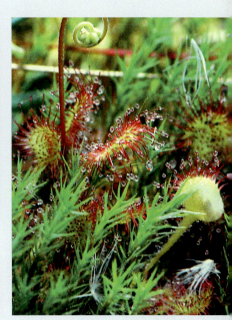

Geschichte

Der Sonnentau wurde in der Antike offenbar nicht angewendet. Er wird erst seit dem 13. Jahrhundert in der Literatur erwähnt. Die Ausscheidungen auf den Blättern erinnerten an Tautropfen, daher auch der Name Sonnentau oder Ros solis.

Feuchtgebiete

Wasserpfeffer

Polygonum hydropiper L. Wasserpfeffer-Knöterich

Familie der Knöterichgewächse
Polygonaceae

Weitere Namen: Pfefferknöterich, Rettichknöterich

Droge: Wasserpfefferkraut *Polygoni hydropiperis herba*

«Den ersten namen (Wasserpfeffer) hat dies gewechs von seiner scherpffe überkomen / dieweil es am geschmack raess ist / und wie der Pfeffer auf der zungen brennt.»
Leonhart Fuchs, New Kreüterbuch 1543

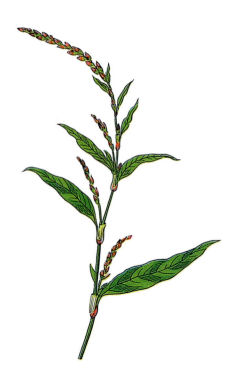

Beschreibung
Wasserpfeffer ist eine einjährige, 30 bis 100 cm hohe Pflanze mit ästig verzweigtem, oft rötlich angelaufenem Stängel, der oberhalb der Verzweigungsstellen oft angeschwollen ist. Die Blätter sind meist eiförmig-lanzettlich oder länglich-lanzettlich, kahl (abgesehen von stacheligen Borsten am Rande) und durchscheinend punktiert. Die Blüten sitzen in lockeren, oft leicht nickenden Blütenständen und sind klein (2 bis 4 mm gross), mit grüner oder rötlicher trichterförmiger Blütenhülle. Alle Teile der Pflanze schmecken scharf pfefferartig.

Blütezeit
Juli bis August.

Vorkommen
An Gräben und Bächen, feuchten Waldstellen, seltener auf Äckern; in Mitteleuropa bis in die Talsohlen der Alpentäler verbreitet.

Verwendete Pflanzenteile
Die ganze, frische Pflanze; getrocknet bedeutend weniger wirksam. Einsammlung am besten zur Blütezeit. Trocknung am Schatten bei nicht über 45 °C.

Wirkstoffe und Wirkung
Gerbstoff, zusammenziehend und entzündungswidrig wirkend, dazu ätherisches Öl mit Polygodial, einem scharf schmeckenden Stoff, der die Haut stark reizt (Rötung, eventuell sogar Blasen). Wasserpfeffer enthält ferner Flavonoide und wirkt harntreibend und blutstillend.

Anwendung
Die **Volksheilkunde** kannte die Anwendung bei starken Monatsblutungen und Hämorrhoidalblutungen. Wegen der starken Hautreizung ist von der Verwendung der frischen Pflanze abzuraten (früher wurde sie bei Rheuma aufgelegt).

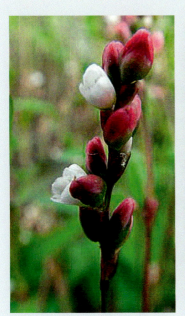
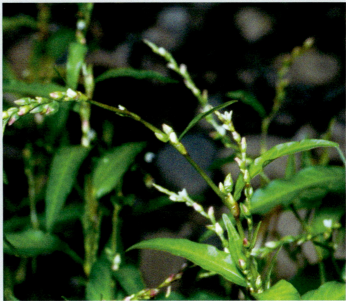

Geschichte
In der Antike wurde Wasserpfeffer wegen des scharfen Geschmacks als Pfefferersatz empfohlen.

Element und Energetik
«Der Wasserpfeffer ist seer warm und trucken.»
Leonhart Fuchs, New Kreüterbuch (1543)

Feuchtgebiete

Weide

Salix purpurea L. Purpur-Weide, *Salix daphnoides* VILL. Reif-Weide und weitere Arten

Familie der Weidengewächse *Salicaceae*

Droge: Weidenrinde *Salicis cortex*

«Zäh wie eine Weide.»
Volksmund

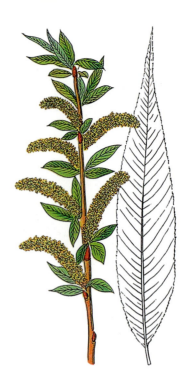

Beschreibung
Die Gattung *Salix* ist sehr formenreich, ausserdem bilden sich leicht Bastarde. Medizinisch verwendet werden die Rinden verschiedener einheimischer Weidenarten, die alle einen hohen Salicingehalt aufweisen.
Die Weiden sind strauchartig, seltener baumartig. Die Blüten sind zweihäusig und in Form der bekannten Weidenkätzchen angeordnet, die bei einzelnen Arten vor den Blättern und bei anderen zusammen mit den Blättern erscheinen. Die Blätter sind bei allen arzneilich verwendeten Arten lanzettlich, mehr oder weniger dicht behaart, mit meist fein gesägtem Rande. Ihr Geschmack ist bitter und zusammenziehend.
Bei der Purpur-Weide *Salix purpurea* sind die Zweige oft purpurn; die Blüten erscheinen vor den Blättern. Bei der Reif-Weide *Salix daphnoides* sind die Zweige mit einer leicht abwischbaren, bläulichen Wachsschicht bedeckt, die Blüten erscheinen vor den Blättern.
Die **Silber-Weide** *Salix alba* L. bildet unter den einheimischen Weidenarten die grössten Bäume. Ihre Blätter sind unterseits dicht seidig behaart, die Blüten erscheinen mit den Blättern. Sie enthält einen geringeren Gehalt an Salicylverbindungen als die beiden zuvor genannten Arten und wird deshalb arzneilich nicht verwendet.

Vorkommen
Die arzneilich verwendeten Weidenarten kommen vor allem an Fluss- und Bachufern vor.

Verwendete Pflanzenteile
Die getrocknete Rinde zwei- bis fünfjähriger Zweige, seltener auch die getrockneten Blätter. Die Rinde wird am besten im Frühjahr beim Austreiben gesammelt und rasch an Sonne oder Schatten getrocknet.

Wirkstoffe und Wirkung
Salicylverbindungen, z. B. Salicin (das Wort Salicyl kommt vom lateinischen Namen der Weide, *Salix*), Gerbstoff und Flavonoide. Die Droge wirkt entzündungshemmend und schmerzlindernd, vor allem bei Rheumatismus.

Anwendung
Tee: 1 bis 2 Esslöffel fein geschnittene Rinde werden mit 1 Liter Wasser aufgekocht. Der Tee wird innerlich gegen Rheumatismus und zur Fieberbekämpfung bei Erkältungskrankheiten eingesetzt.
Äusserlich: Abkochung (50 g pro ½ Liter Wasser) bei schlecht heilenden Wunden.

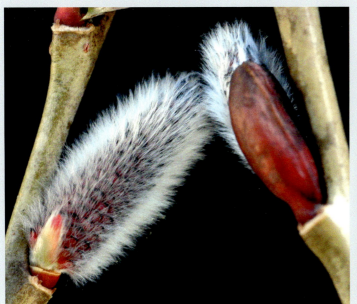
Purpur-Weide *Salix purpurea* L.

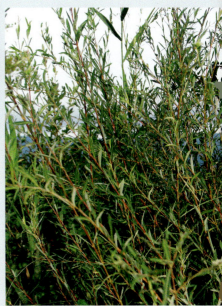
Purpur-Weide *Salix purpurea* L.

Geschichte
Bevor man Salicylsäure synthetisch herstellen konnte, wurde die Weidenrinde viel genutzt, heute spielt sie eine untergeordnete Rolle.

«Die Weide ist ein Baum, seine Frucht, Blätter, Rinde und der Saft haben adstringierende Kraft.»
Dioksurides, De materia medica

Element und Energetik
«Die Weide ist kalt.»
Hildegard von Bingen, Physica, Cap. 3–36

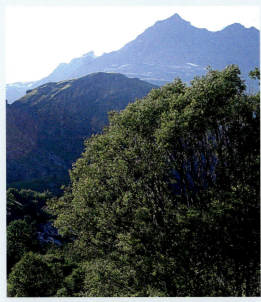
Reif-Weide *Salix daphnoides* VILL.

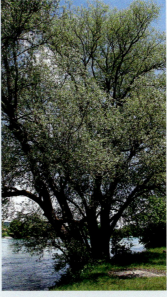
Silber-Weide *Salix alba* L.

• Gebirge

Mit zunehmender Höhe verändern sich die Lebensbedingungen für die Pflanzen stark. Die Lufttemperatur sinkt, Sonneneinstrahlung, jährliche Niederschlagsmengen, Zeit der Schneebedeckung und Windgeschwindigkeit nehmen zu. Die Lebensbedingungen im Gebirge sind karg und geprägt von grossen Gegensätzen, die Vegetationszeit ist kurz. Die oft kleinwüchsigen Gebirgspflanzen sind diesen besonderen Lebensverhältnissen angepasst und nutzen die kurzen Sommerwochen, um zu blühen und Früchte zu bilden.

Im folgenden Abschnitt werden Pflanzen vorgestellt, die entweder ausschliesslich in höheren Lagen vorkommen oder hauptsächlich dort zu finden sind, weil in tieferen Lagen ihre bevorzugten Lebensräume weitgehend fehlen. Auch Pflanzen, die an Felswänden wachsen, sind in diesem Abschnitt zu finden.

Heilpflanzen in höheren Lagen und auf Felsen

Arnika

Bärentraube

Bärlapp

Blauer Eisenhut

Gamander

Gelber Enzian

Germer

Isländisches Moos

Iva, Moschus-Schafgarbe

Katzenpfötchen

Mauerpfeffer ↪ Wegrand

Meisterwurz

Preiselbeere

Silberdistel

Silbermantel ↪ Frauenmantel

Wacholder

● Gebirge

Arnika

Arnica montana L.

Familie der Korbblütler *Asteraceae*

Weitere Namen: Bergwohlverleih, Blutblume, Gemsblume, Gemswurz, Verfangkraut, Wohlverleih

Droge: Arnikablüten *Arnicae flos*

Naturschutz: In vielen Regionen ist die Arnika geschützt.

«*Die Arnika ist eines unserer vornehmsten Heilkräuter. Diese wohlriechende Blume mit dem schönen volkstümlichen Namen Wohlverleih, wächst auf den Voralpen,...*»
Pfr.Joh. Künzle

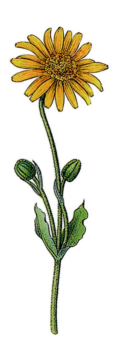

Beschreibung
Die goldgelben Korbblüten der Arnika sehen oft bereits nach dem Aufblühen etwas zerzaust aus und prägen Ende Juni das Bild von mageren Bergwiesen. Der im Boden kriechende verzweigte Wurzelstock bildet an seinen vorderen Enden jeweils im ersten Jahre eine Grundrosette von vier bis acht kreuzgegenständigen, verkehrt-eiförmigen, behaarten, gelblich grünen, 4 bis 7 cm langen Blättern. Im zweiten Jahre entstehen die 30 bis 60 cm langen Blühstängel, an denen zwei bis sechs längliche Blätter jeweils zu zwei gegenständig stehen. Alle anderen Korbblütler, die mit der Arnika verwechselt werden könnten, haben nicht gegenständige, sondern wechselständige Stängelblätter.

Blütezeit
Juni bis August.

Vorkommen
Vor allem in den Alpen, auch in den europäischen Mittelgebirgen von 1000 bis 2800 m ü. M., auf mässig sauren, humosen, mageren Böden, stellenweise im Tiefland auf sauren Mooren.

Garten
Kultivierung von *Arnica montana* ist eher schwierig. Für den Anbau kann die aus Nordamerika stammende Art *Arnica chamissonis* gepflanzt werden, die auch arzneilich verwendet wird.

Verwendete Pflanzenteile
Die ganzen Blütenköpfe frisch oder getrocknet. In geringerem Ausmasse auch der walzliche Wurzelstock. Einsammlung der Blütenköpfe im Sommer, der Wurzelstöcke im Herbst. Trocknung rasch, bei nicht über 35 °C. Da Arnika in vielen Regionen unter Naturschutz steht, ist die Einsammlung von Blüten nur mit Bewilligung gestattet.

Wirkstoffe und Wirkung
Vor allem Sesquiterpenlactone und Flavonoide. Äusserlich angewendet, wirkt Arnika entzündungswidrig und durchblutungsfördernd.

Anwendung
Äusserlich: Die verdünnte Tinktur (1 Esslöffel auf ¼ Liter Wasser) wird zu Umschlägen bei Quetschungen, Verstauchungen und Schwellungen verwendet. Die äussere Anwendung kann bei empfindlichen Personen in seltenen Fällen zu allergischen Reaktionen führen.
Von der innerlichen Anwendung ist wegen schmaler therapeutischer Breite (die Giftwirkung liegt sehr nahe bei der Heilwirkung) von Arnika abzuraten.
Tinktur: *Arnica* bei Sportverletzungen, Quetschungen, Blutergüssen.
In der **Homöopathie** wird *Arnica* ebenfalls angewendet.

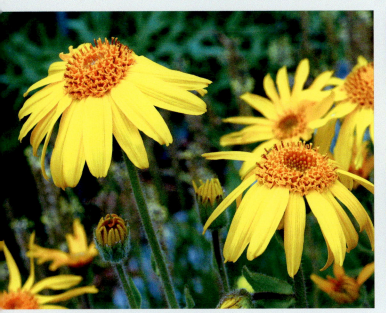
Arnika *Arnica montana* L.

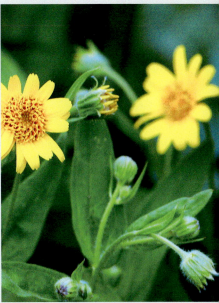
Nordamerikanische Wiesenarnika
Arnica chamissonis

Geschichte

Arnika wird schriftlich in der mittelalterlichen Kräuterliteratur erwähnt und gehört seither zum essenziellen Arzneipflanzenschatz.

Aus der Beschreibung von Tabernaemontanus ist zu entnehmen, dass bereits im 17. Jahrhundert die Arnika vor allem auch bei Verletzungen eingesetzt wurde:

«Bey den Sachsen braucht es das gemeine Volck/ denen so hoch hinunter gefallen/ oder so sich sonst etwan mit Arbeit verletzt haben»

Jacobus Theodorus Tabernaemontanus, Kreuterbuch (1625)

Bärentraube

Arctostaphylos uva-ursi [L.] SPRENG.
Immergrüne Bärentraube

Familie der Erikagewächse *Ericaceae*

Weitere Namen: Achelkraut, Bärentee, Garlen, Granten, Wilder Buchs, Wolfsbeere

Droge: Bärentraubenblätter *Uvae ursi folium*

Naturschutz: Die Bärentraube ist in einzelnen Kantonen teilweise geschützt.

«Die Bärentraube ist sogar den meisten sonst kräuterscheuen Ärzten als Heilkräutlein bekannt.»
Pfr. Joh. Künzle

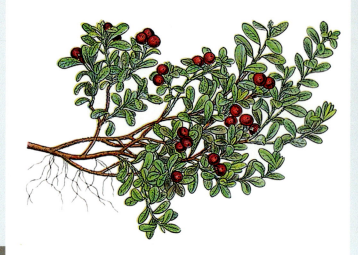

Beschreibung
Die Bärentraube ist ein immergrüner, niederliegender Strauch, der bis über 2 m grosse Rasen bildet (die Zweige der mit der Bärentraube verwandten und oft mit ihr verwechselten Preiselbeere stehen hingegen aufrecht). Die Blätter der Bärentraube sind meist verkehrt eiförmig, seltener spatelförmig, sehr dick und ledrig, oberseits mit deutlichem Adernetz (Preiselbeerblätter haben fiederige Nervatur), unterseits, anders als die Preiselbeere, nie braun punktiert. Die Blüten sind kleine, weiss-rosarote Glöckchen mit gezähntem Saum. Die Frucht ist eine rote Beere von säuerlich-herbem Geschmack.

Vorkommen
Die Bärentraube ist in Mitteleuropa vor allem im montanen und alpinen Nadelwald und bis über die Waldgrenze verbreitet.

Verwendete Pflanzenteile
Das getrocknete Blatt. Einsammlung das ganze Jahr hindurch möglich. Trocknung an der Sonne und im Schatten möglich, meist am Zweig, der dann abgeklopft wird.

Wirkstoffe und Wirkung
Bärentraube enthält neben Gerbstoff und Flavonoiden die Phenylglykoside Arbutin und Methylarbutin, die im Körper unter Umständen stark desinfizierende, phenolische Stoffe abscheiden. Diese Abspaltung findet vor allem in der infizierten Niere und Blase statt, nicht aber in den gesunden Organen. Gleichzeitige Einnahme von 1 Messerspitze Natriumbikarbonat in ½ Glas Wasser fördert die Wirkung. Bärentraube wirkt bei leichteren Harnwegsentzündungen desinfizierend.

Anwendung
Tee: 10 bis 30 g fein geschnittener oder grob gepulverter Blätter mit 1 Liter Wasser anbrühen und ziehen lassen; nicht kochen, weil sonst der Tee sehr bitter wird und weniger gut wirkt. Vor allem bei Nieren- und Baseninfektionen wie Nierenbecken- und Blasenentzündung. Nicht länger als eine Woche und fünfmal pro Jahr und nie während der Schwangerschaft und Stillzeit einnehmen (wegen des hohen Arbutingehalts). ↦ Preiselbeere S. 354.

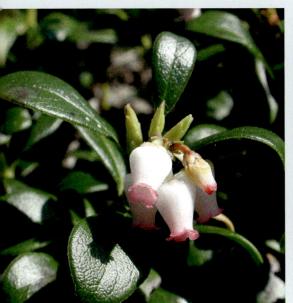 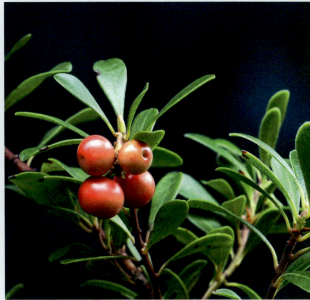

Geschichte

Als Pflanze mit nördlichem Verbreitungsgebiet war die Bärentraube den Ärzten der römisch-griechischen Antike nicht bekannt und findet in der Literatur erst seit dem Mittelalter Erwähnung. Verbreitet wird sie seit dem 18. Jahrhundert angewendet.

• Gebirge

Bärlapp

Lycopodium clavatum L. Keulen-Bärlapp

Familie der Bärlappgewächse

Weitere Namen: Chrampfchrut, Luuschrut, Vollenschübel

Droge: Bärlappsporen *Lycopodium*, Bärlappkraut *Lycopodii herba*

«Der Bärlapp ist eine der wichtigsten Zauberpflanzen der europäischen Geschichte.»
Christian Rätsch

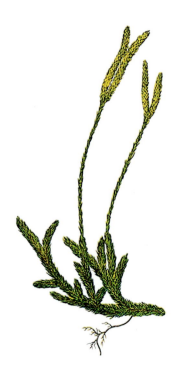

Beschreibung
In sterilem, nicht blühendem Zustand ist der Bärlapp leicht mit einem Moos zu verwechseln. Die einheimischen Bärlapparten sind ausdauernde, am Boden weithin kriechende Pflanzen, ihre aufsteigenden Stängel werden bis etwa 15 cm hoch und sind dicht mit schlanken, kleinen Blättchen besetzt, die in ein Haar auslaufen. Der Bärlapp trägt am Ende vieler Zweige zwei, selten drei walzenförmige gelbliche Sporenstände.

Reifezeit der Sporen
Juli bis August.

Vorkommen
Bärlapp wächst vor allem auf Moorböden, ferner auf Bergwiesen, Heideböden und in lichten Nadelwäldern von der Ebene bis etwa 2300 m.

Verwendete Pflanzenteile
Vor allem die Sporen (das sogenannte Hexenmehl), seltener auch die ganze getrocknete Pflanze. Zur Einsammlung werden die Sporenstände kurz vor der Sporenreife eingesammelt, dann lässt man sie auf Papier nachreifen; anschliessend werden die Sporenstände auf Sieben geschüttelt, wobei die Sporen herunterfallen.

Wirkstoffe und Wirkung
Bärlappsporen enthalten zu etwa fünfzig Prozent fettes Öl. Sie wirken mildernd bei Entzündungen der Haut. Die schmerzlindernde Wirkung bei Blasenentzündungen, die dem Bärlapp nachgesagt wird, ist unsicher. Das Kraut enthält Alkaloide. Es wirkt leicht harntreibend. Grössere Mengen wirken auf das Zentralnervensystem giftig.

Anwendung
Äusserlich: Die Sporen wurden vor allem als Hautpuder gegen Wundliegen und bei Hautreizungen angewendet, besonders bei Kindern. Von der Verwendung des ganzen Krautes wird wegen seines Alkaloidgehaltes abgeraten.
Bärlapp *Lycopodium* wird auch in der **Homöopathie** angewendet.

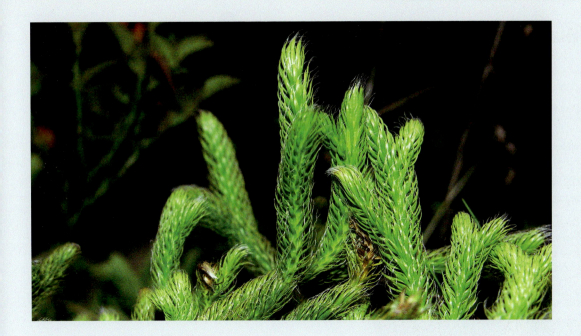

Geschichte

Mit Bärlappsporen umhüllten Apotheker früher ihre Pillen, um zu verhindern, dass diese zusammenklebten. Die Sporen stossen das Wasser ab.

Die öligen, gelben Bärlappsporen werden auch Blitzpulver genannt, weil sie mit einem Knall und hellem Blitz explodieren, wenn sie in die Flammen geworfen werden. Diesen dramatischen Effekt kannten nicht nur vorchristliche Zauberer, sondern auch Theaterdirektoren vergangener Jahrhunderte.

Wie Plinius berichtet, diente der Bärlapp *(Selago)* den keltischen Druiden als wichtige Zauberpflanze, die sie zu Schutzamuletten verarbeiteten.

Der Bärlapp wird auch Gürtelkraut genannt, weil der grüne Wedel nach altem Brauch in den Johannisgürtel eingeflochten und um Mittsommer im Feuer verbrannt wurde.

Element und Energetik

«Diss Mooss oder Gürtelkraut ist kalter und truckner Complexion («Qualität»).»

Jacobus Theodorus Tabernaemontanus, Kreuterbuch (1625)

● Gebirge

Blauer Eisenhut

Aconitum napellus L. agg.

Familie der Hahnenfussgewächse
Ranunculaceae

Weitere Namen: Blutze, Fuchswurz, Giftkraut, Kapuzinerkäppli, Lupritsche, Mönchskappe, Tübeli, Wolfskraut

Droge: Eisenhutknollen *Aconiti tuber*

Vorsicht: Eisenhut ist eine der giftigsten Pflanzen unserer Flora, alle Pflanzenteile sind giftig.

Naturschutz: Der Blaue Eisenhut steht in vielen Regionen unter Schutz.

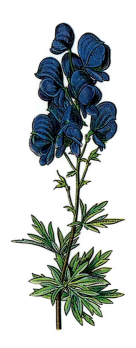

Beschreibung
Eisenhut ist eine ausdauernde Staude mit einer rübenartigen Wurzel, bei der jedes Jahr ein neuer Knollen entsteht und der vorjährige Knollen im Herbst abstirbt, sodass im Sommer zwei Knollen vorhanden sind. Die derben, straff aufrechten Stängel werden 50 bis 150 cm hoch und tragen bis zum Blattgrund fünf- bis siebenlappige, tief geschlitzte Blätter. Die einzelnen Abschnitte variieren stark in der Breite und können fadenförmig schmal bis breit elliptisch sein. Die tiefblauen Blüten in der Form eines Ritterhelmes sitzen in einem langen, ährenartigen Blütenstand an der Spitze der Stängel.

In der Schweiz kommen verschiedene Eisenhutarten und -kleinarten vor. Arzneilich verwendet wurden ausser dem Blauen Eisenhut selten auch der **Gelbe Eisenhut** *Aconitum vulparia* und der **Gescheckte Eisenhut** *Aconitum variegata*. Der Gelbe Eisenhut zeichnet sich durch die gelben Blüten sowie die weniger tief eingeschnittenen Blätter aus. Der Gescheckte Eisenhut hat einen verzweigten Blütenstand, und die Blüten sind oft blau und grün gescheckt.

Blütezeit
Juni bis September.

Vorkommen
Der Blaue Eisenhut wächst an feuchten, nährstoffreichen Stellen auf Alpweiden und in lichten Gebüschen bis etwa 2000 m Höhe oft zahlreich. In der Ebene fehlt er, und im Jura ist er selten.

> «Der Eisenhut siedelt sich mit Vorliebe auf Kreten und Passhöhen an, Orten des eisigen Durchzugs, wo er durch Wind und Wetter geschüttelt wird, wo wir uns erkälten würden, er jedoch eisern widersteht.»
>
> Jürg Reinhard

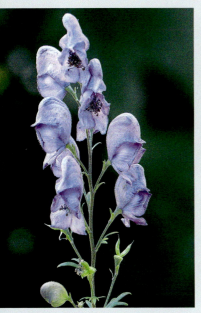
Blauer Eisenhut *Aconitum napellus* L.

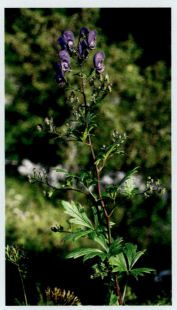
Eisenhut *Aconitum variegata* L.

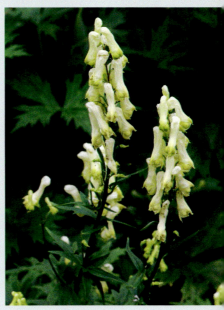
Gelber Eisenhut *Aconitum vulparia* L.

Verwendete Pflanzenteile
Die getrockneten Wurzelknollen; das frische und das getrocknete Kraut.

Wirkstoffe und Wirkung
Blauer Eisenhut enthält Alkaloide (z. B. Aconitin). In arzneilich gebräuchlichen Dosen wirkt der Eisenhut über das Nervensystem auf fast den gesamten Körper ein, es können bereits Vergiftungserscheinungen auftreten. Bemerkenswert ist seine schmerzlindernde Wirkung bei gewissen Neuralgien und Ischias. Aconitin ist eines der stärksten Pflanzengifte und wird auch über die intakte Haut aufgenommen. Es hat zuerst eine anregende, dann eine lähmende Wirkung auf das Zentralnervensystem.

Anwendung
Wegen seiner hohen Giftigkeit darf Eisenhut nur vom Arzt verordnet werden.
Er wird fast nur noch in **homöopathischen** Zubereitungen in entsprechender Potenzierung verwendet.

Geschichte
Dioskurides erwähnt Akoniton (wobei dies ein Sammelbegriff für verschiedene starke Giftpflanzen ist) als Mittel für die Wolfsjagd. Aus der Antike sind nur wenige Heilanwendungen mit Eisenhut überliefert, wohl wegen der schon damals bekannten grossen Giftigkeit der Pflanze. Eisenhut gehörte im antiken Rom zu den durch Senatsbeschluss verbotenen Zaubermitteln.
Auch Tabernaemontanus warnt eindrücklich vor der Giftigkeit:

«Es ist diss Kraut [vor allen andern gewachsen/ das ärgste Gifft/ dann es] also gifftig/ dass auch der beste Theriack oder Mithridat (Gegengift) nichts dargegen schaffen kan/ derowegen diejenigen/ so diss Kraut im Garten wachsen haben/ fleissig achtung geben sollen/ damit diss gifftige und tödtliche Kraut nicht under andere Kochkreuter genommen werde/ dann es den Menschen in kurtzer Zeit umbs Leben bringt.»

Jacobus Theodorus Tabernaemontanus, Kräuterbuch (1625)

Eisenhut geniesst wie auch andere Giftpflanzen den Ruf einer Hexenpflanze und war Bestandteil von Hexensalben.

Element und Energetik
«Die kreüter sind einer brennenden natur, ... »
Leonhart Fuchs, New Kreüterbuch (1543)

- Gebirge

Gamander

Teucrium chamaedrys L. Edel-Gamander

Familie der Lippenblütler *Lamaiceae*

Weitere Namen: Gamanderli, Kalenderli, Kalenderkraut, Nebenaufkraut, Schaffkraut

Droge: Edel-Gamander-Kraut *Chamaedrys herba*

Naturschutz: In einzelnen Regionen ist der Edel-Gamander geschützt.

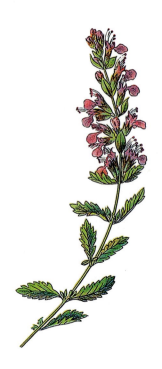

Beschreibung
Gamander ist ein ausdauerndes Halbsträuchlein, das etwa 20 bis 30 cm hoch wird und sich durch unterirdische Ausläufer verbreitet. Die Zweige sind rund (bei den meisten Lippenblütlern sind die Zweige vierkantig), mehr oder weniger behaart und oft rotviolett angelaufen. Die 2 bis 4 cm langen Blättchen sind gegenständig, elliptisch, entfernt und stumpf gezähnt und behaart. Die ziemlich grossen (bis 12 mm langen) Blüten stehen zu einer bis sechs in den Achseln der oberen Blätter. Sie haben eine rosarote Krone, die keine typische Oberlippe besitzt. Die ganze Pflanze riecht aromatisch.

Blütezeit
Juni bis September.

Vorkommen
Auf Geröll und Felsen, an sonnigen Rainen und auf Magerwiesen, besonders gern auf Kalkböden von der Ebene bis gegen 1500 m.

Verwendete Pflanzenteile
Das blühende, getrocknete Kraut. Einsammlung zur Blütezeit; Trocknung am Schatten bei nicht über 35 °C.

Wirkstoffe und Wirkung
Gamander enthält ätherisches Öl, Gerbstoffe, Flavonoide und Diterpene, die leberschädigende Bestandteile enthalten. Das Kraut wirkt verdauungsfördernd und wundheilend.

Anwendung
Gamander wird wegen der möglichen leberschädigenden Wirkung nur noch in **homöopathischen** Zubereitungen angewendet. Die **Volksheilkunde** kannte die äussere Anwendung bei schlecht heilenden Wunden und innerlich bei Appetitlosigkeit und Verdauungsschwäche.

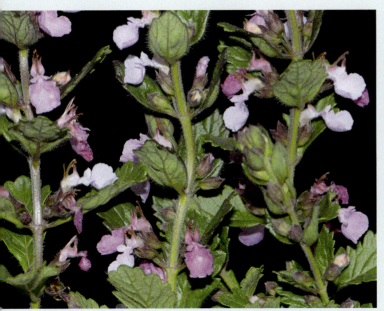
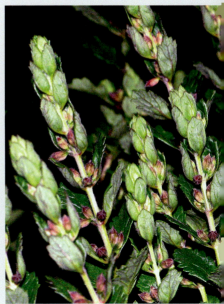

Geschichte

Gamander war in den vergangen Jahrhunderten auch ein beliebtes Würzmittel für Liköre und Weine. Der Gamander ist heute als Heilpflanze stark in Vergessenheit geraten (vielleicht wegen der möglichen leberschädigenden Wirkung).

Element und Energetik:

«Der Gamander ist warm und fett.»

Hildegard von Bingen, Physica, Cap. 1–124

● Gebirge

Gelber Enzian

Gentiana lutea L.

Familie der Enziangewächse
Gentianaceae

Weitere Namen: Enze, Jänzene, Jäuse

Droge: Enzianwurzel *Gentianae radix*

Naturschutz: Der Gelbe Enzian ist in den meisten Regionen vollständig geschützt.

«*Der gemein Mann weist kein bessern Tyriack oder Magen Artzney/ als eben diese Wurtzel.*»
Jacobus Theodorus Tabernaemontanus, Kreuterbuch (1625)

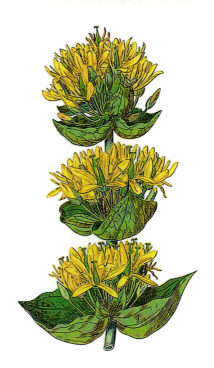

Beschreibung
Enzian wird bis über sechzig Jahre alt; in den ersten Jahren bleibt die Pflanze sehr klein, später bildet sie jeweils mehrere Jahre eine Grundrosette von mächtigen, elliptischen Blättern mit unterseits stark vorspringenden Nerven. Alle vier bis acht Jahre bildet sich ein Blühstängel, an dem die gelben Blüten in den Achseln von kahnartig vertieften Blättern stehen. Die Blätter stehen an Grundrosette und Blühstängel kreuzgegenständig. Die Wurzeln werden bis über 1 m lang.
In blütenlosem Zustand besteht Verwechslungsgefahr mit dem Germer (sehr giftig! → S. 344), der ebenfalls auf Alpweiden vorkommt. Beim Gelben Enzian sind die Blätter aber kreuzgegenständig und kahl, während sie beim Germer wechselständig und unterseits behaart sind.

Blütezeit
Juni bis August.

Vorkommen
Typische Pflanze der Alpweiden, besonders auf Kalkböden, in den Alpen, im Jura und anderen europäischen Gebirgen verbreitet von 700 bis 2400 m ü. M.

Verwendete Pflanzenteile
Die getrocknete Wurzel. Da der Gelbe Enzian unter Naturschutz steht, ist das Graben der Wurzeln nur mit Bewilligung erlaubt.

Wirkstoffe und Wirkung
Die wichtigsten Wirkstoffe sind die Bitterstoffe, die anregend auf die Absonderung aller Verdauungssäfte und damit appetitanregend und stärkend wirken.
Wie der Gelbe Enzian wirken Purpurenzian *Gentiana purpurea* L. und Punktierter Enzian *Gentiana punctata* L., beide werden aber viel seltener verwendet. Die Wurzeln beider Arten sind viel kleiner als diejenigen des Gelben Enzians.

Anwendung
Tee: ½ Teelöffel fein geschnittene Enzianwurzel mit einer Tasse kochendem Wasser übergiessen und 5 bis 10 Minuten ziehen lassen. Oder die Wurzeln in kaltem Wasser ansetzen und während mehrerer Stunden kalt ziehen lassen. Mehrmals täglich eine Tasse Tee eine halbe Stunde vor dem Essen gegen Appetitlosigkeit und Magenbeschwerden. Vergleichbar wirken auch das Pulver und die **Enziantinktur** (sehr bitter, deshalb verdünnen).
Die gewonnenen Wurzeln werden allerdings zum grössten Teil zur Herstellung des Enzianschnapses vergärt und destilliert. Enzianschnaps wirkt ähnlich wie die Wurzel, jedoch weniger stark, weil in ihm die Bitterstoffe fehlen.

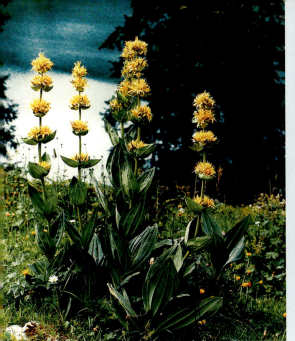 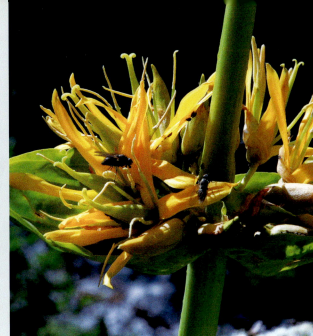

Geschichte
Enzian ist seit der Antike bis heute als Mittel für Leber- und Magenkranke bekannt.

Element und Energetik
«Der Gelbe Enzian ist ziemlich warm.»
Hildegard von Bingen, Physica, Cap. 1–31

«Enzian-Wurzel ist warm und trocken, wie man solches aus dem Geschmack der so bitter ist wohl kann abnehmen.»
Leonhard Fuchs, New Kreüterbuch (1543)

● Gebirge

Germer

Veratrum album L. s.l. Gemeiner Germer

Familie der Liliengewächse *Liliaceae*

Weitere Namen: Weisser Germer, Gärwere, Gerbele, Gerbere, Schweinsbrechwurz, (falsche) Nieswurz, Lauswurz

Droge: Weisse Nieswurz, Germerwurzel *Veratri rhizoma*

Vorsicht: Der Weisse Germer gehört zu den gefährlichsten Giftpflanzen in Europa.

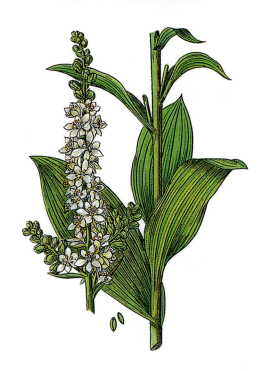

Beschreibung
Germer ist eine bis über 1 m hohe, ausdauernde Pflanze mit einem kurzen, walzlichen, etwa 3 bis 5 cm langen Wurzelstock, von dem zahlreiche, etwa 2 mm dicke und bis 20 cm lange Wurzeln abgehen. Die Blätter sind bis über 25 cm lang, breit bis schlank-elliptisch, ganzrandig, unterseits flaumig behaart. Sie stehen wechselständig, je drei auf einem Stängelumfang. Die grünlich weissen, etwa 1 cm grossen Blüten sitzen büschelweise in einer sehr langen, oft verzweigten traubigen Rispe am obern Teile des Hauptstängels. Der Geschmack ist bitter-widerlich. Im blütenlosen Zustand bestehen. *Verwechslungsmöglichkeiten:* zwischen **Gelbem Enzian** und Germer. Beim Germer sind die Blätter aber wechselständig und unterseits flaumig behaart, während sie beim Gelben Enzian gegenständig und kahl sind.

Blütezeit
Juli bis August.

Vorkommen
Germer wächst meist gesellig, oft in grossen Beständen auf feuchten Matten der Voralpen und Alpen und des Jura von etwa 400 bis über 2000 m Höhe.

Verwendeter Pflanzenteil
Der getrocknete Wurzelstock samt den Wurzeln.

Wirkstoffe und Wirkung
Germer enthält zahlreiche Alkaloide; er ist stark giftig für Menschen und Rindvieh. Er wirkt brechreizerregend und blutdrucksenkend. Bei Vergiftungen kommt es zu Erbrechen, Krämpfen, Bewusstlosigkeit, Herz- und Kreislaufversagen. Germerpulver bewirkt starkes Niesen, wenn es auf die Schleimhaut der Nase gebracht wird. Es ist stark giftig für Läuse, Flöhe usw. Die Wirksamkeit und Giftigkeit der Blätter nimmt vom Jugendstadium bis zur ausgewachsenen Pflanze stark ab.

Anwendung
Wegen der grossen Giftigkeit wird Germer *Veratrum* nur noch in **homöopathischen** Zubereitungen in entsprechender Potenzierung eingesetzt.

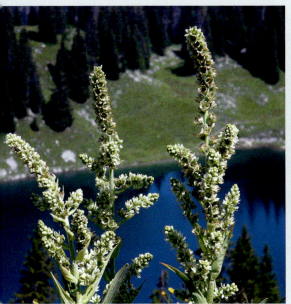
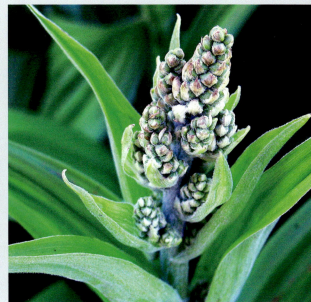

Geschichte

Die Weisse Nieswurz, wie der Germer auch genannt wird, wurde als Narkotikum in Räucherungen und Hexensalben verwendet. Pulverisierte Germerwurzel diente als Pulver gegen Flöhe und andere Ektoparasiten bei Tieren.

Element und Energetik

«Auch die weisse Sichterwurtz (Germer) hat dieselbe vorgenannte Natur des schwarzen Sichterwurtz (Christrose) – warm und kalt, in ihrer Wärme ist sie hart und herb.»

Hildegard von Bingen, Physica, Cap. 1–130

«Der Germer entzieht den vom schmelzenden Schneewasser durchtränkten Alpweiden durch sein schnelles, krautiges Wachstum die Flüssigkeit und trocknet den Boden.»

Jürg Reinhard

● Gebirge

Isländisches Moos

Cetraria islandica [L.] ACH. s.l.

Familie der Strauchflechten *Parmeliaceae*

Weitere Namen: Fiebermoos, Masigge, Matzegge, Rentierflechte, Strübli

Droge: Isländisches Moos
Lichen islandicus

«Isländisches Moos ist eine Flechte voll Nährwert und Heilkraft.»
Pfarrer Johann Künzle

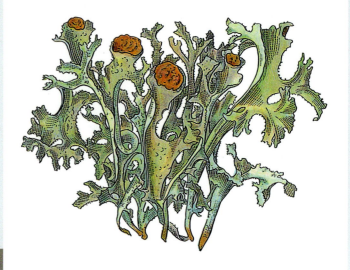

Beschreibung
Isländisches Moos ist kein Moos im botanischen Sinne, sondern eine bodenbewohnende Flechte. Isländisches Moos bildet 2 bis 3 cm hohe, sparrige Pflänzchen, deren einzelne Triebe wiederholt gabelig oder geweihartig verzweigt, 3 bis 20 mm breit, blattartig, meist etwas verkrümmt, oft rinnenartig verbogen sind. Sie sind oberseits olivgrün bis braungrün, bei absterbenden Pflanzen rotbraun und unterseits heller weissgrün bis hell bräunlich und weissfleckig. Die gerundeten Endzipfel führen winzige Wärzchen und selten oberseits auch braune, rundliche Schuppen. Der Geschmack ist bitter und die Flechte fühlt sich im Mund schleimig an.

Weitere ähnliche Pflanzen: Eine weitere Flechtenart, die arzneilich genutzt wird, ist die **Bartflechte** *Usnea barabata*. Ihre Flechtensäure hat eine antibiotische Wirkung, ähnlich wie Penicillin. Die Bartflechte wächst meist als Epiphyt (kein Schmarotzer!) auf Bäumen und bildet oft bis meterlange, hängende «Bärte».

Vorkommen
Vor allem in Bergwäldern, besonders in Nadelwäldern, sowie in der Alpenrosenzone oberhalb der Waldgrenze auf eher sauren Böden, oft in grossen Mengen auftretend.

Verwendete Pflanzenteile
Die ganze, getrocknete Pflanze. Einsammlung das ganze Jahr hindurch möglich, Trocknung am Schatten oder in der Sonne, jedoch nicht lange am Licht liegen lassen.

Wirkstoffe und Wirkung
Isländisches Moos gehört zu den Bittermitteln mit Pflanzenschleim. Es enthält bis siebzig Prozent Schleimstoffe mit einhüllender, die Schleimhäute schützender Wirkung. Die Schleimstoffe sind leicht verdauliche Kohlehydrate; ferner bittere Flechtensäuren, welche die Tätigkeit der Verdauungsdrüsen anregen und dadurch appetitanregend sind. Sie wirken zudem schwach antibiotisch und hustenreizstillend.

Anwendung
Tee: 1 bis 2 Teelöffel fein geschnittenes Isländisches Moos mit 1 Tasse kaltem Wasser übergiessen und 1 bis 3 Stunden ziehen lassen; abgiessen und leicht erwärmt trinken. Bei Katarrhen der Luftwege oder zur Anregung der Verdauung dreimal täglich eine Tasse schluckweise trinken. Beim Kochen werden die Flechtensäuren zerstört, der Tee schmeckt weniger bitter.
Isländisches Moos *Cetraria islandica*, *Lichen islandicus* wird auch in der **Homöopathie** angewendet.

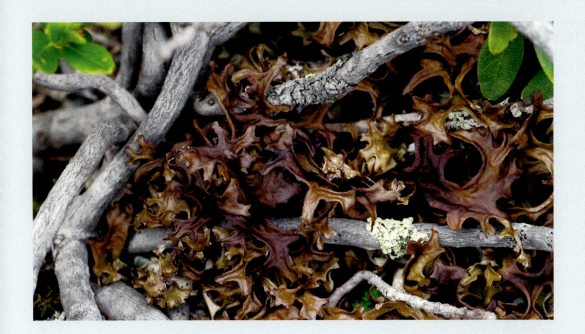

Geschichte

In Norwegen und Island wird Isländisches Moos seit alters her als Nahrungs- und Heilmittel verwendet. Ab dem 17. Jahrhundert wird es auch von den Botanikern in den Kräuterbüchern beschrieben.

Element und Energetik

Die Flechte ist mehr warm als kalt.

Hildegard von Bingen, Physica, Cap. 1–165

● Gebirge

Iva, Moschus-Schafgarbe

Achillea erba-rotta ssp. *moschata* (Wulf.) Vacc.

Familie der Korbblütler *Asteraceae*

Weitere Namen: Bergschafgarbe, Bisamkraut, Frauenraute, Gabüse, Moschusiva, weisses Genipkraut, Wildfräulichraut

Droge: Iva-Kraut *Ivae moschatae herba*, *Herba Genipi veri*

«*Iva ist die Schafgarbe der Berge und ganz dem Leben unter kargen Bedingungen angepasst.*»
Quelle unbekannt

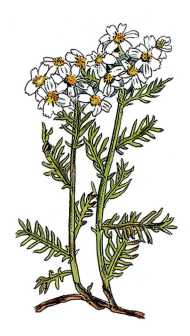

Beschreibung
Die Iva ist kleiner und gedrungener als die Wiesenschafgarben der Ebenen, der Duft desto aromatischer und intensiver, auch die einzelnen Blüten sind etwas grösser, kräftiger und intensiver gefärbt. Iva ist eine ausdauernde, rasenbildende Pflanze, die viele kleine Rosetten und zahlreiche 10 bis 25 cm hohe Blütentriebe bildet. Die Laubblätter, sowohl der Grundrosetten als auch der Blühstängel, sind lebhaft grün, kahl oder wenig behaart, von länglichem Umriss und fein fiederschnittig geteilt. Die Blütenkörbchen sitzen zu zwei bis fünf endständig auf den Stängeln und sind bis 1,5 cm gross, mit blendend weissen Strahlenblüten und grünlich gelben Röhrenblüten im Zentrum. Die unten am Körbchen liegenden Hüllkelchblätter sind grün mit braunem Rand.
Verwechslungsmöglichkeiten: Die **Schwarze** oder **Hallers Schafgarbe** *Achillea atrata* L. ist der Iva sehr ähnlich, hat jedoch schwarzgrüne Hüllkelchblätter, stärker zerteilte Laubblätter und riecht nicht aromatisch.

Blütezeit
Juni bis August.

Vorkommen
Die Iva ist eine ausschliesslich alpine Pflanze, die auf Alpweiden, im Geröll und in felsigem Gebiet, vor allem auf kalkarmen Böden oft in grosser Menge vorkommt. Sie wächst von 1500 bis auf über 3000 m.

Verwendete Pflanzenteile
Das frische oder getrocknete blühende Kraut. Einsammlung zur Blütezeit; Trocknung am Schatten bei nicht über 35 °C (ätherische Öle!).

Wirkstoffe und Wirkung
Die Iva enthält ätherisches Öl und wenig Bitterstoff. Das ätherische Öl wirkt vor allem anregend auf die Abscheidung der Verdauungssäfte (appetitanregend); ferner in geringem Ausmasse hustenlösend und schwach harntreibend.

Anwendung
Tee: Eher selten wird die Iva als Tee genossen: 1 Teelöffel getrocknetes Kraut auf 1 Tasse Wasser. Hauptanwendungsgebiet sind Appetitlosigkeit, Magenverstimmungen, Blähungen. Zuweilen auch gegen Husten verwendet.

Rezept
Ivalikör: 1 Tasse Ivablüten und -blätter 2 bis 7 Tage in ½ Liter Feinsprit (Obstler, Grappa) ziehen lassen und anschliessend absieben. 1 Liter Wasser mit ½ kg Zucker aufkochen, abkühlen lassen und den Iva-Auszug dazugeben. In Flaschen füllen und mindestens einen Monat kühl und dunkel lagern.

Geschichte
↦ Schafgarbe S. 205

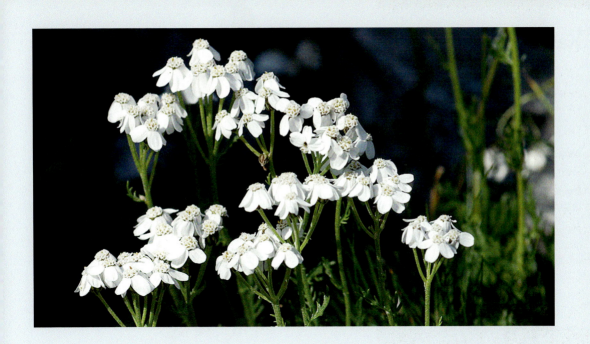

Katzenpfötchen

Antennaria dioica [L.] Gaertn. Gemeines Katzenpfötchen

Familie der Körbchenblüter *Asteraceae*

Weitere Namen: Chatzetöpli, Hasenpfötchen, Immortelle

Droge: Katzenpfötchenblüten *Antennariae dioicae flos*

Naturschutz: Das Gemeine Katzenpfötchen steht teilweise unter Naturschutz.

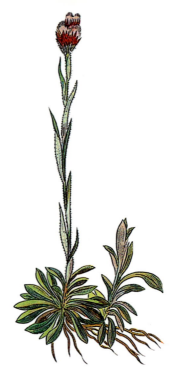

Beschreibung
Das Katzenpfötchen ist eine ausdauernde, 5 bis 20 cm hohe Pflanze, die viele kleine, nicht blühende Blattrosetten und einzelne Blühstängel treibt und meistens ganze Rasen bildet. Die Blättchen sind spatelförmig und weisslich behaart, die Blühstengel beblättert und die Blütenköpfchen klein. Sie bestehen entweder aus roten oder weissen Hüllblättern und rosaroten oder weissen Röhrenblüten.
Ähnliche Verwendung findet das Ruhrkraut *Gnaphalium silvaticum* L., **Wald-Ruhrkraut** und *Gnaphalium norvegicum* Gunn., **Norwegisches Ruhrkraut**. Diese Arten sind 10 bis 50 cm hohe, ausdauernde Stauden von ähnlichem Aussehen wie das Katzenpfötchen. Sie sind jedoch nicht rasenartig wuchernd, und ihre Hüllblättchen sind bräunlich.

Blütezeit
Mai bis August.

Vorkommen
Katzenpfötchen wächst von der Ebene bis gegen 2700 m auf trockenen Plätzen und mageren Triften. Ruhrkraut gedeiht in Wäldern, auf Alpweiden und Felsen; in der Ebene eher selten, häufiger in Bergwäldern und auf den Alpen bis gegen 2700 m.

Verwendete Pflanzenteile
Das getrocknete, blühende Kraut. Einsammlung: zur Blütezeit. Trocknung am Schatten.

Wirkstoffe und Wirkung
Nachgewiesen sind Gerbstoffe und ätherisches Öl. Katzenpfötchen wirken schwach stopfend bei Durchfall.

Anwendung
In der **Volksheilkunde** früher als **Tee** (1 Esslöffel geschnittene Droge mit ½ Liter Wasser zum Sieden bringen und ziehen lassen), v.a. bei Durchfall und Gallenleiden.
Heute findet man Katzenpfötchenblüten noch gelegentlich als Schmuckdroge in Teemischungen.

Geschichte
Katzenpfötchen und Ruhrkraut sind seit dem Mittelalter als Heilpflanzen bekannt, werden heute aber kaum mehr angewendet.

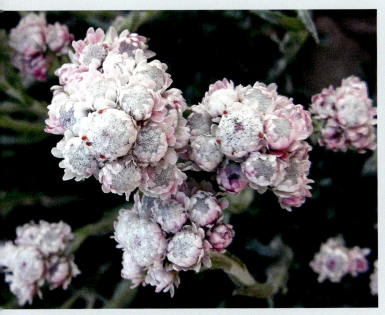
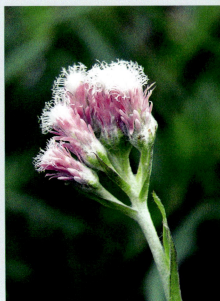

Gemeines Katzenpfötchen *Antennaria dioica* [L.] Gaertn.

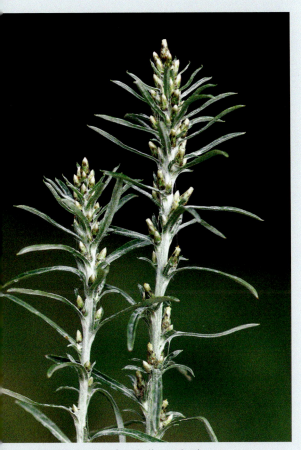

Wald-Ruhrkraut *Gnaphalium sylvaticum*

Meisterwurz

Peucedanum ostruthium (L.) Koch

Familie der Doldenblütler *Apiaceae*

Weitere Namen: Abstrenze, Beizichrut, Gärischwürze, Kaiserwurz, Magistranzwurz

Droge: Meisterwurzwurzelstock *Imperatoriae rhizoma*

«Meisterwurz könnte als Ginseng Europas bezeichnet werden.»
Roger Kalbermatten

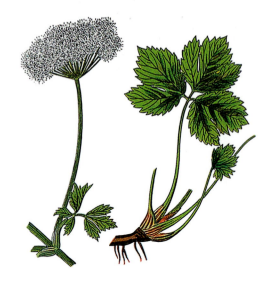

Beschreibung
Meisterwurz ist eine ausdauernde Pflanze mit etwa 1,5 cm dickem, geringeltem, braunem Wurzelstock, von dem dünnere Ausläufer abzweigen, die neue Pflanzen bilden. Meisterwurz bildet oft grosse Bestände. Die Blätter sind doppelt bis einfach dreizählig und fiederschnittig. Die Abschnitte haben einen ungleich gesägten Rand. Der Blühstängel wird 40 bis 100 cm hoch und trägt nur wenige Laubblätter. Die kleinen weissen Blüten sitzen in grossen Dolden. Alle Teile der Pflanze, besonders Wurzelstock, Ausläufer und Wurzeln, riechen stark aromatisch wie Sellerie und Engelwurz zusammen.

Blütezeit
Juni bis August.

Vorkommen
Meisterwurz wächst vor allem in den Bergen von 1200 bis 2600 m, steigt aber gelegentlich auch tiefer hinab. Die Pflanze bevorzugt feuchte Bergmatten, feuchte Schutthalden, Bachufer und Gebüschzonen, auf Kalk- und Kieselböden.

Verwendete Pflanzenteile
Wurzelstock, Ausläufer und Wurzel, selten auch die frischen Blätter und die Früchte. Einsammlung des Wurzelsystems: September bis Oktober und Frühjahr beim Austreiben. Trocknung möglichst am Schatten, im Herbst auch an der Sonne möglich.

Wirkstoffe und Wirkung
Meisterwurz enthält ätherisches Öl, Bitterstoffe, ferner Cumarinverbindungen. Sie wirkt anregend auf die Abscheidung der Verdauungssäfte und dadurch appetitanregend.

Anwendung
Tee: 1 Teelöffel klein geschnittene Wurzel mit 1 Tasse kaltem Wasser aufsetzen und zum Kochen bringen, kurz ziehen lassen. Der Tee wird angewendet vor allem bei Appetitlosigkeit, Magen- und Darmkatarrh und bei Husten.
Tinktur: Wird gleich wie der Tee angewendet, ausserdem auch bei Magenverstimmungen und zur allgemeinen Stärkung.

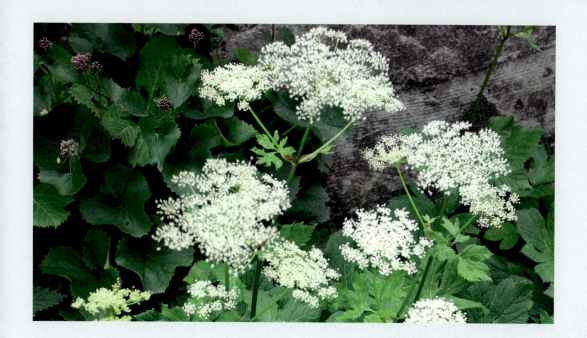

Geschichte
Meisterwurz galt im Mittelalter als eines «der fürnehmsten Kräuter».
In Bergregionen der Schweiz wurde Meisterwurz auch als Räucherung bei Infektionskrankheiten angewendet.

Element und Energetik
«Die Meisterwurz ist warm und taugt gegen Fieber.»
Hildegard von Bingen, Physica, Cap. 1–167

«Struthion, oder im Volksmund Ostrutium genannt, besitzt wärmende, trocknende Kraft.»
Macer floridus, Verse 908–909

• Gebirge

Preiselbeere

Vaccinium vitis-idaea L.

Familie der Heidekrautgewächse
Ericaceae

Weitere Namen: Budertschi, Bergbuchs, Fluehbuchs, Grippli, Prysseli, Speckbeere

Droge: Preiselbeeren *Vitis-idaeae fructus*, Preiselbeerblätter *Vitis-idaeae folium*

Naturschutz: Die Preiselbeere ist in wenigen Regionen teilweise geschützt.

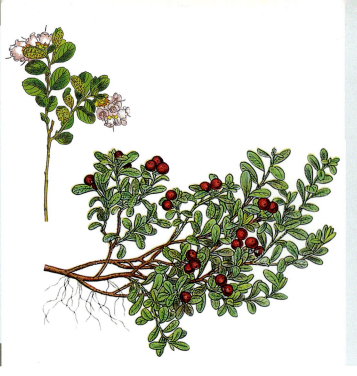

Beschreibung
Die Preiselbeere ist ein nur teilweise verholztes aufrechtes Sträuchlein von etwa 10 bis 25 cm Höhe, mit unterirdischen Ausläufern und durch diese oft rasenbildend, besonders in den alpinen Gebieten. Die Blätter sind immergrün, ledrig, oval bis verkehrt-eiförmig und haben einen schwach eingerollten Rand. Sie sind unterseits braun punktiert. Die etwa 5 mm grossen Blüten sind weiss oder rosarot gefärbt und glockenförmig, mit meist vier Zipfeln. Sie stehen in kleinen Trauben zu zwei bis sechs Blüten. Die Frucht ist eine rote, mehrsamige Beere.
Verwechslungsmöglichkeit: Mit der **Immergrünen Bärentraube** *Arctostaphylos uva-ursi*. Diese bildet bis über 2 m grosse Rasen. Ihre Blätter sind denjenigen der Preiselbeere sehr ähnlich, aber unterseits nicht drüsig punktiert. Die Blüten der Bärentraube sind kleine weiss-rosarote Glöckchen mit gezähntem Saum. Ihre Früchte sind ebenfalls rot und von säuerlich-herbem Geschmack.

Vorkommen
Die Preiselbeere ist sehr frostunempfindlich und auf der nördlichen Hemisphäre weit verbreitet. Sie kommt in Mitteleuropa vor allem in Berggebieten, in Wäldern und auch oberhalb der Waldgrenze bis auf 3000 m Höhe vor. In der Ebene ist sie selten oder fehlt ganz.

Verwendete Pflanzenteile
Das getrocknete Blatt sowie die frische Beere. Einsammlung der Blätter während des ganzen Sommers möglich. Trocknung am Schatten oder an der Sonne.

Wirkstoffe und Wirkung
Preiselbeerblätter enthalten neben Gerbstoffen und Flavonoiden wie die Bärentraube den Wirkstoff Arbutin. Dieser kann in der kranken Niere und Blase desinfizierende Stoffe abspalten. Die Früchte sind reich an Säuren und haben eine vorbeugende Wirkung auf die aufsteigenden Harnwegsinfekte.

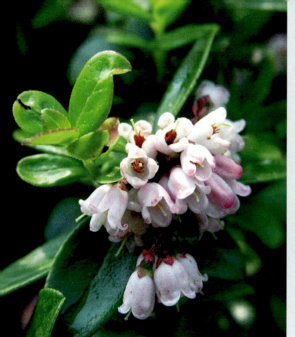 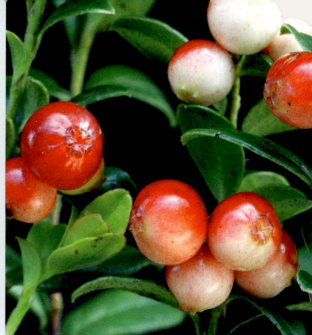

Anwendung
Der **Saft aus reifen Früchten** wird vorbeugend gegen aufsteigende Infekte der Harnwege und Blase angewendet.
Tee: Preiselbeerblätter wurden in der **Volksheilkunde** (1 bis 2 Esslöffel klein geschnittene Blätter mit ½ Liter Wasser anbrühen und ziehen lassen), benützt bei Nierenbecken- und Blasenentzündungen. Sie können wie Bärentraubenblätter verwendet werden, wirken aber schwächer.

Küche
Preiselbeeren als Kompott oder Marmelade werden traditionell mit Wildgerichten gegessen.

Geschichte
Die Preiselbeere wird erst in neuerer Zeit in Volksheilkunde und Phytotherapie angewendet.

- Gebirge

Silberdistel

Carlina acaulis L.

Familie der Korbblütler *Asteraceae*

Weitere Namen: Eberwurz, Kraftwurz, Eberdistel, Heustecher, Tschöggli

Droge: Silberdistelwurzel *Carlinae radix*

Naturschutz: Die Silberdistel ist in verschiedenen Regionen ganz oder teilweise geschützt.

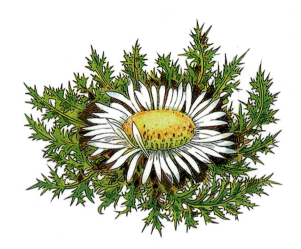

Beschreibung
Die Silberdistel ist eine ausdauernde Staude, die eine bis über 20 cm lange, schwarzbraune, 1 bis 2,5 cm dicke Pfahlwurzel treibt. Die zu einer Rosette angeordneten 5 bis 15 cm langen Blätter sind von lanzettlichem Umriss, grob fiederschnittig mit ungleich grossen Abschnitten, die stachelig gezähnt sind. Die 6 bis 12 cm grossen Blütenköpfchen stehen einzeln entweder unmittelbar auf der Blattrosette oder seltener auf einem bis 20 cm langen Stiel. Sie führen einen Kranz von derben, silberweissen, langen, lanzettlichen Hüllkelchblättern, die vom Laien oft als Blüten angesehen werden. Im Zentrum sitzen viele weisse, rötliche oder gelbliche Scheibenblüten.

Blütezeit
Juli bis September.

Vorkommen
Die Silberdistel kommt von der Ebene bis in die Alpen (2600 m) und im Jura vor, auf Magerwiesen und Triften usw.

Verwendete Pflanzenteile
Die getrocknete Wurzel.

Wirkstoffe und Wirkung
Silberdistelwurzel enthält ätherisches Öl mit giftigem Carlinaoxid, Gerbstoffe und Inulin. Sie wirkt krampflösend und schwach antibiotisch.

Anwendung
Heute wird die Silberdistel kaum mehr verwendet, auch nicht in der Volksheilkunde. Früher wurde sie bei Verdauungsbeschwerden, als harn- und schweisstreibendes Mittel sowie äusserlich zur Förderung der Wundheilung eingesetzt.

Küche
Der Blütenboden kann wie derjenige der verwandten Artischocke gegessen werden. (Achtung Naturschutzbestimmungen beachten!)

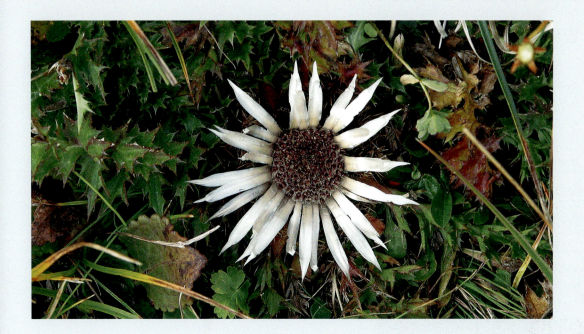

Geschichte
Bereits Dioskurides schreibt der Silberdistel besondere Zauberkräfte zu. Sie soll nach verschiedenen Legenden als letzte Rettung bei grossen Seuchen gedient haben.

Die Silberdistel hat eine lange Tradition als Wetterpflanze: Wenn kühles und feuchtes Wetter aufkommt, dann schliessen sich die Blütenköpfe.

Element und Energetik
«Die Eberwurz ist warm und etwas kalt.»
Hildegard von Bingen, Physica, Cap. 1–146

«…und das auf diese Weise gemischte Pulver nimm täglich entweder mit Brot oder mit warmem Wein, oder iss es in Suppen und du wirst keine grosse oder lange Krankheit haben bis zu deinem Tod.»
Hildegard von Bingen, Physica, Cap. 1–146

● Gebirge

Wacholder

Juniperus communis L. s.str. Gewöhnlicher Wacholder

Familie der Zypressengewächse
Cupressaceae

Weitere Namen: Reckholder, Räukholder

Droge: Wacholderbeeren *Juniperi fructus*, getrocknetes Ast-, Stamm- und Wurzelholz *Juniperi lignum*, Wacholderbeer-Öl *Juniperi aetheroleum*

«*Esst Kranebeer (Wacholder) und Bibernell, so sterbt's net so schnell!*»
Ausspruch während der Pestzeit 1832 in Wien

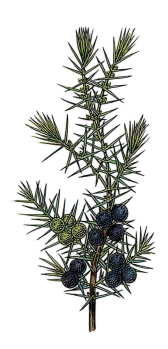

Beschreibung
Wacholder bildet entweder niederliegende Sträucher oder bis 12 m hohe, säulenartige Bäume. In der Schweiz ist vor allem die Strauchform vertreten. Die Blätter sind nadelförmig, spitz und starr, etwa 1 cm lang und stehen zu drei, selten zu vier in Quirlen. Die Blüten sind unscheinbar, grünlich gelb, getrenntgeschlechtig; männliche und weibliche Blüten kommen also auf verschiedenen Pflanzen vor. Die Scheinfrucht, die erst im dritten Jahre nach der Blüte reift, ist beerenartig, 5 bis 10 mm gross, blauschwarz, oben mit dreistrahliger Spalte und führt drei harte Samen. Der Geschmack der Beere ist süsslich-harzig.

Vorkommen
Auf Heide- und Moorboden, an mageren Berghängen, als Unterholz in lichten Wäldern, in der Schweiz besonders auf den Alpen, oberhalb der Waldgrenze und im Jura.

Blütezeit
April bis Mai.

Garten
Einige Zierwacholderarten und der Sevibaum (↦ S. 360) sind Zwischenwirte des Birnengitterrostes. Dieser Pilz, der auf Wacholder überwintert, richtet grossen Schaden an, wenn er auf Birnbäume überwechselt.
Verschiedene Wacholdersorten werden für Parkanlagen und Gärten kultiviert, insbesondere auch Sorten, die resistent sind gegen Birnengitterrost.

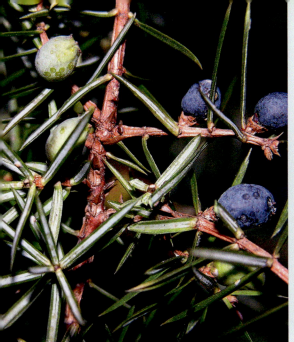
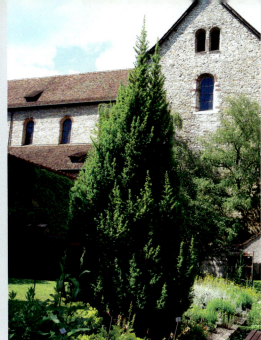

Verwendete Pflanzenteile
Die getrocknete Frucht, weniger häufig das fein gehackte Holz. Einsammlung der Beeren im Spätsommer oder Herbst. Trocknung an luftigen Orten.

Wirkstoffe und Wirkung
Ätherisches Öl, Flavonoide und Gerbstoffe. Harntreibend und anregend auf Magen- und Darmsaftproduktion; Einreiben mit dem Öl fördert die Blutzufuhr zur betreffenden Stelle. Die Beeren sind viel wirksamer als das Holz.

Anwendung
Tee von der zerstossenen Frucht oder zerkleinertem Holz (nicht kochen!) wirkt harntreibend, ferner gegen Rheumatismus, ausserdem appetitanregend bei träger Magentätigkeit. Ähnlich wirken auch gekaute Beeren (täglich 3 bis 6 Beeren), Wacholdergeist (10 bis 20 Tropfen auf Zucker oder in Wasser), Wacholdermus und -saft wirken schwächer.
Bäder: Der Absud wird auch für Bäder und Umschläge bei schlecht heilenden Wunden verwendet. Wacholdergeist wird für Einreibungen gegen Rheumatismus verwendet.

Geschichte
Der Wacholder blickt auf eine sehr lange Geschichte in den verschiedenen Kulturräumen zurück, in denen eine der sechzig Wacholderarten wachsen. Vom Himalaja bis nach Ägypten, von Mitteleuropa bis zu den mittelamerikanischen Indianerstämmen galt der Wacholder als ausserordentlich heilkräftig und diente zur Dämonenabwehr.
Wie Eibe, Thuja und Holunder ist der Wacholder ein typischer Friedhofsbaum.
Im Volksglauben wurden dem Wacholder vor allem schützende und dem Menschen wohlwollende Eigenschaften zugeschrieben.
Wacholder wird oft als Räucherpflanze eingesetzt, um sich vor Ansteckung und Krankheiten zu schützen und die Atmosphäre im Haus zu reinigen.

Element und Energetik
«Der Wacholder ist mehr warm als kalt, ... »
Hildegard von Bingen, Physica, Cap. 3–43

Im Althochdeutschen bedeutete Wacholder «Baum, der lebensfrisch erhält».

Weitere verwendete Wacholder-Arten

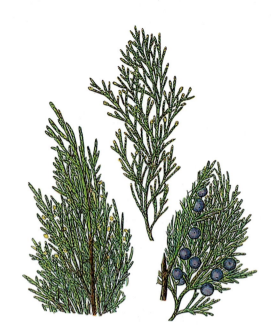

Sefistrauch *Juniperus sabina* L.

Sefistrauch
(Stink-Wacholder, Sadebaum, Sevibaum)
Juniperus sabina L.

Beschreibung und Vorkommen
Der Sevibaum ist ein meist niederliegender Strauch, der an sonnigen Hängen und Felsen anzutreffen ist, häufig im Wallis (vereinzelt in anderen warmen Alpentälern). Er kann mehrere Meter Durchmesser erreichen. Die Zweige haben in der Jugend manchmal nadelförmige Blätter, ähnlich dem Wacholder, später jedoch schuppenförmige, kleine, zum Teil mit dem Zweig verwachsene Blättchen. Die Blüten sind unscheinbar gelbgrün und die Früchte blau bereifte Beeren. Der Strauch riecht unangenehm durchdringend und schmeckt scharf.

Wirkstoffe und Wirkung
Sevibaum enthält ätherisches Öl, das in hohen Dosen stark giftig wirkt. Bereits in kleinen Dosen erzeugt die Droge einen starken Blutzufluss zu den Eingeweiden und eine Reizung des Magen-Darm-Kanals und besonders der Niere und Blase bis zu starker Schädigung. Hohe Dosen erzeugen Krämpfe und Halluzinationen und können zum Tode führen. Bei Hautkontakt können sich Blasen bilden.

Anwendung
Sevibaum wird in der Humanmedizin nicht mehr angewendet, da wirksame Dosen giftig sind.
Sevibaum *Juniperus sabina* wird in der **Homöopathie** angewendet.

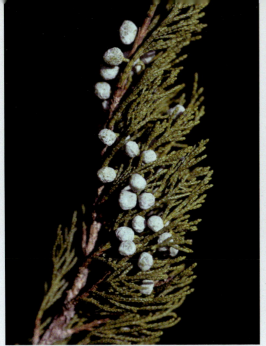
Sefistrauch *Juniperus sabina* L.

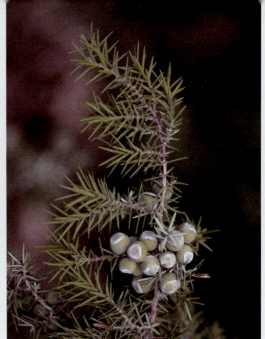
Stech-Wacholder *Juniperus oxycedrus* L.

Stech-Wacholder
Juniperus oxycedrus L.

Beschreibung und Vorkommen
Der Stech-Wacholder ist ein immergrüner Strauch oder Baum mit nadelförmig stechenden Blättern, dem Gewöhnlichen Wacholder *Juniperus communis* sehr ähnlich. Die Früchte werden eher grösser als beim gewöhnlichen Wacholder.

Verwendete Pflanzenteile
Juniperi pix, der durch trockene Destillation aus Holz und Zweigen gewonnene Teer. Wacholderteer findet man gelegentlich in Badezusätzen gegen chronische Hautbeschwerden und in Haarwaschmitteln gegen fettige Kopfhaut und Schuppenbildung.
In der Volksheilkunde wird Wacholderteer äusserlich zur Behandlung von rheumatischen Beschwerden eingesetzt.

Anhang 1

Beschwerden und passende Arzneipflanzen

Die folgende Übersicht nennt zu Organen und Beschwerden die passenden Arzneipflanzen mit gut belegter Wirksamkeit. Falls die Symptome bei der Selbstbehandlung nicht rasch abklingen, ziehen Sie einen Arzt oder eine andere Fachperson zu Rate.
Einzelheiten über Anwendung und Zubereitung sowie Rezepte finden sich in den Pflanzenporträts (vgl. Seitenverweise).

Organe/Organsystem	Wirkung/Anwendungsgebiet	Arzneipflanzen
Atemwege	auswurffördernd *(Expektoranzien)*	Schlüsselblume *Primula veris* 206, Veilchen *Viola odorata* 248
	hustenreizmildernd, krampflösend	Thymian *Thymus vulgaris* 106, Efeu *Hedera helix* 264
	schleimhautschützend *(Muzilaginosa)*	Eibisch-Wurzel *Althaea officinalis* 308, Huflattich *Tussilago farfara* 130, Königskerze *Verbascum densiflorum* 132, Spitz-Wegerich *Plantago lanceolata* 208
	bei grippalen Infekten und Erkältungskrankheiten schweisstreibend, fiebersenkend	Holunderblüten *Sambucus nigra* 244, Lindenblüten *Tilia* sp. 278, Weidenrinde *Salix* sp. 328, Moor-Bocksbart *Filipendula ulmaria* 318
	Infektabwehr, immunsystemanregend	Sonnenhut *Echinacea* sp. 100
	vitaminreich	Hagebutte *Rosa canina* 232, Sanddorn *Hippophyaë rhamnoides* 320 Schwarze Johannisbeere *Ribes nigrum* 98
Schleimhäute des Mund- und Rachenraumes	schleimhautschützend *(Muzilaginosa)*	Malvenblätter *Malva sylvestris* 134, Salbeiblätter *Salvia officinalis* 96, Eibisch-Wurzel *Althaea officinalis* 308, Isländisches Moos *Cetraria islandica* 346
	entzündungshemmend *(Antiphlogistika)*	Kamillenblüten *Matricaria recutita* 164
	gerbend *(Adstringenzien)*	Tormentill *Potentilla erecta* 180, Heidelbeere *Vaccinium myrtillus* 276, Ruprechtskraut *Geranium robertianum* 152

Verdauungsorgane und Stoffwechsel	bei akuten Magenkrankheiten («Bauchweh»)	Kamillenblüten *Matricaria recutita* 164, Pfefferminze *Mentha x piperita* 74, Melisse *Melissa officinalis* 110
	appetitanregende Bittermittel *(Amara tonica, Amara aromatica, Amara acria)*	Wermut *Artemisia absinthium* 156, Beifuss *Artemisia vulgaris* 114, Gelber Enzian *Gentiana lutea* 342, Tausendgüldenkraut *Centaurium* 294, Meisterwurz *Peucedanum ostruthium* 352, Engelwurz *Angelica archangelica* 310, Schafgarbe *Achillea millefolium* 204, Ysop *Hyssopus officinalis* 108, Benediktenkraut *Cnicus benedictus* 50, Andorn *Marrubium vulgare*, 44 Ingwer *Zingiber officinalis* (ohne Porträt)
	schleimhautschützend *(Muzilaginosa)*	Isländisches Moos *Cetraria islandica* 346, Leinsamen *Linum usitattissimum* 168
	verdauungsfördernd, blähungswidrig *(Karminativa)*	Kümmel *Carum carvi* 198, Fenchel *Foeniculum vulgare* 58, Anis *Pimpinella anisum* 46
	bei Durchfall	Tormentill *Potentilla erecta* 180, Heidelbeere *Vaccinium myrtillus* 276
	bei Verstopfung	Leinsamen *Linum usitatissimum* 168, Feige *Ficus carica* 56, Fenchel *Foeniculum vulgare* 58
	bei Gallenkrankheiten* *(Cholagoga)*	Wermut *Artemisia absinthium* 156, Löwenzahn *Taraxacum officinale* 202, Minze *Mentha* sp. 74, Andorn *Marrubium vulgare* 44
	bei Leberkrankheiten*	Artischocke *Cynara scolymus* 48, Mariendistel *Silybum marianum* (ohne Porträt)
Niere/Blase	ausschwemmend	Birkenblätter *Betula* sp. 304, Wacholder *Juniperus communis* 358, Acker-Schachtelhalm *Equisetum arvense* 144, Quecke *Agropyron repens* 172
	entzündungshemmend (antiphlogistisch)	Echte Goldrute *Solidago virgaurea* 228, Preiselbeere *Vaccinium vitis-idaea* 354, Bärentraube *Arctostaphylos uva-ursi* 334
	vorbeugend, zur Infektabwehr	Preiselbeersaft 354

* Leber-Galle-Erkrankungen müssen ärztlich behandelt werden. Die genannten Arzneipflanzen werden unterstüzend eingesetzt.

Haut		wundheilend	Ringelblume *Calendula officinalis* 88, Kamille *Matricaria recutita* 164, Ruprechtskraut *Geranium robertianum* 152
		bei Dermatitis und Ekzemen	Eichenrinde *Quercus robur*, 268, Acker-Stiefmütterchen *Viola arvensis* 160
		bei Verbrennungen (und Sonnenbrand)* * Grössere Brandwunden sind unbedingt ärztlich zu behandeln	Eichenrinde *Quercus robur* 268, Tormentill *Potentilla erecta* 180, Nelkenwurz *Geum urbanum* 238
		bei Furunkeln (oberflächlichen Abszessen), zur unterstützenden Behandlung	Leinsamen *Linum usitatissimum* 168, Bockshornkleesamen *Trigonella foenum-graecum* 52, Malve *Malva neglecta* 134
		bei Blutergüssen	Arnika *Arnica montana* 332, Beinwell *Symphytum officinale* 216, Leinsamen *Linum usitatissimum* 168
		bei Augenentzündungen	Augentrost *Euphrasia* sp. 176, Fenchel *Foeniculum vulgare* 58
Bewegungsapparat* * Rheumatische Erkrankungen und Gicht müssen unbedingt ärztlich behandelt werden. Die genannten Pflanzen werden unterstützend eingesetzt.		allgemein stoffwechselanregend (Antidyskratika)	Löwenzahn *Taraxacum officinale* 202, Brennnessel *Urtica dioica* 118, Birke *Betula* sp. 304
		wärmend bei äusserer Anwendung	Rosmarin *Rosmarinus officinalis* 92, Heublumen *Graminis flores* (ohne Porträt)
Herz/Kreislauf* * Herzerkrankungen müssen unbedingt ärztlich behandelt werden; Arzneipflanzen werden unterstützend eingesetzt.		allgemein herzstärkend	Weissdorn *Crataegus* sp. 250
		präventiv bei Arteriosklerose	Knoblauch *Allium sativum* 66, Ginkgobaum *Ginkgo biloba* 62
		blutdrucksenkend	Knoblauch *Allium sativum* 66, Bärlauch *Allium ursinum* 260, Mistel *Viscum album* 284
		blutdrucksteigernd	Rosmarin *Rosmarinus officinalis* 92
		bei Erkrankungen des Venensystems	Rosskastanie *Aesculus hippocastanum* 94, Steinklee *Melilotus officinalis* 128
Nervensystem		beruhigend, bei Schlafstörungen	Lavendel *Lavandula angustifolia* 68, Baldrian *Valeriana officinalis* 262, Hopfen *Humulus lupulus* 234, Zitronenmelisse *Melissa officinalis* 110
		antidepressiv	Johanniskraut *Hypericum perforatum* 190
		Erschöpfung (bei allgemeiner Überarbeitung, Stress)	Hafer *Avena sativa* 162, Wermut *Artemisia absinthium* 156
Frauenkrankheiten		krampflösend und schmerzlindernd bei Dysmenorrhö	Kamille *Matricaria recutita* 164, Schafgarbe *Achillea millefolium* 204
		beim prämenstruellen Syndrom	Keuschlamm *Vitex agnus-castus* 76

Anhang 2
Überblick über die Pflanzenfamilien*

*Die Reihenfolge der Pflanzenfamilie entspricht der Anordnung der Pflanzen in den früheren Auflagen von Flück

		Kapitel	Angabe in welcher Auflage die nicht mehr berücksichtigten Porträts zu finden sind.
Flechten			
Cetraria islandica	Isländisches Moos	Gebirge S. 346	
Lobaria pulmonacea	Lungenmoos		1. Auflage 1941
Tüpfelfarngewächse *Polypodiaceae*			
Dryopteris filix-mas	Wurmfarn	Wald S. 300	
Polypodium vulgare	Engelsüss	Wald S. 270	
Schachtelhalmgewächse *Equisetaceae*			
Equisetum arvense	Acker-Schachtelhalm	Wegrand S. 144	
Bärlappgewächse *Lycopodiaceae*			
Lycopodium clavatum	Keulen-Bärlapp	Gebirge S. 336	
Ginkgogewächse *Ginkgoaceae*			
Ginkgo biloba	Ginkgobaum	Garten S. 62	neu
Nadelhölzer *Pinaceae*			
Pinus sylvestris	Föhre, Kiefer	Wald S. 274	
Zypressengewächse *Cupressaceae*			
Juniperus communis	Gemeiner Wacholder	Gebirge S. 358	
Juniperus sabina	Sefistrauch	Gebirge S. 360, im Porträt Wacholder	
Juniperus oxycedrus	Stech-Wacholder	Gebirge S. 361, im Porträt Wacholder	
Süssgräser *Poaceae*			
Avena sativa	Hafer	Acker S. 162	neu
Agropyron repens	Quecke	Acker S. 172	
Parasitische Pilze			
Claviceps purpurea	Mutterkorn	Acker S. 170	
Aronstabgewächse *Araceae*			
Acorus calamus	Kalmus		1. Auflage 1941
Arum maculatum	Aronstab	Wald S. 258	

Liliengewächse *Liliaceae*		
Veratrum album	Weisser Germer	Gebirge S. 344
Colchicum autumnale	Herbstzeitlose	Wiese und Weide S. 188
Convallaria majalis	Maiglöckchen	Wald. S. 282
Allium sativum	Knoblauch	Garten S. 66
Allium ursinum	Bärlauch	Garten S. 260
Yamswurzgewächse *Dioscoreaceae*		
Tamus communis	Schmerwurz	10. Auflage 2002
Weidengewächse *Salicaceae*		
Salix sp.	Weide	Feuchtgebiete S. 228
Walnussgewächse *Juglandaceae*		
Juglans regia	Walnuss	Garten S. 78
Birkengewächse *Betualceae*		
Betula sp.	Birke	Feuchtgebiete S. 304
Buchengewächse *Fagaceae*		
Quercus sp.	Eiche	Wald S. 268
Ulmengewächse *Ulmaceae*		
Ulmus sp.	Ulme	Wald S. 298
Maulbeergewächse *Moraceae*		
Ficus carica	Feigenbaum	Garten S. 56
Hanfgewächse *Cannabaceae*		
Humulus lupulus	Hopfen	Hecke S. 234
Nesselgewächse *Urticaceae*		
Urtica dioica	Grosse Brennnessel	Wegrand S. 118
Riemenblumengewächse *Loranthaceae*		
Viscum album	Mistel	Wald S. 284

Knöterichgewächse *Polygonaceae*			
Rumex alpinus	Blacke		10. Auflage 2002
Polygonum aviculare	Vogelknöterich		10. Auflage 2002
Polygonum hydropiper	Wasserpfeffer	Feuchtgebiete S. 326	
Polygonum bistorta	Schlangenknöterich	Feuchtgebiete S. 322	
Nelkengewächse *Caryophyllaceae*			
Saponaria officinalis	Seifenkraut	Wegrand S. 148	
Herniaria glabra	Bruchkraut	Wegrand S. 120	
Efeugewächse *Araliaceae*			
Hedera helix	Efeu	Wald S. 264	
Hahnenfussgewächse *Ranunculaceae*			
Aconitum napellus	Eisenhut	Gebirge S. 338	
Pulsatilla vulgaris	Küchenschelle	Wiese und Weide S. 196	
Ranunculus sp.	Hahnenfuss allgemein		10. Auflage 2002
Sauerdorngewächse *Berberidaceae*			
Berberis vulgaris	Berberitze	Hecke und Waldrand S. 218	
Mohngewächse *Papaveraceae*			
Chelidonium majus	Schöllkraut	Wegrand S. 146	
Kreuzblütler *Brassicaceae*			
Armoracia rusticana	Meerrettich	Garten S. 72	
Capsella bursa-pastoris	Hirtentäschel	Wegrand S. 126	
Alliaria officinalis	Knoblauchkraut		1. Auflage 1941
Sonnnentaugewächse *Droseraceae*			
Drosera rotundifolia	Sonnentau	Feuchtgebiete S. 324	
Dickblattgewächse *Crassulaceae*			
Sedum telephium	Purpurrote Fetthenne	Wegrand S. 138, im Porträt Mauerpfeffer	
Sedum acre	Mauerpfeffer	Wegrand S. 136	
Stachelbeergewächse *Grossulariaceae*			
Ribes nigrum	Schwarze Johannisbeere	Garten S. 98	neu
Rosengewächse *Rosaceae*			
Cydonia oblonga	Quitte	Garten S. 84	
Crataegus sp.	Weissdorn	Hecke und Waldrand S. 250	
Rubus fruticosus	Brombeere	Hecke und Waldrand S. 220	
Potentilla erecta	Tormentill/Blutwurz	Wiese und Weide S. 180	
Potentilla anserina	Gänsefingerkraut	Wegrand S. 122	
Potentilla reptans	Fünffingerkraut	Wiese und Weide S. 182, im Porträt Tormentill	
Potentilla aurea	Goldfingerkraut	Wiese und Weide S. 182, im Porträt Tormentill	
Geum urbanum	Nelkenwurz	Hecke und Waldrand S. 238	
Geum montanum	Bergnelkenwurz	Hecke und Waldrand S. 240, im Porträt Nelkenwurz	
Geum rivale	Bachnelkenwurz	Hecke und Waldrand S. 240, im Porträt Nelkenwurz	
Filipendula ulmaria	Wiesen-Geissbart	Feuchtgebiete S. 318	
Alchemilla vulgaris	Frauenmantel	Hecke und Waldrand S. 224	
Alchemilla alpina	Silbermantel	Hecke und Waldrand S. 226, im Porträt Frauenmantel	
Agrimonia eupatoria	Odermennig	Hecke und Waldrand S. 242	
Rosa gallica	Gartenrose	Garten S. 90	
Rosa canina	Hagrose	Hecke und Waldrand S. 232	

Schmetterlingsblütler *Fabaceae*			
Ononis spinosa	Hauhechel	Wiese und Weide S. 186	
Anthyllis vulneraria	Wundklee	Wiese und Weide S. 212	
Melilotus officinalis	Honigklee	Wegrand S. 128	
Trigonella foenum-graecum	Bockshornklee	Garten S. 52	
Galega officinalis	Geissraute		1. Auflage 1941
Glycyrrhiza glabra	Süssholz	Garten S. 104	
Phasaeolus vulgaris	Gartenbohne	Garten S. 60	
Leingewächse *Linaceae*			
Linum usitatissimum	Lein	Garten S. 168	
Rautengewächse *Rutaceae*			
Ruta graveolens	Raute	Garten S. 86	
Storchschnabelgewächse *Geraniaceae*			
Geranium robertianum Ruprechtskraut, Storchschnabel		Wegrand S. 152	
Kreuzblumengewächse *Polygalaceae*			
Polygala amarella	Bittere Kreuzblume		10. Auflage 2002
Rosskastaniengewächse *Hippocastanaceae*			
Aesculus hippocastanum	Rosskastanie	Garten S. 94	
Stechpalmengewächse *Aquifoliaceae*			
Ilex aquifolium	Stechpalme	Wald S. 292	
Kreuzdorngewächse *Rhamnaceae*			
Rhamnus cathartica	Kreuzdorn	Hecke und Waldrand S. 236	
Frangula alnus	Faulbaum	Feuchtgebiete S. 312	
Malvengewächse *Malvaceae*			
Althaea officinalis	Eibisch	Feuchtgebiete S. 308	
Alcea rosea	Stockrose	Garten S. 102	
Malva neglecta	Malve, Käslikraut	Wegrand S. 134	
Lindengewächse *Tiliaceae*			
Tilia sp.	Linde	Wald S. 278	
Johanniskrautgewächse *Hypericaceae*			
Hypericum perforatum	Johanniskraut	Wiese und Weide S. 190	
Veilchengewächse *Violaceae*			
Viola tricolor	Acker-Stiefmütterchen	Acker S. 160	
Viola odorata	Wohlriechendes Veilchen	Hecke und Waldrand S. 248	
Seidelbastgewächse *Thymelaeaceae*			
Daphne mezereum	Seidelbast	Wald S. 290	
Ölweidengewächse *Elaeagnaceae*			
Hippophaë rhamnoides	Sanddorn	Feuchtgebiete S. 320	
Weiderichgewächse *Lythraceae*			
Lythrum salicaria	Blut-Weiderich	Feuchtgebiete S. 306	

Doldengewächse *Apiaceae*

Sanicula europaea	Sanikel	Wald S. 288	
Astrantia major	Stränze, Grosse Sterndolde		1. Auflage 1941
Anthriscus sylvestris	Kerbel	Wiese und Weide S. 192	
Carum carvi	Kümmel	Wiese und Weide S. 198	
Petroselinum crispum	Petersilie	Garten S. 82	
Pimpinella major	Bibernelle	Wiese und Weide S. 178	
Pimpinella anisum	Anis	Garten S. 46	
Foeniculum vulgare	Fenchel	Garten S. 58	
Meum athamanticum	Bärenfenchel, Bärenwurz		1. Auflage 1941
Levisticum officinale	Liebstöckel	Garten S. 70	
Angelica archangelica	Engelwurz	Feuchtgebiete S. 310	
Peucedanum ostruthium	Meisterwurz	Gebirge S. 352	

Primelgewächse *Primulaceae*

Primula veris	Schlüsselblume	Wiese und Weide S. 206

Erikagewächse *Ericaceae*

Arctostaphylos uva-ursi	Bärentraube	Gebirge S. 334
Vaccinium vitis-idaea	Preiselbeere	Gebirge S. 354
Vaccinium myrtillus	Heidelbeere	Wald S. 276

Ölbaumgewächse *Oleaceae*

Fraxinus excelsior	Esche	Wald S. 272

Enziangewächse *Gentianaceae*

Gentiana lutea	Gelber Enzian	Gebirge S. 342
Menyanthes trifoliata	Fieberklee	Feuchtgebiete S. 314
Centaurium erythraea	Tausendgüldenkraut	Hecke und Waldrand S. 294

Borretschgewächse *Boraginaceae*

Borago officinalis	Borretsch	Garten S. 54
Symphytum officinale	Beinwell, Wallwurz	Hecke und Waldrand S. 216
Pulmonaria officinalis	Lungenkraut	Wald S. 280

Lippenblütler *Lamiaceae*

Teucrium chamaedrys	Gamander	Gebirge S. 340	
Rosmarinus officinalis	Rosmarin	Garten S. 92	
Lavandula angustifolia	Lavendel	Garten S. 68	
Marrubium vulgare	Andorn	Garten S. 44	
Lamium album	Weisse Taubnessel	Hecke und Waldrand S. 252	
Salvia officinalis	Salbei	Garten S. 96	
Monarda didyma	Goldmelisse	Garten S. 64	
Melissa officinalis	Zitronenmelisse	Garten S. 110	
Hyssopus officinalis	Ysop	Garten S. 108	
Origanum vulgare	Dost	Hecke und Waldrand S. 222	
Thymus serpyllum	Quendel, Feld-Thymian	Wiese und Weide S. 184	
Thymus vulgaris	Thymian	Garten S. 106	
Gelchoma hederaca	Gundelrebe		1. Auflage 1941
Mentha spicata	Krauseminze	Garten S. 74	
Mentha piperita	Pfefferminze	Garten S. 74	

Nachtschattengewächse *Solanaceae*

Atropa bella-donna	Tollkirsche	Wald S. 296
Hyoscyamus niger	Bilsenkraut	Wegrand S. 116
Datura stramonium	Stechapfel	Wegrand S. 150

Rachenblütler *Scrophulariaceae*			
Gratiola officinalis	Gnadenkraut	Feuchtgebiete S. 316	
Veronica officinalis	Ehrenpreis	Wald S. 266	
Veronica beccabunga	Bachbunge, Bachbungen-Ehrenpreis		1. Auflage 1941
Digitalis purpurea	Roter Fingerhut	Wald S. 286	
Euphrasia rostkoviana	Augentrost	Wiese und Weide S. 176	
Verbasum phlomoides	Königskerze	Wegrand S. 132	
Wegerichgewässer *Plantaginaceae*			
Plantago major	Breit-Wegerich	Wiese und Weide S. 211	
Plantago lanceolata	Spitz-Wegerich	Wiese und Weide S. 208	
Plantago alpina	Alpen-Wegerich	Wiese und Weide S. 210, im Porträt Spitzwegerich	
Krappgewächse *Rubiaceae*			
Galium verum	Labkraut	Wiese und Weide S. 200	
Geissblattgewächse *Caprifoliaceae*			
Sambucus nigra	Schwarzer Holunder	Hecke und Waldrand S. 244	
Sambucus ebulus	Zwerg-Holunder	Hecke und Waldrand S. 246, im Porträt Schwarzer Holunder	
Baldriangewächse *Valerianaceae*			
Valeriana officinalis	Baldrian	Wald S. 262	
Kürbisgewächse *Cucurbitaceae*			
Bryonia dioica	Zaunrübe	Hecke und Waldrand S. 254	
Korbblütler *Asteraceae*			
Solidago virgauera	Goldrute	Hecke und Waldrand S. 228	
Antennaria dioica	Katzenpfötchen	Gebirge S. 350	
Inula helenium	Alant	Garten S. 42	
Echinaceae purpurea	Sonnenhut	Garten S. 100	neu
Achillea millefolium	Schafgarbe	Wiese und Weide S. 204	
Achillea moschata	Iva	Gebirge S. 348	
Matricaria recutita	Kamille	Acker S. 164	
Chamaemelum nobile	Römische Kamille	Acker S. 166, im Porträt Kamille	
Tanacetum vulgare	Rainfarn	Wegrand S. 142	
Artemisia absinthium	Wermut	Wegrand S. 156	
Artemisia mutellina	Edelraute		10. Auflage 2002
Artemisia vulgaris	Beifuss	Wegrand S. 114	
Tussilago farfara	Huflattich	Wegrand S. 130	
Petasites hybridus	Pestwurz	Wegrand S. 140	
Carlina acaulis	Silberdistel	Gebirge S. 356	
Calendula officinalis	Ringelblume	Garten S. 88	
Arnica montana	Arnika	Gebirge S. 332	
Arctium lappa	Klette	Wald S. 124	
Cichorium intybus	Wegwarte	Wegwarte S. 154	neu
Taraxacum officinale	Löwenzahn	Wiese und Weide S. 202	
Cnicus benedictus	Benediktenkraut	Garten S. 50	

Anhang 3
Botanische Fachbegriffe

agg.	= Aggregat. Die Abkürzung hinter dem Pflanzennamen bedeutet, dass mehrere Kleinarten unter einer Bezeichnung zusammengefasst sind.
Ähre	Blüten oder kleine Blütengruppen, die am gestreckten Stängel (= Achse) sitzen oder sehr kurz gestielt angeordnet sind (z. B. Quecke).
ausdauernd	Staude, Strauch, Baum; Pflanze, die während vieler Jahre lebt und fruchtet.
Ausläufer	Dünne, meist horizontal wachsende Seitentriebe des unteren Teiles des Stängels (Rhizom) oder der oberirdischen Stängelbasis, die mehrere Zentimeter bis mehrere Dezimeter lang werden und neue Pflanzen bilden können (z. B. Quecke, Tormentill).
Blatt	Ohne weitere Bezeichnung wird darunter das grüne (chlorophyllhaltige) Laubblatt verstanden. Blütenblatt und Kelchblatt sind Bestandteil der Blüte. ↪ Niederblatt, Hochblatt.
Blüte	Meist bunt gefärbter Pflanzenteil, der die Organe für die geschlechtliche Fortpflanzung trägt. Die Blüte ist aufgebaut aus Kelch, Krone, Staubgefässen und Fruchtknoten mit Eizelle. Jedes dieser vier Organe kann fehlen; mindestens ein Geschlechtsorgan muss vorhanden sein, ↪ einhäusig, ↪ zweihäusig, ↪ eingeschlechtig. Blüten können einzeln stehen (z. B. Rose) oder gruppenweise in einem ↪ Blütenstand angeordnet sein.
Blütenhülle	Besteht aus Kelchblättern und Kronblättern (= Perianth) oder aus lauter gleichartigen Blättern (= Perigon). Die Blütenhülle kann sehr reduziert sein (z. B. Sanddorn) oder fehlen (nacktsamige Pflanzen, z. B. Wacholder).
Blütenstand	Gruppenweise Anordnung von mehreren Blüten, die in zehn bis zwölf Grundformen auftreten können (z. B. ↪ Ähre, ↪ Traube, ↪ Köpfchen, ↪ Rispe, ↪ Dolde).
diözisch	↪ zweihäusig.
Dolde	↪ Blütenstand, bei dem die strahlig angeordneten Blütenstiele am Ende der Hauptachse entspringen und die Blüten in einer Ebene oder in gewölbten Flächen (z. B. Meisterwurz) stehen. In der zusammengesetzten Dolde stehen an den Enden der Doldenstrahlen noch einmal kleine Dolden (z. B. Fenchel).
doldiger Blütenstand	↪ Trugdolde
eiförmig	Blattform, bei der die grösste Breite unter der Blattmitte liegt (z. B. Quitte).
eingerollter Rand	Blattrand an den Längsseiten nach unten umgerollt (z. B. Lavendel, Thymian).
eingeschlechtig	Die Blüten weisen entweder nur männliche Geschlechtsorgane (Staubgefässe) oder nur weibliche Geschlechtsorgane (Fruchtknoten, mindestens Eizelle) auf.
einhäusig	Weibliche und männliche Blüten sitzen auf der gleichen Pflanze, können aber auf dieser getrennt sein (alle nicht ↪ zweihäusigen Pflanzen).
einjährige Pflanze	Fruchtet nur einmal und stirbt nachher ab.
einseitswendig	Blütenstand, dessen Blüten weitgehend nach einer Seite gerichtet sind (z. B. Fingerhut).
Fahnenblüten	↪ Zungenblüten.

Faserwurzel	Dünne Wurzeln, die an dickeren Wurzeln oder Wurzelstöcken oder an Ausläufern entstehen (z. B. Baldrian).
Fettwiese	Nährstoffreiche Grünlandfläche, die mehrmals pro Jahr geschnitten oder beweidet wird.
Fiederblättchen	Die einzelnen, seitlich stehenden Blättchen eines gefiederten Blattes.
fiederschnittig	Blattform, bei der die Blattfläche bis auf Mittelrippe eingeschnitten ist, die Endblättchen sind nicht vom Mittelnerv getrennt (z. B. Bergnelkenwurz). Ungleich fiederschnittig: Die Fiederblättchen sind von ungleicher Grösse.
fiederteilig	↦ Geteiltes Blatt.
Flechte	Doppelgebilde aus geschlossenen Aussenschichten von Pilzen und einer Mittelschicht von meist kugeligen Algen (z. B. Isländisches Moos).
Fruchtknoten	Weibliches Fortpflanzungsorgan, das die Eizelle trägt.
gefiedertes Blatt	Blattmittelnerv (Blattspindel) führt auf beiden Seiten viele unabhängige Blättchen (z. B. Esche, Süssholz).
gefingert	↦ Handförmig.
gegenständig	Zwei Organe, z. B. Blätter, sind am Stängel einander gegenüber auf der gleichen Höhe angewachsen (z. B. Arnika).
gekerbt	Blattrand mit gerundeten bis stumpfen Zacken und mehr oder weniger spitzen Buchten (z. B. Schlüsselblume, Blattabschnitte von Bergnelkenwurz).
gelappt	Blattfläche durch mehr oder weniger tiefe, gerundete oder spitze Einbuchtungen und Vorsprünge unterteilt (z. B. Hopfen, Zaunrübe, Eiche).
gesägt	Blattrand mit spitzen, nach vorne gerichteten Zacken und spitzen Buchten (z. B. Pfefferminze, Esche).
gestielt	Das Organ (Blatt, Blüte) sitzt mit einem Stiel am zugehörigen Stängel.
geteiltes Blatt	Mit mehr oder weniger tiefen Einschnitten unterteilte Blattspreite, jedoch mindestens mit schmaler Blattfläche am Mittelnerv (z. B. Engelsüss).
gezähnt	Blattrand mit spitzen gleichseitigen Zacken, dazwischen stumpfe Buchten (z. B. Klette, Stechapfel).
Grundachse	↦ Wurzelstock.
Grundblatt	Entspringt am Grund des Stängels (z. B. Bärlauch).
Grundrosette	Rosettenartig am Stängelgrund angeordnete, meistens flach liegende Blätter (z. B. Löwenzahn, Spitz-Wegerich).
Halbstrauch	Die untersten oberirdischen Teile der Stängel sind verholzt und überwintern (z. B. Wermut).
handförmig geteiltes Blatt	Mehrere Teilblättchen entspringen dem gemeinsamen Blattstiel (z. B. Rosskastanie, Silbermantel, Storchschnabel).
Hochblatt	Zwischen den Laubblättern und der Blüte stehendes, meist grünes Blatt.
Hüllkelch	Meist grüne, lanzettliche bis spatelförmige Blättchen, die in einfacher oder dachziegelig übereinandergreifenden Lagen die äusserste Schicht des Köpfchens der Korbblütler umgeben (z. B. Huflattich, Ringelblume).
Kelch	Meist grüne Aussenhülle (bestehend aus Kelchblättern) der Blüte.
Knolle	Unterirdischer, massiver, «knolliger» Auswuchs der Basis des Stängels (z. B. Herbstzeitlose) oder der Wurzeln (z. B. Hahnenfuss, Aronstab).

Knoten	Verdickte Stellen an Stängeln, an denen sich Blätter, eventuell auch Blüten und bei liegenden Stängeln auch Wurzeln bilden können.
Köpfchen	Hauptachse verkürzt und oben verdickt, viele Blüten gedrängt am verdickten Achsenende (= Blütenboden).
kopfig	Blütenstand, bei dem die Blüten sehr gedrängt kugelig angeordnet sind, ohne ein eigentliches Köpfchen zu bilden (z. B. Wundklee).
Körbchen	Bei Korbblütlern ist das ↦ Köpfchen unten von meist grünen Hüllblättern rad- oder dachziegelartig umgeben (z. B. Ringelblume, Löwenzahn, Wegwarte).
Kraut	Alle nicht holzigen, oberirdischen Organe (Stängel, Blätter, Blüten, eventuell unreife Früchte). Der Ausdruck wird oft auch in Pflanzennamen verwendet (z. B. Johanniskraut).
kreuzgegenständig	Je zwei gegenständige Organe (↦ gegenständig) sind am Stängel aufeinanderfolgend um einen rechten Winkel verstellt (z. B. Dost, Gottesgnadenkraut).
Kronblatt	Meist farbige, freie oder zusammengewachsene Blütenblätter.
lanzettlich	Ungeteiltes Blatt, beide Enden spitz, drei- bis viermal so lang wie breit.
lappig	↦ gelappt.
lineal	Blatt vier- bis über zehnmal so lang wie breit, mit grösstenteils parallelen Rändern (z. B. Rosmarin, Lavendel).
Magerwiese	Nährstoffarme Grünfläche, die eine bunte Vielfalt an Gräsern und Blumen aufweist.
monözisch	Einhäusig.
Nadel	Laubblatt (Blatt) bei Nadelhölzern (z. B. Föhre).
Nebenblatt	Seitlich am Grunde eines Blattes oder von dessen Stiel entspringendes Blatt (z. B. Stiefmütterchen, Blutwurz).
Niederblatt	Meist nicht grüne, kleine unterste Blätter am Stängel, ferner Schuppenblätter der Knospen und äussere und fleischige Blätter der Zwiebel.
paarig gefiedert	Am oberen Ende ist kein Endblättchen; vgl. dazu ↦ unpaarig gefiedert.
pfeilförmiges Blatt	Lang-dreieckig mit tiefer, spitzer Bucht am Grund (Aronenkraut).
queroval	Von ovalem Umriss, breiter als lang (z. B. Sonnentau).
Quirl, quirlständig	Mehr als zwei Blätter oder Blüten am gleichen Ort des Stängels angewachsen (Wacholderblätter, Blüten der weissen Taubnessel).
Rhizom	Unterirdisch, waagrecht oder schief wachsender, unterster Teil des Stängels (z. B. Kalmus).
Rispe	Blütenstand, in dem die Blüten mit einem Stiel an der Blütenachse sitzen.
Röhrenblüten	Zwittrige, zu einer Röhre verwachsene Blüten im Innern des Korbblütler-Köpfchens.
Ruderalstandort	Fläche, deren oberste Humusschicht entfernt wurde, auf der sich Pionierpflanzen ansiedeln. Entstehung durch Überschwemmungen, Erdrutsche oder menschliche Bautätigkeit.
s. l.	Vom lateinischen *sensu lato* = im weiteren Sinn. Das Kürzel hinter dem Pflanzennamen bedeutet, dass sich eine Art in mehrere Unterarten gliedert.
s. p.	Vom lateinischen *species*. sp. hinter dem Gattungsnamen bedeutet, dass nur die Gattung bekannt ist, nicht aber die genaue Art.
Scheinfrucht	Fruchtartiges Gebilde, an dessen Bildung neben dem Fruchtknoten noch andere fleischig werdende Gewebe beteiligt sind (z. B. Blütenstängel bei Hagebutte und Feige, oberster Blattquirl bei der Wacholder«beere», verdickter und gestreckter Kelch bei der Sanddorn«beere»).

sitzend	Das Organ (Blatt oder Blüte) sitzt ohne Stiel am zugehörigen Stängel.
Spore	Ungeschlechtliche, meist einzellige Vermehrungsform der blütenlosen Pflanzen, bei Bärlapp und Farnen.
Staubblatt	Männliches Fortpflanzungsorgan mit Pollen (Blütenstaub).
Staude	Ausdauernde, mehrjährige Pflanze, deren Stängel nur einmal Blüten und Früchte tragen und dann absterben, die aber durch die unterirdischen Organe (Wurzelstock, Wurzel) ausdauert (z. B. gelber Enzian, Tollkirsche).
Stockausschläge	Nach Abschneiden (Fällen) eines Baumstammes an der Schnittnarbe seitlich entstehende neue, rutenförmige, meist unverzweigte Triebe (z. B. Eiche).
Strahlenblüten	↦ Zungenblüten.
Strauch	Die ganzen «Stängel» sind verholzt und fast vom Boden an verzweigt.
Traube	Blüten und Früchte sind an gestrecktem Stängel (Achse) mehr oder weniger lang gestielt (z. B. Hirtentäschel).
Trift	Weg zwischen Weideland und Stall, der vom Vieh benutzt wird.
Trugdolde	Mehrere Seitenachsen entspringen nicht am Ende des Hauptstängels, bilden aber mit ihren endständigen Blüten einen doldenähnlichen Blütenstand (z. B. Raute, Schwarzer Holunder).
ungeteiltes Blatt	Ohne tiefere Einschnitte der Blattspreite (z. B. Ulme, Salbei).
unpaarig gefiedert	Am oberen Ende steht ein Endblättchen; vgl. dazu ↦ paarig gefiedert.
unterbrochen fiederschnittig	↦ fiederschnittig.
verkehrt eiförmig	Grösste Breite des Blattes liegt oberhalb der Mitte (z. B. Bärentraube, Preiselbeere).
Vorblatt	Unmittelbar vor der Blüte stehendes ↦ Hochblatt.
wechselständig	Blätter stehen einzeln (niemals direkt gegenüber) am Stängel (z. B. Lungenkraut).
Wurzel	Nach unten wachsende Fortsetzung des Wurzelstockes oder der oberirdischen Stängelbasis, meist eine Pfahlwurzel und zahlreiche, oft verzweigte Nebenwurzeln bildend.
Wurzelbrut	Seitenwurzeln treiben oberirdische Triebe, die zu Pflanzen auswachsen (z. B. Sanddorn).
Wurzelstock	↦ Rhizom.
Wurzelsystem	Umfasst in der Umgangssprache die unterirdischen Pflanzenorgane, namentlich Wurzelstock, Wurzel und Ausläufer.
Zungenblüten	Strahlenförmige Randblüten bei Körbchenblütler-Köpfchen; in der Regel nur weiblich, auch Strahlenblüten oder Fahnenblüten genannt (z. B. Alant, Ringelblume).
zweigeschlechtig	Männliche und weibliche Geschlechtsorgane in derselben Blütenhülle (die meisten höheren Pflanzen).
zweihäusig	Männliche und weibliche Blüten sitzen auf verschiedenen Pflanzen (z. B. Brennnessel).
zweijährige Pflanze	Bildet im ersten Jahr nur grundständige Blätter, im zweiten Jahr einen aufstrebenden Blütentrieb und stirbt dann ab (z. B. Engelwurz, Königskerze).
Zwiebel	Meist unterirdische Speicherorgane mit stark verkürztem Spross und daran sitzenden, zu äusserst hautartig dünnen, im Innern fleischigen Blättern (z. B. Knoblauch).
Zwitterblüten	Männliche Geschlechtsorgane (Staubgefässe) und weibliche Geschlechtsorgane (Fruchtknoten) in derselben Blütenhülle, was die Regel ist bei den höheren Blütenpflanzen.

Anhang 4
Literatur

Botanik, Bestimmungsliteratur

Aichele, Dietmar/Schwegler, Heinz-Werner: Unsere Moos- und Farnpflanzen. Eine Einführung in die Lebensweise, den Bau und das Erkennen heimischer Moose, Farne, Bärlappe und Schachtelhalme (11. Auflage). Stuttgart: Franckh-Kosmos, 1999.

Dal Cero, Maja: Pflanzen für die Gesundheit – Botanik in der Praxis. Bern: hep, 2004.

Moser, Daniel M./Gygax, Andreas/Bäumler, Beat/Wyler, Nicolas/Palese, Raoul: Rote Liste der gefährdeten Arten der Schweiz. Farn- und Blütenpflanzen. Bern, BUWAL/BAFU, 2002. Online: www.bafu.admin.ch (27.8.2008).

Frohne, Dietrich/Jensen, Uwe: Systematik des Pflanzenreichs. Unter besonderer Berücksichtigung chemischer Merkmale und pflanzlicher Drogen (5., völlig neu bearbeitete Auflage). Stuttgart: Wissenschaftliche Verlagsgesellschaft, 1998.

Hess, Hans Ernst/Landolt, Elias/Hirzel, Rosmarie: Bestimmungsschlüssel zur Flora der Schweiz und angrenzender Gebiete (5., aktualisierte und erweiterte Auflage). Basel: Birkhäuser, 2006.

Landolt, Elias: Unsere Alpenflora (7., neu bearbeitete Auflage). Bern: SAC-Verlag, 2003.

Lauber, Konrad/Wagner, Gerhart: Flora Helvetica (4. Auflage). Bern: Haupt, 2007.

Rätsch, Christian: Enzyklopädie der psychoaktiven Pflanzen. Botanik, Ethnopharmakologie und Anwendung (8. Auflage). Aarau: AT Verlag, 2007.

Schauer, Thomas/Caspari, Claus: Der grosse BLV-Pflanzenführer (9., durchgesehene Auflage). München: BLV, 1993.

Spohn, Margot/Schröder, Carsten (Red.): Was blüht denn da? (58., völlig neu bearbeitete und erweiterte Auflage). Stuttgart: Kosmos 2008.

Phytotherapie/Anwendungen

Bühring, Ursel: Praxis-Lehrbuch der modernen Heilpflanzenkunde. Stuttgart: Sonntag, 2005.

Fingado, Monika: Therapeutische Wickel und Kompressen. Dornach: Natura-Verlag, 2001.

Fischer-Rizzi, Susanne: Medizin der Erde. Aarau: AT Verlag, 2005.

Flück, Hans/Jaspersen-Schib Rita: Unsere Heilpflanzen (10., überarbeitete Auflage). Thun: Ott Verlag, 2003.

Hänsel, Rudolf/Sticher, Otto/Steinegger, Ernst: Pharmakognosie, Phytopharmazie (8., überarbeitete Auflage). Berlin: Springer, 2007.

Kalbermatten, Roger: Wesen und Signatur der Heilpflanzen. Aarau: AT Verlag, 2002.

Kneipp, Sebastian: Meine Wasserkur. So sollt ihr leben. Stuttgart: Haug, 2004.

Künzle, Johann: Das grosse Kräuterheilbuch; Ratgeber für gesunde und kranke Tage. 1945. [Unveränderter Nachdruck. Düsseldorf: Albatros, 2006].

Madaus, Gerhard: Lehrbuch der biologischen Heilmittel. Leipzig: Thieme, 1938.

Pelikan, Wilhelm: Heilpflanzenkunde. Bände 1–3. Dornach: Verlag am Goetheanum, 1958.

Reichling, Jürgen u. a.: Heilpflanzekunde für die Veterinärpraxis (2., überarbeitete Auflage). Berlin: Springer, 2008.

Reinhard, Jürg: Sanfte Heilpraxis mit selbstgemachten Medikamenten. Aarau: AT Verlag, 2008.

Roth, Lutz/Daunderer, Max/Kormann, Kurt: Giftpflanzen – Pflanzengifte. (5., erweiterte Auflage). Hamburg: Nikol, 2008.

Saller, Reinhard/Reichling, Jürgen/Hellenbrecht, Dieter: Phytotherapie. Klinische, pharmakologische und pharmazeutische Grundlagen. Heidelberg: Haug, 1995.

Storl, Wolf-Dieter: Heilkräuter und Zauberpflanzen zwischen Haustür und Gartentor. München: Knaur, 2007.

Thüler, Maya: Wohltuende Wickel (9., durchgesehene Auflage). Worb: Maya Thüler Verlag 2003.

Geschichte/Historische Werke/Reprints

Vogel, Alfred: Der kleine Doktor. Ratschläge für die Gesundheit (72. Auflage). Hamburg: Nikol, 2008.

Weiss, Fintelmann: Lehrbuch der Phytotherapie (11. Auflage). Stuttgart: Hippokrates, 2005.

Wichtl, Max/Czygan, Franz-Christian: Teedrogen und Phytopharmaka. Ein Handbuch für die Praxis auf wissenschaftlicher Grundlage (4., erweiterte und vollständig überarbeitete Auflage). Stuttgart: Wissenschaftliche Verlagsgesellschaft, 2002.

Zimmermann, Eliane: Aromatherapie für Pflege- und Heilberufe (4., aktualisierte Auflage). Stuttgart: Sonntag, 2008.

Lonicerus [Lonitzer], Adamus: Kreuterbuch. (Reprint d. Ausg. 1679). Tannhausen: Cupur, 1990.

Beuchert, Marianne: Symbolik der Pflanzen. Frankfurt am Main: Insel, 1996.

Dioskurides: De materia medica. Online: www.pharmawiki.ch/materiamedica/Projekt.htm (27.8.2008).

Fuchs, Leonhart: The New Herbal of 1543. Kolorierte Gesamtausgabe. Reprint. Köln: Taschen, 2001.

Gebelein, Helmut: Alchemie (2. Auflage). München: Diederichs, 1996.

Hildegard von Bingen: Heilkraft der Natur «Physica». Freiburg: Herder, 1997.

Jacobus, Theodorus [Tabernaemontanus]: Kräuterbuch. Online: www.kraeuter.ch (27.8.2008).

Kleinmann, Arthur: Patients and Healers in the Context of Culture. University of California Press, 1980.

Krausch, Heinz-Dieter: «Kaiserkron und Päonien rot ...». Entdeckung und Einführung unserer Gartenblumen. München: Dölling und Galitz, 2003.

Mayer, Gottfried/Goehl, Konrad: Kräuterbuch der Klostermedizin; Der «Macer Floridus» Medizin des Mittelalters. Reprint. Leipzig: Reprint-Verlag, 2003.

Plinius, C. Secundus d. Ä.: Naturalis Historiae – Naturkunde Botanik: Bäume. Hrsg. con , Roderich König. München: Heimeran, 1977.

Schneebeli-Graf, Ruth: Nutz- und Heilpflanzen China. Basel: Birkhäuser, 1995.

Stoffler, Hans-Dieter: Der Hortulus des Walahfried Strabo. Sigmaringen: Jan Thorbecke Verlag, 1996.

Stoll, Ulrich: «Das Lorscher Arzneibuch». Stuttgart: Franz Steiner, 1992.

Zohary, Michael: Pflanzen der Bibel. Stuttgart: Calwer, 1995.

Register

A
Abführmittel 25, 210
Abkochung 30
Absinth 157
Absinthii herba 156
Achillea atrata 348
Achillea erba-rotta 204
Achillea millefolium 204
Acker-Schachtelhalm 144
Acker-Stiefmütterchen 160
Aconiti tuber 338
Aconitin 18
Aconitum napellus 338
Aconitum variegata 338
Aconitum vulparia 338
Adstringenzien 22, 363
Aesculus hippocastanum 94
Aethusa cynapium 192
Aggregat 35
Agni casti fructus 76
Agrimonia eupatoria 242
Agrimonia procera 242
Agrimoniae herba 242
Agropyri repentis rhizoma 172
Agropyron repens 172
Ägypten 12, 67, 169, 359
Alant 42
Alcea rosea 102
Alceae flos 102
Alchemie 8, 16
Alchemilla alpina 226
Alchemilla conjuncta 226
Alchemilla herba 224
Alchemilla vulgaris 224
Alkaloide 19, 296, 339
Allantoin 280, 288
Allermannsharnisch 261
Allii sativi bulbi pulvis 66
Allii ursini herba
Alliin 66
Allium sativum 66
Allium ursinum 260
Allium victorialis 261
Alpen-Goldrute 228

Alpen-Hagrose 232
Alpen-Wegerich 208, 210
Alraune 255
Althaeae folium 308
Althaeae officinalis 308
Althaeae radix 308
Amara 364
Aminosäure 19
Andorn 44
Angelica archangelica 310
Angelicae radix 310
Anis 46
Anisi fructus 46
Anserinae herba 122
Anspruch, ökologischer 34
Antennaria dioica 350
Antennariae dioicae flos 350
Anthrachinonderivat 236
Anthrachinonglykosid 23
Anthriscus cerefolium 192
Anthriscus sylvestris 192
Anthyllidis vulnerariae herba 212
Anthyllis vulneraria 212
Antidyskratika 365
Antike, klassische 12
Antoniusfeuer 170
Aquifolii folium 292
Arctium lappa 124
Arctium minus 124
Arctium tomentosum 124
Arctostaphylos uva-ursi 334, 354
Armoracia rusticana 72
Armoraciae rusticanae radix 72
Arnica chamissonis 332
Arnica montana 332
Arnicae flos 332
Arnika 332
Aromatherapie 8
Aronstab 258
Art 35
Artemisia absinthium 156
Artemisiae herba 114
Artermisia vulgaris 114
Artischocke 48

Arum maculatum 258
Arzneibuch 18, 36
Arzneidroge 36
Arzneimittel, pflanzlich 33
Arzneimittelbild 18
Atemweg 363
Atropa bella-donna 296
Atropin 19
Attich 246
Aufguss 30
Auge 176
Augentrost 176
Avena sativa 162
Avenae herba 162
Avenae stramentum 162
Avicenna 16

B
Bachblüte 8, 294
Bach-Nelkenwurz 240
Bad 31, 92
Baldrian 262
Ballota nigra 44
Bardanae radix 124
Bärentraube 334
Bärlapp 336
Bärlauch 260
Bauchweh 165, 364
«Bauchweh-Tee» 59
Beifuss 114
Beinwell 216
Belladonnae folium 296
Benediktenkraut 50, 238
Benediktinerregel 14
Berberidis fructus 218
Berberidis radicis cortex 218
Berberis vulgaris 218
Berberitze 218
Berg-Nelkenwurz 240
Berg-Ulme 298
Bergwohlverleih 332
Beruhigungstee 111
Bettstroh 201
Betula pendula 304

Betula pubescens 304
Betulae folium 304
Bewegungsapparat 365
Bibel 57, 109
Bibernelle 178
Bier 235
Bilsenkraut 116
Bindegewebe 145
Bingen, Hildegard von 15
Birke 304
Birnengitterrost 358
Bisam-Malve 134
Bistortae rhizoma 322
Bittermittel 364
Bitterpflanze 154
Bitterstoff 21, 48, 156, 202, 294, 342
Blähung 198
Blase 229, 334, 354, 364
Blätter 27, 236
Blauer Eisenhut 338
Blitzpulver 336
Blüten 27
Blütenessenz 8
Blutreinigung 120
Blutweiderich 306
Blutwurz 180
Bock, Hieronymus 16
Bockshornklee 52
Bohne 60
Boraginis herba 54
Borago officinalis 54
Borretsch 54
Brachfläche 112
Breite, therapeutische 18
Breitwegerich 211
Brennnessel 118
Brombeere 220
Bronchialtee 133, 135
Brotgewürz 185, 198
Bruchkraut 120
Brunfels, Otto 16
Brusttee 105
Bryonia alba 254
Bryonia dioica 254
Bryoniae radix 254
Buntbrache 158
Bursae pastoris herba 126

C

Calendula officinalis 88
Calendulae flos 88
Capitulare de villis 15
Capsella bursa-pastoris 126

Caricae fructus 56
Carlina acaulis 356
Carlinae radix 356
Carum carvi 198
Carvi aetheroleum 198
Carvi fructus 198
Cassisblatt 98
Centaurii herba 294
Centaurium erythraea 294
Cerefolii herba 192
Cetraria islandica 346
Chaerophyllum temulum 192
Chamaedrys herba 340
Chamaemelum nobile 166
Chamazulen 164
Chelidonii herba 146
Chelidonium majus 146
Chlorophyll 118
Chrysanthemum vulgare 142
Cichorii radix 154
Cichorium intybus 154
Claviceps purpurea 170
Cnici benedicti herba 50
Cnicus benedictus 50
Colchici semen, tuber 188
Colchicin 188
Colchicum autumnale 188
Conium maculatum 192
Convallaria herba 282
Convallaria majalis 282
Crataegi folium cum flore 250
Crataegi fructus 250
Crataegus laevigata 250
Crataegus monogyna 250
Cucurbitacin 316
Cumarin 24, 128
Cydonia oblonga 84
Cydonia semen 84
Cynara cardunculus 48
Cynarae folium 48

D

Dampfbad 31
Daphne mezereum 290
Datura stramonium 150
Dekokt 30
Depression 191
Digitalis grandiflora 286
Digitalis lanata 286
Digitalis lutea 286
Digitalis purpurea 286
Digitalis purpureae folium 286
Digitoxin 22

Digoxin 22
Dioskurides 12
Dosierung 18
Dost 222
Droge 36
Drosera rotundifolia 324
Droserae herba 324
Duftkissen 129, 165, 235

E

Echinacea angustifolia 100
Echinacea pallida 100
Echinacea purpurea 100
Echinaceae purpureae herba 100
Efeu 264
Ehrenpreis 266
Ehrezeicheli 206
Eibisch 308
Eiche 268
Elemente, vier 12
Engelsüss 270
Engelwurz 310
Enzian 21, 311, 342, 343
Equiseti herba 144
Equisetum arvense 144
Equisetum palustre 144
Erkältungstee 319
Erschöpfung 365
Esche 272
Eugenol 238
Euphrasia montana 176
Euphrasis herba 176
Euphrasis officinalis 176
Euphrasis rostkoviana 176
Expektoranzien 363

F

Farfarae flos 130
Farfarae folium 130
Faser 57
Faulbaum 236, 312
Feigenbaum 56
Feldmalve 134
Feld-Thymian 184
Feld-Ulme 298
Felswand 330
Fenchel 58
Fetthenne 138
Fettwiese 174
Ficus carica 56
Fieber 319, 328
Fieberbläschen 110
Fieberklee 314

Filicis rhizoma 300
Filipendula ulmaria 318
Fingerhut 286
Fingerkraut 182
Flachs 168
Flaumeiche 268
Flavonoidglykosid 23
Flohsamen 210
Foeniculi fructus 58
Foeniculum vulgare 58
Föhre 274
Frangula alnus 312
Frangulae cortex 312
Frauenheilkunde 16, 111
Frauenheilpflanze 114, 122, 224, 252
Frauenkrankheit 365
Frauenmantel 224
Fraxini folium 272
Fraxinus excelsior 272
Frischpflanzentinktur 33
Frühlingsschlüsselblume 206
Fuchs, Leonhart 16
Fuchs' Kreuzkraut 228
Fussbad 31, 93, 115

G

Galen, Pergamon von 12
Galii lutei herba 200
Galium verum 200
Galle 48, 202
Gamander 340
Gamma-Linolensäure 55
Gänsefingerkraut 122, 182
Gartenbohne 60
Garten-Kerbel 192
Gartenrettich 72
Gartenrose 90
Gartenthymian 106
Gattung 35
Gefleckter Schierling 192
Gei urbani radix 238
Gelber Eisenhut 338
Gelber Enzian 342
Gemeiner Tüpfelfarn 270
Gentiana lutea 342
Gentiana punctata 342
Gentiana purpurea 342
Gentianae radix 342
Geranii robertiani herba 152
Geranium robertianum 152
Gerbstoff 22
Germanen 14
Germer 342, 344

Gescheckter Eisenhut 338
Getreiderost 218
Geum 50
Geum montanum 240
Geum rivale 240
Geum urbanum 238
Gewürz 20, 25, 46, 47, 58, 106, 193
Giftpflanze 19, 27
Ginkgo 62
Ginkgo biloba 62
Ginkgo bilobae folium 62
Glückspflanze 207
Glycyrrhiza glabra 104
Glykosid 22
Gnadenkraut 316
Gnaphalium norvegicum 350
Gnaphalium silvaticum 350
Goldfingerkraut 183
Goldmelisse 64
Goldrute 228
Gottesgnadenkraut 316
Graminis rhizoma 172
Gras 172
Gratiola herba 316
Gratiola officinalis 316
Grosse Klette 124
Grünöl 116
Gurgelmittel 96, 220

H

Hafer 162
Hagebutte 232
Hagedorn 250
Hagrose 232
Hahnemann, Samuel 17
Halbschmarotzer 176
Hänge-Birke 304
Harnweg 304
Hartheu 190
Hauhechel 186
Hausmittel 11, 18
Haustee 98, 279
Haut 78, 160, 365
Hecken-Kälberkopf 192
Hedera helicis folium 264
Hedera helix 264
Heidelbeere 276
Heidnisch Wundkraut 228
Heilpflanzengarten 40
Helenii rhizoma 42
Herba Genipi veri 348
Herbstzeitlose 188
Herniaria glabra 120

Herniaria hirsute 120
Herniariae herba 120
Herz 250, 365
Herzglykosid 22, 282
Heuschelm 176
Hexenbesen 284
Hexenmedizin 16
Hexenpflanze 171, 297
Hexensalbe 117
Hippocastani semen 94
Hippokrates 12
Hippophaë rhamnoides 320
Hippophaë rhamnoides fructus 320
Hirtentäschel 126
Histamin 119
Hochzeitsbrauch 83
Homöopathie 8, 17
Honig 203
Honigklee 128
Hopfen 234
Hortulus 15
Huflattich 130
Humoralpathologie 13
Humulus lupulus 234
Hundspetersilie 192
Husten 106
Hustensirup 31
Hyoscyami folium 116
Hyoscyamin 19, 116
Hyoscyamus niger 116
Hyperforin 190
Hyperici herba 190
Hypericin 190
Hypericum perforatum 190
Hyssopi herba 108
Hyssopus officinalis 108

I

Ilex aquifolium 292
Ilex paraguayensis 292
Immunstimulierend 101
Imperatoriae rhizoma 352
Indianer 65, 101
Infus 30
Inhalation 31, 75
Inula helenium 42
Inula Helvetica 42
Inula hirta 42
Inula spiraeifolia 42
Inulin 43, 124, 202
Isländisches Moos 346
Iva 204, 348
Ivae moschatae herba 348

Ivalikör 348
Johannisbeere 98
Johanniskraut 190
Johannisöl 31, 191
Juglandis folium 78
Juglans regia 78
Juniperi aetheroleum 358
Juniperi fructus 358
Juniperi lignum 358
Juniperi pix 361
Juniperus communis 358
Juniperus oxycedrus 361
Juniperus sabina 360
Jupiter 79

K
Kaltauszug 31
Kamille 164
Kanadische Goldrute 230
Karl der Grosse 14
Käslikraut 134
Kataplasma 25, 135
Katzenpfötchen 350
Kelten 14
Kerbel 192
Keulen-Bärlapp 336
Keuschlamm 76
Kieselsäure 61, 145, 172, 280
Klette 124
Klettenwurzelöl 124
Klostermedizin 14
Kneipp, Sebastian 18
Knoblauch 66
Knochenbruch 216
Knöterich 326
Komplementärmedizin 9
Kompresse 25, 32, 205
Königskerze 132
Konstitution 13
Körpersaft 13
krampflösend 122, 142, 146
Krauseminze 74
Kräuterbuch 16
Kräuterheilkunde 8
Kräuterjauche 118
Kräuterlikör 51
Kräutertee 30
Kreislauf 365
Kreuzdorn 236
Kreuzkümmmel 199
Kriechendes Fingerkraut 182
Küchenschelle 196
Küchenzwiebel 19

Kümmel 198
Künzle, Johann 18

L
Labkraut 200
Lakritze 104
Lamii albi flos 252
Lamii albi herba 252
Lamium album 252
Latsche 274
Laubmischwald 256
Lavandin 68
Lavandula angustifolia 68
Lavandula latifolia 68
Lavandulae flos 68
Lavendel 68
Lebensraum 34
Leber 48
Leber-Kompresse 32
Leg-Föhre 274
Lein 168
Levistici radix 70
Levisticum officinale 70
Lichen islandicus 346
Liebstöckel 70
Likör 108, 311
Linde 278
Lini semen 168
Linné, Carl von 35
Linum bienne 168
Linum usitatissimum 168
Liquiritae radix 104
Lorscher Arzneibuch 5
Löwenzahn 202
Löwenzahnhonig 203
Lungenkraut 280
Lupuli glandula 234
Lupuli strobulus 234
Lycopodii herba 336
Lycopodium clavatum 336
Lymphödeme 24
Lythrum salicaria 306

M
Macer floridus 15
Mädesüss 318
Magengeschwür 104
Magerwiese 174
Maggikraut 71
Maiglöckchen 282
Majoran, wilder 222
Malva alcea 134
Malva moschata 134

Malva neglecta 134
Malva sylvestris 134
Malvae arboreae flos 102
Malvae folium 134
Malve 134
Mandragora 255
Marienbettstroh 200
Mariendistel 49
Marienpflanze 133
Marrubii herba 44
Marrubium vulgare 44
Matétee 294
Matricaria chamomilla 164
Matricaria discoidea 166
Matricaria recutita 164
Matricaria suaveolens 166
Matricariae flos 164
Mauerpfeffer 136
Mazerat 31
Medizin, anthroposophische 8, 18
Medizin, traditionelle chinesische (TCM) 8
Medizinalwein 30, 33
Medizinschule von Salerno 16
Meerrettich 72
Meisterwurz 352
Meliloti herba 128
Melilotus altissimus 128
Melilotus officinalis 128
Melissa officinalis 110
Melissae folium 110
Melisse 110, 235, 250
Mentha×piperita 74
Mentha spicata 74
Menthae crispae folium 74
Menthae piperitae folium 74
Menyanthes folium 314
Menyanthes trifoliata 314
Methode, naturwissenschaftlich 10
Mezerei cortex 290
Millefolii flos 204
Millefolii herba 204
Mineralstoff 50, 57
Minze 74
Mistel 284
Mittelmeergebiet 40
Monarda didyma 64
Monardae didymae herba 64
Mönchspfeffer 76
Moor-Birke 304
Moor-Geissbart 318
Moschus-Schafgarbe 204, 348
Mund-/Rachenraum 363

Mutterkorn 170
Muzilaginosa 363
Myrtilli folium 276
Myrtilli fructus 276

N

Nasenbluten 126
Naterwurz 323
Naturheilkunde 8, 17
Naturschutz 26, 37
Nebenwirkung 10
Nelkenwurz 238
Neophyt 228
Nervensystem 365
Niere 229, 334, 354, 364
Nieswurz 345
Norwegisches Ruhrkraut 350
Nursia, Benedikt von 14
Nussbaum 78

O

Odermennig 242
Öl, ätherisch 20
Ölauszug 31, 223
Ononidis radix 186
Ononis spinosa 186
Orakelpflanze 189
Origani vulgaris herba 222
Origanum vulgare 222
Oxalsäure 258

P

Papyrus Ebers 12
Paracelsus 17
Passiflora caerulea 80
Passiflora incarnata 80
Passiflorae herba 80
Passionsblume 80
Pestwurz 140
Petasites albus 140
Petasites hybridus 140
Petasites paradoxus 140
Petasitidis radix 140
Petersilie 82
Petroselini fructus 82
Petroselini radix 82
Petroselinum crispum 82
Peucedanum ostruthium 352
Pfefferminze 74
Pflanzenfamilie 36
Pflanzenritual 43
Pflanzenschleim 25, 32, 135, 346
Pharmakopöe 18

Phaseoli pericarpium 60
Phaseolus vulgaris 60
Phenolglykoside 23
Phytopharmaka 33
Phytotherapie 10, 18
Pimpinella anisum 46
Pimpinella major 178
Pimpinellae radix 178
Pimpinella saxifraga 178
Pini aetheroleum 274
Pini turiones 274
Pinus mugo 274
Pinus sylvestris 274
Pix liquida 274
Plantaginis lanceolatae folium 208
Plantago alpina 208, 210
Plantago lanceolata 208
Plantago major 211
Plantago ovata 210
Plinius der Ältere 12
Polygoni hydropiperis herba 326
Polygonum bistorta 322
Polygonum hydropiper 326
Polypodii rhizoma 270
Polypodium vulgare 270
Potentilla anserina 122, 182
Potentilla aurea 183
Potentilla erecta 180
Potentilla reptans 182
Preiselbeere 354
Primula elatior 206
Primula veris 206
Primulae flos 206
Primulae radix 206
Prostatabeschwerden 119
Pulmonaria obscura 280
Pulmonaria officinalis 280
Pulmonariae herba 280
Pulsatilla halleri 196
Pulsatilla pratensis 196
Pulsatilla vulgaris 196
Pulsatillae herba
Purgierkraut 317
Purgier-Kreuzdorn 236
Purpurenzian 342
Purpurrotes Fettkraut 138
Purpur-Weide 328
Pyrrolizidinalkaloide 55, 130, 140, 216, 280

Q

Qualität 12, 39
Quecke 172

Quendel 184
Quendelhonig 185
Quercus cortex 268
Quercus petraea 268
Quercus pubescens 268
Quercus robur 268
Quittenbaum 84

R

Radikalfänger 23
Rainfarn 142
Räucherung 353
Räucherpflanze 43, 115, 359
Raute 86
Reif-Weide 328
Rhamni catharticae fructus 236
Rhamnus cathartica 236
Rheuma 119, 365
Rheumatismus 304, 319, 328
Ribes nigri folium 98
Ribes nigrum 98
Rinde 28
Ringelblume 88
Ringelblumensalbe 89
Ritual 115
Ritualpflanze 157, 265
Roggen 170
Römische Kamille 166
Rosa canina 232
Rosa centifolia 90
Rosa gallica 90
Rosa pendulina 232
Rosae flos 90
Rosae pseudofructus 232
Rosae semen 232
Rose 90
Rosenblütensirup 91
Rosmarin 92
Rosmarini folium 92
Rosmarinus officinalis 92
Rosskastanie 94
Rote Liste 27
Roter Holunder 244
Rubi fruticosi folium 220
Rubus fruticosus 220
Ruderalstandort 112
Ruhrkraut 350
Ruperti herba 152
Ruprechtskraut 152
Ruta graveolens 86
Rutae herba 86
Rutin 86

S

Sadebaum 360
Salbe 223
Salbei 96
Salicariae herba 306
Salicis cortex 328
Salicylverbindung 23, 318
Salix daphnoides 328
Salix purpurea 328
Salvia officinalis 96
Salvia pratensis 96
Salviae folium 96
Sambuci flos, fructus 244
Sambucus ebulus 246
Sambucus nigra 244
Sambucus racemosa 244
Sanddorn 320
Sanguisorba minor 178
Sanicula europaea 288
Saniculae herba 288
Sanikel 288
Saponaria officinalis 148
Saponariae rubrae radix 148
Saponin 24, 148, 207
Schachtelhalm 144
Schafgarbe 204
Scharfstoff 25
Schlaftee 80, 235, 263
Schlangenknöterich 322
Schleim 25, 84
Schleimhaut 363
Schlüsselblume 206
Schmuckdroge 102, 350
Schöllkraut 146
Schulmedizin 9
Schutzbaum 245
Schwarze Johannisbeere 98
Schwarzer Holunder 244
Schwarznessel 44
Scopolamin 19, 116
Secale cornutum 170
Sedi acris herba 136
Sedum acre 136
Sedum sexangulare 136
Sedum telephium 138
Sefistrauch 360
Seidelbast 290
Seifenkraut 148
Selbstmedikamention 37
Senecio fuchsii 228
Senföl 24
Sennesblätter 236
Serpylli herba 184

Sesquiterpenlacton 88, 158, 332
Sigmarswurz 134
Silberdistel 356
Silber-Linde 278
Silbermantel 226
Silber-Weide 328
Silybum marianum 49
Sina, Ibn 16
Sirup 31
Solidago canadensis 230
Solidago gigantea 230
Solidago virgaurea 228
Sommer-Linde 278
Sonnenhut 100
Sonnentau 324
Spagyrik 8, 17
Spätblühende Goldrute 230
Speik 68
Spierstaude 318
Spik-Lavendel 68
Spinatersatz 119
Spireae flos 318
Spitzwegerich 208
Sportverletzung 332
Stärkungsgetränk 163
Stechapfel 150
Stechpalme 292
Stech-Wacholder 361
Steiner, Rudolf 18
Steinklee 24, 128, 235
Stiefmütterchen 160
Stieleiche 268
Stockrose 102
Stoffwechsel 119, 202, 364
Storchschnabel 152
Strabo, Wahlafrid 15
Strahlenlose Kamille 166
Stramonii folium 150
Sumpf-Schachtelhalm 144
Süssholz 104
Symphyti radix 216
Symphytum officinale 216

T

Tabernaemontanus 16
Tanaceti flos 142
Tanacetum vulgare 142
Taraxacum officinale 202
Taubnessel 252
Tausendgüldenkraut 294
Temperament 13
Teucrium chamaedrys 340
Thujon 142, 156

Thymi herba 106
Thymian 106
Thymus serpyllum 184
Thymus vulgaris 106
Tilia cordata 278
Tilia platyphyllos 278
Tilia tomentosa 278
Tiliae flos 278
Tinktur 33
Tollkirsche 296
Tonikum 162
Tormentill 180
Tormentillae rhizomae 180
Traubeneiche 268
Trifolii fibrini folium 314
Trigonella foenum-graecum 52
Trigonellae foenugraeci semen 52
Trockenextrakt 33
Tussilago farfara 130

U

Ulme 298
Ulmi cortex 298
Ulmus glabra 298
Ulmus minor 298
Umschlag 217
Unkraut 158
Urtica dioica 118
Urtica urens 118
Urticae herba 118
Uvae ursi folium 334

V

Vaccinium myrtillus 276
Vaccinium vitis-idaea 354
Valeriana officinalis 262
Valerianae radix 262
Väter der Botanik 16
Veilchen 248
Veilchenwurzel 248
Vene 24, 94, 128
Veratri rhizoma 344
Veratrum album 344
Verbasci flos 132
Verbascum densiflorum 132
Verbascum nigrum 132
Verbascum phlomoides 132
Verbascum thapsus 132
Verdauungsorgan 364
Veronica herba 266
Veronica officinalis 266
Verwechslungsgefahr 26
Verwechslungsmöglichkeit 38

Veterinärmedizin 38, 122, 224
Vielstoffgemisch 10
Vier Elemente 12
Viersäftelehre 13
Vier-Winde-Tee 199
Viola arvensis 160
Viola odorata 248
Viola tricolor 160
Violae odoratae flos 248
Violae tricoloris herba 160
Virgaureae herba 228
Visci herba 284
Viscum album 284
Vitamin C 72, 98, 232, 320
Vitex agnus-castus 76
Vitis-idaea folium 354
Vitis-idaea fructus 354
Vogel, Alfred 18
Volksheilkunde 9, 11
Volkslied 83
Volksname 36

W
Wacholder 358
Wald-Engelwurz 310

Wald-Föhre 274
Waldmeister 129
Wald-Ruhrkraut 350
Wald-Schlüsselblume 206
Waldvegetation 256
Wallwurz 216
Walnussbaum 78
Warzenkraut 146
Wasabi 73
Wasserminze 74
Wasserpfeffer 326
Wegwarte 154
Weide 174, 328
Weinraute 86
Weissdorn 250
Weisse Taubnessel 252
Weisser Germer 344
Wermut 156
Wickel 32
Wickel, hautreizend 72
Wiesen-Geissbart 318
Wiesen-Küchenschelle 196
Wiesen-Salbei 96
Wildfrucht 27
Wildgemüse 124, 126

Wildsalat 126, 322
Winter-Linde 278
Winterrettich 72
Wirkstoffgehalt 18
Wirkmechanismus, pharmakologischer 10
Wundklee 212
Wurmfarn 300
Wurzel 28

Y
Ysop 108

Z
Zauberpflanze 143, 297, 301, 336, 357
Zaunrübe 254
Zinnkraut 144
Zitronenmelisse 110
Zitronenthymian 106
Zubereitung, traditionelle 30
Zwerg-Holunder 246
Zwiebel 12, 15, 19, 31, 66, 260

• Bildnachweis

Die meisten Fotos stammen von W. Arnold, Leissigen, mit folgenden Ausnahmen:

Susanne Bollinger, Fribourg: 53 links

Christophe Bornand, Morges: 20 (Abbildung 6), 121, 125 mitte, 135 rechts, 137 rechts, 167 unten, 179 rechts, 183 rechts, 193 links, 194 links oben, 195, 227, 237 rechts, 239 rechts, 241 oben, 273 links, 281 rechts unten, 299 links unten, 339 mitte und rechts, 349, 351 unten, 353

Franco Dal Cero, Schaffhausen: 15, 20 (Bild 3), 21 (Bild 6), 27 (Bild 5), 29 links, 30 links, 55 rechts, 57 rechts, 59 rechts oben, 71 rechts, 73 rechts, 75 rechts, 77 links, 81 rechts, 83 rechts, 89, 93 unten, 95 rechts unten, 105 links, 119 rechts oben, 125 rechts, 165, 169 rechts, 185, 191 rechts, 199 links, 203, 205, 211, 225 rechts, 243 links, 249, 263 links, 265 rechts, 295 rechts, 301 rechts, 311, 359 links

Thomas Muer, Bad Bentheim (D): 327

Peter Steiger, Rodersdorf: 22 oben, 269 unten, 273 unten, 275 rechts, 279 links, 299 rechts oben, 305 unten, 329 unten

Mathias Vust, Bussigny: 25 (zweitunterstes Bild), 347

Die meisten Zeichnungen stammen aus dem «alten Flück». Ausnahmen sind aus dem Internet oder aus sonstigen Quellen.

Blüte

Vollständige Blüte

Korbblütler	Lippenblütler	Schmetterlingsblütler	Rosengewächse

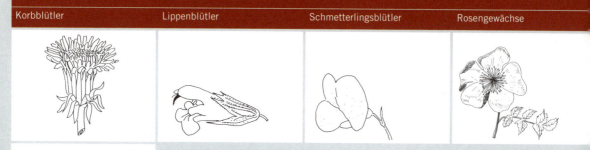

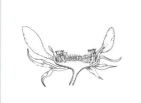

Querschnitt

Blütenstand

Einzelblüten	Dolden	Trugdolden

Rispen	Ähren	Kätzchen